Lehmanns Media

W0057335

Dr. Claudius Diez
Martin-Luther-Universität Halle-Wittenberg
Klinik und Poliklinik für Herz- und Thoraxchirurgie
Ernst-Grube-Str. 40
D-06097 Halle/Saale

Dietrich Stoevesandt
Martin-Luther-Universität Halle-Wittenberg
Zentrum für Radiologie
Klinik und Poliklinik für Diagnostische Radiologie
Ernst-Grube-Str. 40
D-06097 Halle/Saale

Peter Mohr
Martin-Luther-Universität Halle-Wittenberg
Zentrum für Innere Medizin – Medizinische Klinik II
Ernst-Grube-Str. 40
D-06097 Halle/Saale

Claudius Diez

mit Beiträgen von Dietrich Stoevesandt und Peter Mohr

Die medizinische Doktorarbeit

Nicht nur ein Ratgeber zum effektiven Computereinsatz

Lehmanns Media

Bibliografische Information der Deutschen Nationalbibliothek
Die Deutsche Nationalbibliothek verzeichnet diese Publikation in der Deutschen National-
bibliografie; detaillierte bibliografische Angaben sind im Internet unter http://dnb.ddb.de
abrufbar

Alle Rechte vorbehalten
Dieses Werk, einschließlich aller seiner Teile, ist urheberrechtlich geschützt. Jede
Verwertung außerhalb der engen Grenzen des Urheberrechtsgesetzes ist ohne Zustimmung
des Verlages unzulässig und strafbar. Das gilt insbesondere für Vervielfältigungen,
Übersetzungen, Mikroverfilmungen, Verfilmungen und die Einspeicherung und
Verarbeitung auf DVDs, CD-ROMs, CDs, Videos, in weiteren elektronischen Systemen
sowie für Internet-Plattformen.

© Lehmanns Media, Berlin 2010
Hardenbergstraße 5
10623 Berlin
Druck und Bindung: docupoint Magdeburg

ISBN 978-3-86541-236-2

Wichtiger Hinweis:
Die Medizin als Wissenschaft unterliegt einem ständigen Wandel und Wissenszuwachs.
Autoren und Verlag haben größte Sorgfalt darauf verwandt, dass die Angaben – vor allem
zu Medikamenten und Dosierungen dem aktuellen Wissensstand entsprechen. Da jedoch
menschliche Irrtümer und Druckfehler nie völlig auszuschließen sind, übernimmt der Verlag
für derartige Angaben keine Gewähr. Jede/r ist aufgefordert, alle Angaben in eigener
Verantwortung auf ihre Richtigkeit zu überprüfen.Die Wiedergabe von Gebrauchsnamen,
Warenbezeichnungen oder Handelsnamen in diesem Werk berechtigt auch ohne
besondere Kennzeichnung nicht zu der Annahme, dass solche Namen im Sinne der
Warenzeichen-Markenschutz-Gesetzgebung als frei zu betrachten wären und daher von
jedermann benutzt werden dürfen.

www.lehmanns.de

Vorwort zur 5. Auflage

Nunmehr in der 5. Auflage erscheint die überarbeitete Version dieses beliebten Ratgebers, und erneut steht Lehmanns Media als kompetenter Partner an unserer Seite. Wie schon in der vorangegangenen Auflage haben wir uns wieder bemüht, wichtige Änderungen im sehr schnelllebigen Soft- und Hardwaregeschehen einzuarbeiten und Neuerungen zur Benutzung von Datenbanken und Präsentationssoftware (PowerPoint), PDAs und kleinen Homecomputern anzumerken.

In dieser Neuauflage steht stärker der technische Aspekt einiger Soft- und Hardwareprodukte im Vordergrund. Das liegt vor allem an der Einführung von Microsoft Windows Vista und der damit verbundenen Umstellung vieler Softwarehersteller auf das neue Betriebssystem. Alternativ hat Apple mit der Einführung von Intel-Prozessor basierten Rechnern eine auch für bisher eingefleischte Windows-Nutzer sinnvolle Option auf den Markt gebracht.

Mit Freude haben wir festgestellt, dass die vergangenen Auflagen auf eine breite Leserschaft gestoßen sind und wir offensichtlich eine kleine Marktlücke füllen können. Da ein gutes Sachbuch trotzdem verbesserungswürdig ist, haben wir für Verbesserungsvorschläge stets ein offenes Ohr.

Wir hoffen, auch mit dieser 5. Auflage unseren Lesern hilfreich bei Ihrer Promotion zur Seite zu stehen und wünschen allen Promovenden einen erfolgreichen Abschluss ihrer Arbeit.

Halle, im Oktober 2007

Claudius Diez, Dietrich Stövesandt, Peter Mohr

Abkürzungen

.doc	Word-Dokument
.dot	Word-Dokumentenvorlage
.dvi	Device independent file
.eps	encapsulated PostScript
.mdb	MS-Access-Datenbank
.pdf	Portable Data Format
.ps	postscript-Datei
.rtf	rich text format
.sdw	Star Office-Dokument
.xls	Excel-Tabelle
.ppt	Powerpoint-Präsentation
AGP	Accelerated Graphics Port
ASCII	Amercian Standard Code for Information Interchange
ATAPI	AT-Attachment Packet Interface
BIOS	Basic Input and Output System
CAPI	Common ISDN Application Programming Interface
CD-R	CD Recordable
CD-RW	CD ReWritable
CPU	Central processor unit
CRT	Cathode Ray Tube
DAU	Dümmster anzunehmender User
DFÜ	Datenfernübertragung
DIMM	Dual Inline Memory Module
DOS	Disk operating system
dpi	dots per inch
DRAM	Dynamic Random Access Memory
DSL	Digital Subscriber Line
DTP	Desktop-Publishing
DVD	Digital Versatile Disc
DVI	Digital Visual Interface
EBM	Evidence Based Medicine
EIDE	Enhanced IDE
EPS	Encapsulated PostScript
FSB	Front Side Bus
ftp	File transfer protocol
GHz	Gigahertz
HD	Harddisk (Festplatte)
HD	High density
HP	Hewlett-Packard
HTML	Hypertext Markup Language
HTTP	Hypertext Transfer Protocol
HTTPS	Hypertext Transfer Protocol Secure
IDE	Integrated Drive Electronics
IMAP	Internet Message Access Protocol
IRDA	Infrared Data Association
ISA	Industry Standard Architecture
kB	Kilobyte
LED	Leuchtemitterdiode
LVD	Low Voltage Differential
Mac	Macintosh
MB	Megabyte
MMX	Multi Media eXtensions
MTA	Medizinisch-technische/r Assistent/in
MS	Microsoft
NCBI	National Center of Biomedical Information
NLM	National Library of Medicine
NPV	Negative Predictive Value
OCR	Optical Character Recognition
OS	Operating System
PCI	Peripheral Component Interconnect
PDA	Personal Digital Assistent
PCL	Printer Control Language
POP3	Post outgoing Protocol
PPI	Pixel per Inch
PPP	Point-to-Point Protocol
PPV	Positive Predictive Value
Pt	point (Schriftgröße)
RAM	Random Access Memory
RAMDAC	Random Access Memory Digital Analog Converter
RGB	Rot, Grün, Blau
rpm	rounds per minute (Umdrehungen pro Minute)
SCSI	Small Computer System Interface
SDRAM	Synchronous DRAM
SMTP	Sending Message Transfer Protocol
SPDIF	Sony/Philips Digital Interface
SW	Scientific Word
TiFF	Tagged Image File Format
ToC	Table of Content
TCP/IP	Transmission Control Protocol/Internet Protocol
TWAIN	Toolkit without interesting name
UMTS	Universal Mobile Telecommunication System
USV	Unterbrechungsfreie Stromversorgung
VBA	Visual Basic for Applications
WAP	Wireless Application Protocol
WEP	Wired Equivalent Privacy
WLAN	Wireless Local Area Network
WPS	Windows Printing System
WWW	world wide web
XML	Extended Markup Language
XP	Experience
UPS	United Parcel Service
USB	Universal Serial Bus

Inhaltsverzeichnis

1 Einführung

Etwa 80 bis 85 % aller deutschen Medizinstudenten beginnen während ihres Studiums ein Promotionsvorhaben. Fünf Jahre nach Beendigung des Studiums sind ungefähr 45 % aller Promovenden promoviert. Diese Zahlen basieren auf Untersuchungen, die vor etwa acht bis zehn Jahren durchgeführt worden sind. Die Zahl der erfolgreich abgeschlossenen Dissertationen ist aus bisher nicht näher untersuchten Gründen während der letzten Jahre deutlich zurückgegangen, und eine immer größere Zahl Studenten beginnt gar kein Promotionsvorhaben. Als häufig in diesem Zusammenhang genannte Gründe werden die Irrelevanz für das spätere Berufsleben sowie die mangelnde Betreuung während des Schreibens der Arbeit aufgeführt. So wird etwa jede zehnte Promotion an der Universität Würzburg aufgrund mangelnder Betreuung abgebrochen. Eine Umfrage unter 243 nicht-promovierten niedergelassenen Ärzten in Mittelfranken zeigte, dass eine Promotion von diesen als nicht mehr zeitgemäß und unnötig angesehen wurde. Eine eigene Untersuchung an der Universität Würzburg ergab ferner, dass sich die Mehrheit der befragten Promovenden des 5. und 6. Studienjahres für klar definierte Forschungsperioden aussprach (Diez et al., 2002).

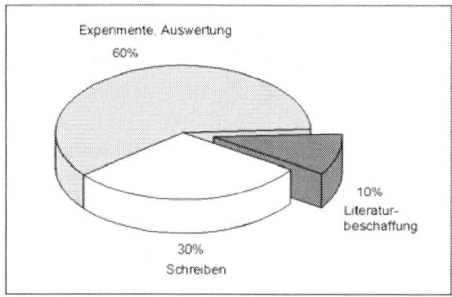

Abb. 1.1 — Zeitliche Einteilung einer Promotion. Beachten Sie, dass das Zusammenschreiben etwa ein Drittel der gesamten Zeit beansprucht.

Das Schreiben einer Dissertation stellt viele Studenten vor bisher nicht gekannte Probleme und häufig fühlen sich manche Studenten einfach überfordert. Der Einsatz von Computern für wissenschaftliche Fragestellungen ist vielen Studenten bisher unbekannt gewesen, und selbst das effiziente Erfassen von Texten stellt einen Großteil der Studierenden anfangs vor schier unüberwindliche Hürden. Da verrutschen die Fußzeilen, die Textformatierung ist ständig geändert und selbst einfache mathematische Formeln lassen sich nur schlecht in den Text einfügen. Eine Literaturrecherche kann sich als zeitaufwendig und nicht immer erfolgreich erweisen. Der gesuchte Zeitschriftenband ist gerade beim Buchbinder, oder die Bibliothek hat die Zeitschrift aus finanziellen Gründen abbestellt. Auch das Einfügen von Referenzen in einen Text und die Aktualisierung des Manuskripts nach der vierten Korrektur durch den Betreuer kann Probleme und Frustrationen verursachen. Da ist guter Rat teuer.

Computer haben schon seit einigen Jahren Einzug in Studentenhaushalte gehalten. Viele Studenten haben sich sogar extra für die Dissertation einen neuen Computer zugelegt, oft in der Hoffnung, mit dessen Hilfe schnell und effizient alle anfallenden Probleme zu bewältigen. Leider entpuppen sich viele der gehegten Hoffnungen als falsch und irrig und nicht wenige Anwender fragen erstaunt, worin die anwenderfreundliche und intuitive Nutzung der Software denn liegen soll. Die sinnvolle Nutzung des Computers für wissenschaftliche Fragestellungen erfordert trotz des ständig wachsenden Angebots an Programmen und Hardware eine intensive Einarbeitung in die Anwendungen. *Learning by doing* ist daher auch hier angesagt. Für die meisten Anwender ist es nur schwer möglich, mehrere umfangreiche Programme wie Office-Pakete oder Zeichenprogramme gleich gut zu beherrschen. Es ist daher wichtig, dass man bereits vor dem Schreiben einer Promotionsschrift festlegt, ob man z. B. Grafiken und Abbildungen in seine Dissertation aufnehmen möchte oder ob umfangreiche mathematische oder chemische Formeln integriert werden sollen. Nicht jede Textverarbeitung bietet die gleichen Optionen des Grafikimports, und die Editoren für mathematische Formeln variieren in den einzelnen Programmen zum Teil beträchtlich.

Das Internet liefert ebenfalls einen wichtigen Beitrag bei der effizienten Bewältigung einer Dissertation. Keine andere Quelle bietet die Möglichkeit, so schnell aktuellste Informationen zu verschiedensten Themen zu bekommen. In einem gesonderten Kapitel werde ich z. B. auf die Möglichkeiten der Online-Literaturrecherche eingehen. Es gibt mittlerweile mehr als eine Milliarde Webseiten, von denen allerdings nur ein geringer Bruchteil von jedem Anwender genutzt wird oder genutzt werden kann. Aber mehr und mehr Nutzer informieren sich über für sie relevante Themen im Internet. Studenten finden eine Menge brauchbarer Software, z. B. um chemische Formeln zu zeichnen oder neueste Treiber für Drucker zu beschaffen. Die Vielfalt und die Möglichkeiten, die das Medium Internet bietet, scheinen fast unbegrenzt zu sein. So bieten mittlerweile auch schon einige Universitäten die Möglichkeit an, die Dissertation online zu veröffentlichen. Eine sicher nicht uninteressante Alternative zur bisherigen kostspieligen Publikation in Form gedruckter Exemplare. Auch dazu mehr in einem gesonderten Kapitel.

In Deutschland werden jährlich etwa 3.000 Promotionen abgebrochen, wie bereits erwähnt beenden etwa 10 % aller Promovenden an der Würzburger medizinischen Fakultät meist aus Mangel an professioneller Betreuung ihr Dissertationsvorhaben vorzeitig (Diez et al., 2000). Studenten, die sich auf die Suche nach einem geeigneten Vorhaben begeben, stehen meist vor der schwierigen Aufgabe, ihr angepeiltes Projekt in einen größeren wissenschaftlichen Zusammenhang zu stellen. Ich empfehle daher, so viele Informationen wie möglich über die zukünftige Arbeitsgruppe, das Institut und den Chef des Instituts zu sammeln. Informieren Sie sich umfassend bei anderen Doktoranden, älteren Studenten usw. Suchen Sie die wissenschaftlichen Publikationen der Arbeitsgruppe in einer Literaturdatenbank und besichtigen Sie das Institut. Wissenschaftlich interessierten Studenten wird der Zugang zu den Instituten meist nicht verwehrt, im Gegenteil. Achten Sie auf den Umgangston in einem Institut, man merkt sehr schnell, ob man es mit einem guten oder schlechten Arbeitsklima zu tun hat. Wenn sich der Arbeitsgruppenleiter für Sie keine Zeit nimmt, wird er dies auch während Ihrer Arbeit kaum tun.

Es gibt mehrere Gründe, warum eine medizinische Dissertation nicht erfolgreich verlaufen kann. Das muss nicht immer an Ihnen liegen, seien Sie aber auch kritisch sich selbst gegenüber. Stimmt Ihre Arbeitseinstellung noch? Ist die Zeiteinteilung passend? Aus eigener Erfahrung weiß ich, dass es während einer Promotion Phasen gibt, in denen es ausgesprochen schlecht läuft und selbst die einfachsten Experimente nicht klappen. In solchen Augenblicken verlässt einen der Mut schnell und mit der Motivation ist es auch nicht weit her. Anderseits wird es Augenblicke geben, in denen alles einfach gut läuft und Sie sehr viel Spaß und Freude bekommen. Viele Gründe, warum eine Arbeit zum Scheitern verurteilt ist oder warum es nicht so gut läuft, liegen im Projektmanagement der Arbeit selbst. Ein größerer Überblick über das Thema ist deshalb unerlässlich. Eine unklare und ungenaue Fragestellung ist genauso schädlich wie schlechte Vorbereitung und mangelnde Ressourceneinschätzung bzw. zu knapp kalkulierte Zeitreserven. Viele Mediziner fühlen sich oft nicht in die Gruppe integriert und deshalb überfordert.

Eine Promotion testet auch immer Ihre Frustrationstoleranz und Ihre Fähigkeit, mit Erfolg und Misserfolg umzugehen. Ebenso sind Ihre kommunikativen Fähigkeiten gefordert. Lernen Sie, Kontakte zu knüpfen, Verbindungen aufzubauen und mit möglichst vielen Menschen ein freundschaftliches und kooperatives Verhältnis zu pflegen. Das gilt nicht nur für erfahrene Kollegen und den Chef, sondern insbesondere auch für MTAs, Laboranten und sonstiges »Hilfspersonal«. Diese Menschen können Ihnen in vielen Situationen wertvolle Tipps geben, z. B. warum ein Experiment nicht klappt. Immerhin werden fast 50 % der Würzburger Doktoranden von MTAs eingearbeitet.

Eine erfolgreiche Dissertation setzt neben einem guten Projekt auch einen am Erfolg interessierten Promovenden voraus. Daher sollte jeder Student am Fortgang seiner Arbeit mitwirken und eine persönliche »Erfolgsstrategie« entwickeln. Auch eine Promotion kommt ohne einen effizient selbstorganisierten Promovenden nicht aus. Teilen Sie sich Ihre sowieso schon knapp bemessene Zeit gut ein, arbeiten Sie auch an Wochenenden, wenn Sie in einer Erfolgsphase stecken. Lassen Sie sich kein schlechtes Gewissen einreden, Ihre Freizeit würde zu sehr darunter leiden. Lernen Sie, verschiedene Informationsquellen zu nutzen, denn eine sehr gute Informations- und Wissensbasis liefert die Grundlage für Ihren Erfolg. Jede Woche ein Gang zur Bibliothek gehört einfach zu Ihrem Arbeitsplan. Lesen Sie neben den wichtigsten Zeitschriften des jeweiligen Fachbereichs auch übergreifende Zeitschriften wie *Nature, Science, Lancet* oder das *New England Journal of Medicine*. Diese Zeitschriften bieten einen exzellenten Überblick über den aktuellen Wissensstand, und Sie lernen eine Menge dazu, auch wenn vielleicht Astrophysik nicht zu Ihren Stärken zählt. Verschaffen Sie sich einen Vorsprung durch Wissen, der Ihnen bei der Arbeitsplatzsuche und in den Examina immer zugute kommen wird. Nutzen Sie Ihren Computer so effektiv wie möglich, d. h. pflegen Sie Ihre eigene bibliographische Datenbank, dokumentieren Sie Messergebnisse sofort und legen Sie immer Sicherungskopien Ihrer Daten auf externen Datenträgern (z. B. CD-ROM, DVD-ROM, ZIP-Disk, USB-Stick) an.

Bei Schwierigkeiten sollten Sie sofort mit Ihrem Betreuer sprechen; ein schlechtes Gewissen wegen eines misslungenen Versuchs braucht niemand zu haben. Lernen Sie, kritisch Ihre Ergebnisse und Ihr experimentelles Arbeiten zu überprüfen. Manchmal können Kleinigkeiten ganze Versuchsreihen zu Fall bringen. Versuchen Sie, mögliche Schwachpunkte frühzeitig aufzudecken und offen zu besprechen.

2 Das richtige Equipment

2.1 Vorbemerkungen

Die Entscheidung, welchen Computer und welche Peripheriegeräte man kauft, hängt von vielen Faktoren ab. Allerdings gilt auch hier der Grundsatz, dass teurere Hardware vom Markenhersteller meist eine bessere Qualität und besseren Service verspricht. Andererseits sind auf dem ständig expandierenden Computermarkt unzählige Firmen vertreten, und bestimmte Komponenten, z. B. Mainboards oder Prozessoren, werden von verschiedensten Anbietern genutzt; das baugleiche Produkt wird sogar unter verschiedenen Namen angeboten. Das erschwert für viele unerfahrene Nutzer bzw. Einsteiger die Orientierung erheblich. Nicht selten greifen aus diesem Grund Einsteiger zu einem Komplett-PC von der Stange. Diese Pakete, mittlerweile von allen Supermarktketten angeboten (ich erlebte beim ersten Verkauf eines Aldi-Computers dramatischste Szenen zwischenmenschlicher Kommunikation) halten trotz manch kritischer Stimme nach einigen Startschwierigkeiten den Alltagsanforderungen im Prinzip stand. Sie überzeugen auf den ersten Blick mit einem großartigen Preis/Leistungsverhältnis, der Anbieter hat alles optimal eingerichtet, Ärger mit Treibern gibt es nicht, und im Falle eines Falles hilft die Hotline bzw. der Service des Anbieters weiter. Manchmal ist sogar ein Vor-Ort-Service im Preis inbegriffen, der den Rechner schnell wieder flott bekommt. Die Qualität eines solchen Systems lässt sich aus den bloßen Angaben am Verkaufsprospekt allerdings nicht ablesen. Mittlerweile haben sich die Rechner vom Discounter bei vielen Privatkunden regelrecht etabliert und einen hohen Marktanteil erreicht. Auch die Tests in Fachzeitschriften und im Internet bescheinigen vor allem den letzten Serien der Discounter eine gute Qualität und exzellente Leistung zu vernünftigen Preisen. Es gibt daher keinen Grund, Privatkunden von diesen Systemen abzuraten.

Bevor man einen Computerkauf plant, sollte man genau überlegen, wofür der Rechner eingesetzt werden soll. Der Anwendungsbereich und die einzusetzende Software bestimmen die Ausstattung des Rechners. Allerdings, das sei hier angemerkt, werden mittlerweile fast ausschließlich Rechner angeboten, die den Anforderungen an einen »Dissertationsrechner« zumeist entsprechen. Egal ob vom Discounter, Versandhandel oder Kaufhaus. Das wird leider nur allzu häufig vergessen. Sparen kann man bei sorgfältiger Planung auch bei einem guten Fachhändler, auf die vermeintlichen Schnäppchen im Supermarkt angewiesen ist man da keinesfalls. Spart man allerdings an der falschen Stelle, droht monatelanger Frust und Ärger wegen einer klapprigen Tastatur, einer lärmenden Festplatte oder dem fehlenden Platz zum Einbau weiterer Komponenten: Folgende Fragen sollte man sich stets stellen:

1. Kommt vor allem Bürosoftware wie Textverarbeitung, Tabellenkalkulation und ggf. eine Datenbankanwendung zum Einsatz? Soll der Computer auch als Faxgerät und Telefon genutzt werden?

2. Werden umfangreiche und komplexe Grafiken bearbeitet? Werden im Rahmen der Promotion z. B. immunhistochemische Bilder erstellt? Wird ein eigener Scanner benötigt (für Röntgenfilme, Abbildungen)?

3. Soll der Computer auch für den Einsatz im Multimediabereich (Video, Audio, TV usw.) benutzt werden?

4. Sollen Spiele auf dem Rechner laufen?

5. Welche Zugangsart zum Internet (Modem, ISDN, DSL) ist vorhanden bzw. soll genutzt werden?

6. Soll ein Drucker angeschafft werden?

7. Die wichtigste Frage: Wie hoch ist das Budget?

Nachdem sorgfältiger Beantwortung dieser Fragen stellt sich jetzt die Frage nach dem Betriebssystem bzw. den drei großen Plattformen, die heutzutage am Markt für Privatkunden vorhanden sind: Apple Macintosh, IBM-kompatibler-PC oder Linux? Im kommenden Abschnitt werde ich zu Apple und PC einige Ausführungen machen, Linux wird in einem gesonderten Abschnitt (s. Software) besprochen, denn prinzipiell läuft es auf nahezu jedem aktuellen PC.

2.2 Apple oder PC

Eine Studie in den USA hat gezeigt, dass etwa 60 % der in kreativen Berufen tätigen Menschen einen Macintosh-Computer benutzen. Leider wurde nicht untersucht, ob der Computer auch tatsächlich Einfluss auf das Outcome dieser Personen hat. Macintosh-Rechnern sagt man eine intuitivere Bedienung und anwenderfreundlichere Software nach. Man stöpselt ein Gerät ein – und es funktioniert. Kein Ärger mit Treibern oder unbekannter Hardware. Apple stattet die Rechner mit einem umfangreichen Angebot an nötiger Software für weltweite Kommunikation bereits ab Werk aus. Apropos Software: Schätzungen zeigten, dass es für Macintosh-Rechner etwa 15.000 Programme gibt, für Windows-Rechner mehr als 60.000. Ein durchschnittlicher User benutzt weit weniger als 1 % dieser Programme. Es ist also davon auszugehen, dass es für beide Computertypen ausreichend Anwendersoftware gibt. Ein weiterer Vorteil der Apple-Rechner soll die Stabilität des Betriebssystems MacOS sein, mittlerweile in Version X auf dem Markt (neue Version erscheint noch 2007). Da ist was dran, ich habe nur sehr selten einen Mac zur Aufgabe bzw. zum Absturz bewegen können, meist kommt eine kleine nette Fehlermeldung und man weiß, dass es nicht mehr weiter geht. Man meint immer, ein Mac wirke irgendwie gelungener und alles scheint irgendwie besser zusammenzupassen als bei einem Windows-PC. Domänen der Mac-Rechner sind professionelle Grafik- und Bildbearbeitung, Videoschnitt sowie Desktop-Publishing. Zumal viele aus den USA zurückgekehrte PostDocs auf den Mac schwören. Und cooler als die meisten PCs sieht ein Apple allemal aus (subjektive Meinung des Autors). In der Ausgabe der Frankfurter Allgemeinen Sonntagszeitung vom 8. April 2007 beschreibt Friedhelm Weidelich seine Erfahrungen mit neuen Apple-Rechnern in seinem Redaktionsbüro. Die fallen durchweg positiv aus, und der Wechsel hat sich aus seiner Sicht allemal gelohnt. Auch ein Mitglied des Autorenteams dieses Buches ist mitterweile auf einen Apple umgestiegen und bereut den Wechsel keine Sekunde. Tipps für einen Wechsel finden sich im Buch von Daniel Mandl und Michael Schwarz (Von Windows zu Apple. Die Umsteigerfibel, 12,90 €, via Amazon erhältlich).

Macs sind bei vergleichbarer Ausstattung im Schnitt nur noch unwesentlich teurer als konventionelle PCs. Das gilt nicht nur für Desktops, sondern auch für Notebooks. Wer im Rahmen seiner Dissertation mit dem Neukauf eines Apple liebäugelt, sollte trotzdem vorher genau prüfen, ob dieser Rechner allen Anforderungen gerecht wird. Sicherlich läuft das neue Office-Paket X von Microsoft auch auf dem Apple hervorragend, doch mehr Probleme treten schon bei verschiedenen anderen Software-Paketen auf. Manche Statistik-Pakete wie *SPSS* laufen auf dem Mac gar nicht, bzw. werden nur bestimmte Versionen für den Mac angeboten, ebenso bestimmte wissenschaftliche Software wie *Origin*. Wer z. B. durchflusszytometrische Analysen während der Promotion durchführen wird, erlebt oft den umgekehrten Weg. Die mitgelieferte Software ist häufig auf einem Apple-Rechner installiert, und der Datenaustausch mit dem PC klappt nur mit viel Mühe. Wenn in einem Forschungsinstitut alle Computer mit Windows arbeiten, sollte auch ein solches System gewählt werden. Ist die Softwareausstattung dagegen zweigleisig ausgelegt, kann auch zum Mac gegriffen werden. Ein weiterer Punkt, speziell bei Studenten, ist häufig die mangelnde Unterstützung von Apple-Produkten durch die Universitätsrechenzentren. Nur selten werden ausführliche Anleitungen zu speziellen Mac-Programmen ins Internet gestellt (Email, Einwahl in das Uninetz von extern, usw.). Oder man kann keine Studentenlizenzen für Apple-Programme über das Rechenzentrum beziehen.

Obwohl Apple in den letzten beiden Jahren steigende Verkaufszahlen vorweisen kann (bedingt v. a. durch die Notebooks) ist absolut betrachtet die Zahl der Mac-User recht klein. Weniger als 10 % aller Computerkäufer entscheiden sich für einen Apple. Diese Zahl verdeutlicht auch die Problematik der Mac-User. Insgesamt ist es eine kleine, aber eingeschworene Gemeinschaft. Wenn Probleme auftreten, ist manchmal nur schwer Hilfe vor Ort zu bekommen. Ersatzteile oder Zusatzgeräte lassen sich nicht so einfach im Kaufhaus erwerben, die Anzahl der Zulieferer ist geringer und die Preise sind meist höher. Oft hilft nur der Weg zum Fachhändler – der gerade das notwendige Teil nicht vorrätig hat – oder der Weg über das Internet. Versuchen Sie mal, bestimmte Speicherriegel für einen zwei Jahre alten Mac zu bekommen. Für Mac-Anwender steht meist nicht die absolute Leistung im Vordergrund, sondern die stabile Integration verschiedenster Software und vor allem Multimediaanwendungen. Interessant ist auch die Tatsache, dass Käufer eines Apple-Rechners eine hohe Markentreue haben. Nur selten wechselt ein Mac-User auf einen PC, umgekehrt passiert dies aus verständlichen Gründen häufiger. Allerdings ist die Apple-Gemeinde auch im Internet durch Newsgroups recht aktiv, und gute Fachzeitschriften befassen sich in jeder Ausgabe mit den Apfelrechnern. Daher findet man bei Problemen doch recht schnell Hilfe.

Apple hat durch eine geschickte Modellpolitik, vor allem aber durch massive Preissenkungen, versucht, mehr Windows-Anwender für die Apple-Technik zu begeistern. Vor allem bei den PowerBook und iBook-Notebooks scheint das auch gelungen zu sein. Apple versucht mit der Etablierung von Apple-Stores in Europa und durch Einbau von Intel-Prozessoren neue Kunden zu gewinnen und längerfristig auch Intel als Prozessorlieferanten zu nutzen. Dieses Novum wird sicher bald dazu führen, dass in den kommenden Jahren bisher nur für Windows angebotene Software auch für Apple-Rechner erhältlich sein wird. In Deutschland sind bisher für Berlin, Köln, Frankfurt, Hamburg und München Apple-Stores geplant. Wie bei den amerikanischen Vorbildern soll dort ebenfalls eine hypermoderne Verkaufsatmosphäre entstehen und der Kunde alle Produkte von Apple ausgiebig testen können. Es wird sogar eine Art Hörsaal geben, in dem Apple-Tutoren die Hard- und Software erklären und Fragen der Zuhörer beantworten.

Übrigens sind nur knapp 54 % aller deutschen Privathaushalte mit einem Computer ausgestattet. Bei Singles liegt der Anteil bei lediglich 34 % (Stand 2006). Damit liegen wir Deutschen weit abgeschlagen im Mittelfeld. Die höchste Dichte an Computern in privaten Haushalten hat übrigens Salt Lake City. Dort haben 73 % aller Haushalte einen Computer. Mormonen treiben eben intensiv Ahnenforschung.

Nachfolgend möchte ich einige Apple-Rechner für Studenten vorstellen. Grundsätzlich eignen sich *alle* für eine Promotionsarbeit. Der Einstieg in die Apple-Welt gelingt mit dem Mac mini (ab 779 € im online Apple-Store), einem Kleinrechner, der nur das Nötigste in seinem Gehäuse verbirgt. Für ein Promotionsvorhaben ist der Rechner nach Aufrüstung mit einem Monitor durchaus geeignet, wird dadurch aber auch relativ teuer, und das Preis-Leistungsverhältnis ist angesichts der anderen Modelle des Herstellers ungünstig. Auch der Mac mini wurde kürzlich modernisiert.

Brandneu erschienen sind die neuen, sehr schicken iMac-Rechner. Sie gibt es jetzt mit einem 20''- und einem 24''-Bildschirm und in drei verschiedenen Konfigurationen. Das Modell mit dem kleineren Bildschirm ist gerade mal knapp 2 cm tief. Auf dem Bildschirm lassen sich bequem zwei A4-Seiten nebeneinander darstellen. Technisch sind alle Modelle für eine Dissertation bestens gerüstet. Das Gehäuse wird jetzt aus eloxiertem Aluminium gefertigt und wirkt recht edel. Wie bisher lässt sich der Rechner nur in der Neigung, nicht jedoch in der Höhe verstellen. Einen ordentlichen Standfuß gibt es aber als Zubehör. Auch die Tastaturen sind neu. Sie präsentieren sich als sehr flach und stecken in einem Aluminiumkorpus. Tastenform und Hub sind an das MacBook angelehnt und aus unserer Sicht zunächst gewöhnungsbedürftig.

Technisch hat Apple den Rechner überholt und ihn mit Intels neuester Santa-Rosa Plattform bestückt, verschenkt aber durch einen mit 667 MHz getakteten Hauptspeicher etwas von dessen potenzieller Leistung. Durch die relativ starke Abwärme, besonders des 2,4 GHz-Prozessors, heizt sich der Rechner recht stark auf, der – sehr leise – Lüfter springt häufig an.

Tabelle 2.1 – Apple iMac-2,0 GHz 20″	
Prozessor/Cache	Intel Core 2 Duo Prozessor, 2,0 GHz
RAM	1 GB SO-DIMM, PC-5300 , 667 MHz DDR2, 2 Steckplätze bis zu 4 GB mgl.
Festplatte	250 GB SATA (7200 U/min)
optisches Laufwerk	8X SuperDrive
Grafik	ATI Radeon HD 2400 XT, 128 MB GDDR3 RAM
Bildschirm	20″-Zoll-TFT mit 1680 x 1050 Pixel
Schnittstellen	3x USB 2.0 (zusätzlich 2x USB 2.0 an Tastatur), 2x FireWire, Audio in und out, Digitial Audio out, 1000 BaseT-Ethernet, Mini-DVI,
Audio	Stereo-Lautsprecher, internes Mikrofon, integrierte Kamera, Fernbedienung, Bluetooth 2.0+EDR, Airport Extreme (WLAN 802.11g), Tastatur, Mighty Mouse
Abmessungen	46,9 x 48,5 x 18,9 cm, 9,1 kg
Preis (08/07)	1.199,00 €

Als möglicher Kritikpunkt werden die neuen Hochglanzdisplays gelten. Vor den eigentlichen Bildschirm hat Apple eine stark spiegelnde Glasscheibe gesetzt. Diese Kombination bietet in dunklen Räumen sehr gute Farben und Kontrast, aber schon bei Deckenlicht oder Sonneneinstrahlung kommt es zu störenden Reflexionen. Im großen 24″-Display wurde die schlechte Ausleuchtung bemängelt. Beide Bildschirme sind recht hell und zeigen nur wenig bis fast gar keine Blickwinkelabhängigkeit.

Neben den bereits aufgeführten Computern bietet Apple noch eine weitere Desktop-Modellreihe und eine auch für Studenten interessante Notebook-Serie an.

Im kommenden Kapitel werde ich auf Vor- und Nachteile von Desktop- und Notebook-Systemen eingehen. Trotzdem möchte ich die Apple-Notebook-Serien an dieser Stelle schon vorstellen. Apple bietet seit 2007 wiederum verbesserte Versionen seiner MacBook- und seiner MacBook Pro-Serie an. Dabei reicht die Preisspanne von knapp 1.000 € bis etwa 2.500 €. Apple versucht, durch eine moderate Preispolitik deutschen Kunden seine Rechner schmackhafter zu machen. Für Promovenden ist die iBook-Serie mit 13,3″-Display ausreichend; wen keine pekuniären Zwänge drücken, dem seien das MacBook Pro mit 15″-Bildschirm empfohlen.

Die MacBooks werden aus stabilem und obendrein gegen Kratzer recht unempfindlichem Polycarbonat-Kunststoff in zwei verschiedenen Farben (schwarz und weiß) gefertigt. Dabei ist die Festplatte, wie bei den MacBooks Pro, auf Gummi gelagert, um bei Stößen die Festplatte nicht zu schädigen. Als Grafikchip kommt ein Intel 950 GMA mit max. 64 MB DDR2 SDRAM (gemeinsam mit Hauptspeicher benutzt) zum Einsatz. Apple setzt in seiner MacBook-Serie (noch) nicht auf Intels neueste Santa-Rosa-Plattform, sondern wie bisher auch auf den Mobil-Chipsatz 945. Warum Apple aber für sein schwarzes Modell einen saftigen Aufpreis verlangt, verstehen die Autoren nicht. Auch die neuen MacBooks haben ein Hochglanzdisplay. Wer sich für ein MacBook entscheidet, sollte auf jeden Fall einige Minuten am Rechner arbeiten, um den Bildschirm zu testen. Vielschreiber und Nutzer in hellen Räumen werden möglicherweise die störenden Reflexionen bemängeln. Für den Außeneinsatz bei hellem Sonnenlicht sind die MacBooks eher ungeeignet.

Tabelle 2.2. zeigt die wichtigsten Details der MacBook-Serie. Alle Modelle haben jetzt einheitlich einen 13,3″ Bildschirm. Das früher bekannte 12,1″-Modell ist nicht mehr erhältlich.

Tabelle 2.2 – Apple MacBooks	
Prozessor/Cache	2,0 oder 2,16 GHz Intel Core 2 Duo Prozessor, 4 MB L2-Cache
RAM	1 GB (2x 512 SO-DIMMS), DDR2-SDRAM, PC-5300, 667 MHz FSB, max. 2 GB mgl.
Festplatte	ab 80 GB SATA/100 (5.400 rpm)
optisches Laufwerk	CD-RW/DVD-ROM bzw. DVD±RW/CD-RW
Grafik	Intel GMA 950 mit bis zu 64 MB genutztem Speicher
Bildschirm	13,3'', Hochglanzbildschirm, 1280 x 800,
Schnittstellen	FireWire 400, 2x USB 2.0, 56K-Modem, 100/1000 Mbit-Ethernet, DVI, S-Video-Out, Audio-out, iSight-Kamera, AirPort-Vorbereitung, AirPort Extreme integriert, Bluetooth
Audio	Mikrofon, Stereo-Lautsprecher
Gewicht/H x B x T	2,31 kg, 2,75 x 32,5 x 22,7
Akku-Laufzeit	55 Wh, 6h-Laufzeit
Preis (08/07)	ab 1.049,00 €

Die deutlich teurere MacBook Pro-Serie ist technisch gesehen auf dem neuesten Stand. Für Promovenden empfehle ich das MacBook Pro 15''. Es ist elegant, leicht, hat eine lange Akkulaufzeit, ein gutes und großes Display und einen schnellen Grafikchip. Nachteilig kann sich das recht starke Aufheizen des Gerätes auswirken. Die Handballenauflagen erreichten in Tests (c't 17/08) 35 °C und die Tastatur teilweise 40 °C. Auch auf der Unterseite wurden Temperaturen von 50 °C gemessen, das Risiko sich zu verbrennen ist bei Benutzung auf dem Oberschenkel hoch. Wir empfinden die gute Tastatur mit einem weichen und angenehmen Anschlag zusammen mit dem matten Bildschirm mit seinen satten, blickwinkelstabilen Farben und einer Auflösung von 1440 x 900 gerade für Vielschreiber als sehr angenehm. Tests zeigten ebenfalls, dass Apples Bootcamp-Tool zum Installieren von Windows XP und Vista in eine eigene Partition zwar funktioniert, aber erst mit Einführung des neuen Betriebssystems Leopard das Beta-Stadium verlassen wird. Der Einstieg in die MacBook Pro Serie beginnt bei etwas über 1800 €.

In Deutschland wird der Computermarkt allerdings von Windows, Intel, AMD & Co. beherrscht. Mehr als 90 % aller privaten Computernutzer arbeiten mit einem klassischen Windows-basierten Personalcomputer. Hier ist die Vielfalt der Hersteller, Fabrikate, Marken schier unendlich. Unerfahrene sind außerstande, den Markt zu überschauen. Der PC-Markt bietet ebenfalls sehr leistungsfähige Rechner, die den Macs kaum nachstehen. Für Spiele sind Windows-PCs nach wie vor erste Wahl. Vorteil eines Windows-Systems ist die Flexibilität, mit der man sich seinen Wunsch-PC zusammenbauen lassen kann.

Die Mehrheit der Computerkäufer greift zu einem Komplettsystem des Fachhändlers, des Direktanbieters, des Lebensmitteldiscounters oder des Elektromarktes. Näheres dazu im Abschnitt »Wo kaufe ich einen Computer«. Wird nach Berufsgruppen unterschieden, bilden Schüler/Studenten übrigens mit knapp 19 % die drittstärkste Klientel nach den Selbständigen (28 %).

Bevor ich auf die Mindestanforderungen an einen Dissertationsrechner eingehe, soll noch die Frage Desktop versus Notebook diskutiert werden.

2.2.1 Notebook versus Desktop

Meine Skepsis und zurückhaltende Kaufempfehlung für Notebooks im Rahmen einer Dissertation habe ich aufgrund der positiven Entwicklung auf dem Hardwaresektor für Notebooks in den letzten achtzehn Monaten weitgehend abgebaut. Mittlerweile bieten selbst Einsteiger-Notebooks ausreichend Leistung für Office-Anwendungen, TFT-Displays sind im Schnitt hell und kontrastreich genug, und aufgrund des harten Preiskampfes kann man momentan ein gutes Gerät erwerben. Wer vor einer Promotion mit dem Kauf eines Notebooks liebäugelt, sollte Vor- und Nachteile gegeneinander abwägen.

Tabelle 2.3 – Vor- und Nachteile eines Notebooks	
Vorteile	*Nachteile*
Mobilität, nicht an Standort gebunden	Keine Aufrüstungsmöglichkeiten bei CPU, Motherboard usw.
Wenig Platzbedarf, leicht unterzubringen	Teurer als vergleichbare Desktop-Geräte, insbesondere der High-End-Bereich
Genug Leistung für alle Anwendungen	Höhere Reparaturkosten, oft schwierige Servicesituation
Erweiterbarkeit möglich, doch dann meist teuer	Grafik oft als shared Memory, kann den PC ausbremsen
Ordentliches Preis-Leistungs-Verhältnis	Manchmal störendes Lüftergeräusch, da Gerät nicht unterm Tisch platziert werden kann

Fällt die Wahl auf ein Notebook, entscheidet der Einsatzzweck über Umfang und letztlich über den Preis des Gerätes. Geringes Gewicht mit High-End-Ausstattung sind natürlich teurer als ein schweres All-in-one-Gerät oder ein Gamer-Notebook. Der deutsche Notebook-Markt ist unter einigen wenigen Firmen aufgeteilt. Marktführer (c't 06/07) in Deutschland und Europa sind IBM (16 %), Dell (14,2 %), Apple (12,7 %) und Acer (10,7 %). Die übrigen Hersteller wie z. B. HP, Sony und Fujitsu-Siemens haben einen Marktanteil von etwa 6 % bis 8 %. Medion, der Aldi-Ausstatter, liegt mit 2,3 % abgeschlagen am Ende der wichtigen Hersteller. PC-Weltmarktführer ist aktuell HP, gefolgt von der texanischen Firma von Michael Dell.

Bevor ich auf die genauen Kriterien zum Kauf eingehe, möchte ich noch einige Fakten aus kürzlich durchgeführten Studien erwähnen. Sie demonstrieren, dass neben monetären Faktoren auch Einsatzzweck und Langlebigkeit zählen. Mehr als zwei Drittel aller Notebook-Besitzer nutzen ihr Gerät mehr als 20 Stunden pro Woche, jeder fünfte zwischen zehn und 20 Stunden. Knapp die Hälfte der Notebook-Besitzer nutzt das Gerät beruflich und privat, mehr als die Hälfte nimmt es mehr als zweimal pro Woche mit auf Reisen bzw. außer Haus.

Welche Kriterien sollten zum Kauf herangezogen werden? Das hängt davon ab, was ein Notebook leisten soll. Wer Bilder oder aufwendige Tabellen- und Datenbankanwendungen während der Promotion bearbeiten will, sollte Wert auf ein großes Display und eine geschwindigkeitsoptimierte Ausstattung legen. Wer lediglich Texte bearbeiten wird, dem genügt ein Einsteiger-Notebook mit 14,1''-Display. Ein nicht unwichtiges Kriterium für den Praxisalltag betrifft die Masse des Geräts, sollte das Notebook »mobil« genutzt werden. Leichtere Notebooks sind teurer und verzichten häufig auf eingebaute Geräte wie Diskettenlaufwerke. Achten Sie unbedingt auf den Service. Notebooks vom Lebensmitteldiscounter locken mit einem niedrigen Preis, aber der Service wurde in vielen Tests bemängelt. Häufig endet man in endlosen Musikschleifen oder »Emailgräbern«. Die Reparaturkosten für Notebooks sind deutlich höher, zudem wandern defekte Geräte wochenlang in eine Reparaturwerkstatt. Der Abschluss einer Garantieverlängerung, die bis zu drei Jahren nach Kauf einen Schutz vor exorbitanten Servicekosten und in einigen Fällen auch vor den Tücken des Alltags (z. B. Kaffee auf Tastatur) bietet, empfiehlt sich dringend. Allerdings sollte man schon genau die Konditionen dieser Garantien lesen. Ein nicht zu unterschätzendes Risiko, das die termingerechte Fertigstellung der Dissertation schnell in Frage stellen kann.

Die Hersteller der Geräte haben ganz unterschiedliche Garantieauffassungen. Die gesetzlich vorgeschriebene Garantie wird zwar gewährt, danach sind, soweit Reparaturen überhaupt ausgeführt werden,»Reparaturpauschalen« an der Tagesordnung. Da wird ein abgebrochenes Displayscharnier schnell genauso teuer wie ein vergleichbarer neuer Desktop-PC. Ein Kriterium beim Kauf ist die Ansicht des Gerätes. Prüfen Sie die Verarbeitungsqualität, sind alle Verbindungen stabil verschraubt bzw. verklebt, wackelt die Tastatur oder der Akku, ist das Display gleichmäßig hell ausgeleuchtet? Prüfen Sie es nach. Und kaufen Sie ein Notebook dort, wo Sie bei Problemen schnell hinfahren bzw. es an eine zentrale Servicestelle schicken können. Ein guter Fachhändler oder ein Fachmarkt ist meist ein guter erster Ansprechpartner, der ggf. sogar ein Ersatzgerät hat. Die Zeitschrift c't hat in einer Märzausgabe 2007 den Service bekannter Notebookhersteller getestet. Immerhin mussten sich 43 % aller Notebookkäufer wegen eines Problems nie an den Händler oder Hersteller wenden. Erstklassigen Support liefern Dell, IBM/Lenovo und Samsung, während sich HP, Apple, Fujitsu-Siemens, Medion und Sony im Mittelfeld platzierten. Besonders negativ fielen Acer, Asus und Toshiba auf.

Hauptgründe für eine Reparatur sind bei der knappen Hälfte der Nutzer eine kaputte Hauptplatine, jede fünfte Reparatur betrifft den Austausch eines defekten Displays. Ein Defekt an der Tastatur war hingegen nur in 1,9 % der Fälle ein Reparaturgrund (c't 06/07).

Noch ein Hinweis an die Spieler: Wer die allerneuesten Shooter auf einem Laptop spielen will, muss tief in die Tasche greifen und Kompromisse machen. Nur die neuesten Grafikkarten-Generationen mit mindestens 128 Mbyte Speicher – oder besser 256 – in Verbindung mit einem schnellen TFT-Display, lassen ein richtiges Spielvergnügen zu.

Aufmerksamen Kunden in Computergeschäften ist schon längst aufgefallen, dass viele Notebooks untereinander sehr ähnlich aussehen und sich nur in Details unterscheiden. Das liegt daran, dass viele in Europa vertretenen Hersteller ihre Geräte meist in Taiwan oder Südkorea als so genannte »barebones« herstellen lassen. Das ist nichts anderes als ein vorgefertigtes Grundgerüst, welches meist aus Gehäuse, Display und Mainboard besteht. Die als Markenhersteller dann in Europa auftretenden Firmen bauen einfach die noch fehlenden Komponenten ein. Allerdings kann die Ergänzung schlechter Komponenten zu einem insgesamt schlechten System führen. Falscher Speicher, lahme Prozessoren usw. bremsen sich gegenseitig aus. So arbeitet beispielsweise Dell u. a. mit den Firmen Samsung und Quanta zusammen. Samsung hat daneben auch eine eigene Notebookserie. Die Verflechtungen sind nicht immer klar. Große Hersteller wie Dell können ihre Preise letztlich auch nur halten, wenn sie auf vorgefertigte Komponenten zurückgreifen und wenige Änderungen vornehmen. Eine kostenpflichtige Recherchemöglichkeit, wer welche Komponenten in einem Notebook verbaut, findet sich unter *www.thtresearch.com*. Das Forschungsunternehmen THT-Research erfasst mehr als 340 Rechnerkomponenten und verfolgt, bei wem welches Teil produziert worden ist.

Desktop-Rechner dagegen dominieren nach wie vor die deutschen Haushalte und werden als Primärrechner oder im Fall des ausgemusterten Altrechners als Zweitgerät für die Kinder oder als Netzwerk- oder Druckserver genutzt. In den neuesten Geräten werkeln die schnellsten Prozessoren und die größten Festplatten. Für Spieler eröffnen sich dank neuester Grafikkarten mit 256 MByte und mehr Speicherplatz ganz neue Dimensionen. Für eine Doktorarbeit ist das neueste Modell eigentlich nicht notwendig. Desktops mit »älteren« Prozessoren und kleineren Festplatten erbringen meist völlig ausreichende Leistungen. Beim Discounter oder in den großen Technikmärkten sind solche Geräte kaum zu bekommen, doch viele Fachhändler bauen einen solchen preiswerten Dissertationsrechner (noch) zusammen, wobei Sonderwünsche wie »leise« oder die Monitorqualität berücksichtigt werden können. Die Preise für Desktop-Komponenten verändern sich schnell, und viele Neukäufer registrieren enttäuscht, dass der ein Jahr alte Supercomputer kurze Zeit später nicht mal mehr die Hälfte wert ist. Bedenken Sie das beim Kauf. Wer einen Rechner sucht, der neben den anfallenden Promotionsaufgaben auch noch als Zugangsrechner (Router) für das Internet, als Druckserver für die Familie oder als Videoschnittgerät eingesetzt werden soll, muss nach speziellen Lösungen suchen, auf die ich hier nicht eingehen werde. Für Promovenden ist der Selbstbau eines Computers nicht notwendig, Komplettsysteme liefern für das gleiche oder weniger Geld meist mehr Gegenwert.

2.2.2 Der Dissertationscomputer

2.2.2.1 Desktops

Regelmäßig werden im Spätherbst und Frühsommer deutsche Haushalte mit Prospekten von Aldi, Lidl, MediaMarkt und diversen anderen Ketten überhäuft, und in jedem Prospekt wird der beste und schnellste Rechner angeboten. Alle aktuellen Rechner sind zum Schreiben einer Promotion bestens gerüstet, und wer nur gelegentlich einen Computer benutzt, kommt mit einem Gerät vom Discountermarkt gut zurecht.

Während ich in der letzten Ausgabe noch eine Empfehlung bezüglich der Geräteausstattung gegeben habe, ist das an dieser Stelle eigentlich überflüssig, denn alle aktuellen Rechner sind leistungsfähig genug, um einer Promotionsarbeit gerecht zu werden. Unterschiede treten bei Details wie Geräuschentwicklung, Windows-Installation und Erweiterungsmöglichkeiten auf. Aufgrund des doch erheblichen Preisverfalls sind individuell konfigurierte Systeme vom Fachhändler meist teurer.

Für eine Promotion sind Rechner vom Discounter eigentlich überdimensioniert. Wer z. B. mit Word schreiben, mit Excel ein paar Tabellen erstellen und im Internet surfen sowie seine Emails abrufen möchte, benötigt keine Dual-Core Prozessoren mit 3 GHz oder Festplatten mit über 100 GByte Speicherkapazität. Man benötigt dafür auch keinen DVD-Brenner. Allerdings setzt sich auch unter den billigeren Rechnern der Trend zu neuerer Technologie durch.

Es lohnt sich an dieser Stelle nicht mehr, technische Spezifikationen bezüglich eines Rechners abzugeben. Wichtig erscheinen mir mittlerweile – angesichts der Fülle verschiedener Komponenten – andere Kriterien als die Taktfrequenz oder die Festplattenkapazität, z. B. Geräuschentwicklung, Stabilität, Design und langfristige Erweiterbarkeit. Viele Argumente, die für einen Selbstbau in früheren Jahren sprachen, sind angesichts der raschen Entwicklung überholt. Komplettsysteme bieten meist die bessere Ausstattung und bringen Betriebssystem, Anwendungssoftware und DVD-Player mit. Vorinstallierte Betriebssysteme wie Microsofts Windows Media Center Edition können viel Konfigurationsärger ersparen, und bei Problemen helfen die Hersteller. Beim Kauf von Einzelkomponenten erhält man die Garantie nur auf die Bauteile und nicht auf deren korrektes Zusammenspiel.

Mittlerweile haben sich einige Hersteller auf den Zusammenbau sehr leiser und leistungsfähiger Systeme spezialisiert. Besonders hervorheben möchte ich an dieser Stelle die Firma Extra Computer (*www.extracomputer.de*), die mit ihrem Exone Professional 2000 einen recht leisen Rechner für 725 € anbietet. Ebenso Tarox (*www.tarox.de*), die mit dem Win Connect 5000 einen ordentlich konfigurierten und verarbeiteten Rechner abliefern. Etwas mehr kostet der Esprimo P5915 von Fujitsu-Siemens (*www.fujitsu-siemens.de*), der mit 1499 € zu Buche schlägt. Bei Deltatronic (*www.deltatronic.de*), MR Computer (*www.ichbinleise.de*), Hush (*www.hushtechnologies.net*) oder Manufactum (*www.manu-factum.de*) sind ebenfalls sehr leise Rechner zu bekommen. Allerdings, und das sei hier auch erwähnt, führe ich diese Rechner nur auf, um auf diese Möglichkeiten hinzuweisen. Mir sind sehr wohl die monetären Engpässe von Studenten bewusst. Andererseits macht das Arbeiten an einem leisen Rechner sehr viel mehr Spass.

Besonders zuverlässige Rechner sind für einen langlebigen Büroeinsatz konzipiert. Daher, und das mag auf den ersten Blick etwas verwundern, sei an dieser Stelle auch der Hinweis auf solche Rechner gestattet. Sie sind zwar nicht für den 3D-Spielegenuss gedacht, reichen aber für eine Promotion völlig aus. Die Hersteller geben lange Garantien, liefern meist sehr gute Dokumentationen, und die Rechner sind, da für Firmenkunden konzipiert, meist auch ausgiebig getestet. Gute Modelle sind der Terra PC-Business M6450 von Wortmann (*www.wortmann.de*), der Dell Optiplex 740 DT (*www.dell.de*) und der HP Compaq dc7500 (*www.hp.de*). Preislich liegen die Rechner zwischen 547 € (Dell) und 739 € (Wortmann). Der Wortmann-PC bot im Test das beste Preis-Leistungsverhältnis.

Dass Einsteiger-PCs nicht unbedingt wesentlich preiswerter sein müssen, zeigt das Beispiel des Dell Inspiron 530, der für 507 € im online-Shop angeboten wird. Der Inspiron ist zwar ein solider, einfacher Rechner, der zudem halbwegs leise ist, wird aber auch nur mit der MS Vista Home Basic Version ausgeliefert. Diese beherrscht u. a. die vielbeworbene Aero-Glass-Oberfläche nicht. Die Dimension-Serie von Dell ist da die deutlich bessere Wahl. Hewlett-Packard bietet mit dem Pavilion s7749 einen kleinen, kompakten Desktop-Media-Center-PC mit Notebook-Technik für 599 € in großen Elek-tronik-Supermärkten an. Für einen Media-Center, der auf dem Schreibtisch stehen soll, ist der Rechner etwas zu laut, aber als kompakte Surfstation und Bürorechner ist er sicher geeignet. Vor allem der kleine Platzbedarf ist ein Kaufargument.

Besonderer Attraktivität erfreuen sich in den letzten Jahren so genannte Mini-PCs. Apples iCube hat vor Jahren mit diesem Trend begonnen; mittlerweile haben sich neben dem Mac mini etwa ein halbes Dutzend weiterer Firmen am Markt etabliert. Vorreiter auf dem PC-Markt war die Firma Shuttle (*www.shuttle.com*), die eine umfangreiche Palette an Modellen bei Alternate (*www.alternate.de*) anbietet. Auch Acer bietet mit dem Power 1000 ein Mini-System an. Fujitsu-Siemens hat den Esprimo Q5000 im Angebot (kann bei Vobis gekauft werden, *www.vobis.de*) und Transtec (*www.transtec.de*) vertreibt den Senyo 600. Ob ein solches System für ein Promotionsvorhaben angeschafft werden sollte, muss man sich genau überlegen. Oft sind wenig Erweiterungsmöglichkeiten vorhanden, und preislich liegen diese Systeme auch bei mehr als 500 €.

2.2.2.2 Notebooks

Die Apple-Notebook-Serien hatte ich bereits vorgestellt. Notebooks kann man grob in zwei Kategorien einteilen. Einerseits die großen und schweren All-in-one Geräte, die mehr auf Leistung und reichhaltige Ausstattung getrimmt werden, andererseits kleine so genannte Sub- und Mininotebooks, die sich durch geringeres Gewicht und meist kleinere Displays auszeichnen. Laufwerke sind bei den kleineren Geräten oft als periphere Geräte erhältlich, um das Gewicht gering zu halten. Auch die Schnittstellenausstattung mag manchmal recht mager ausfallen.

Was soll nun ein Notebook für Dissertationszwecke mitbringen? Gerade im Hinblick auf die meist längere und flexiblere Nutzung des Geräts über die Promotion hinaus ist die Anschaffung eines Billigangebots nicht sinnvoll. Deshalb sollte man beim Kauf gründlich über die Komponenten und mögliche Ausstattungsdetails nachdenken. Nachträgliche Änderungen oder der Kauf weiterer Komponenten können bei Laptops schnell teuer werden. Eine ausgewogene Zusammenstellung ist daher wichtiger als der Blick in die ständig wechselnden Angebote der Tageszeitungen, die drängende Fragen meist kaum sinnvoll beantworten.

Brauchbare Notebooks mit einem guten Bildschirm, angenehmer schreibfreundlicher Tastatur, leisem Lüfter, langlebigem Akku, niedrigem Gewicht, üppiger Ausstattung mit Schnittstellen, guten Service- und Garantiebedingungen und nicht zuletzt akzeptablem Preis sind leider schwer zu finden. Angesichts eines kaum zu überblickenden Marktes, eines knappen Geldbeutels und ständiger Zeitnot greifen die meisten Studenten dann doch zu einem Gerät vom Elektronikmarkt und sind nach einiger Zeit häufig enttäuscht.

Wer Geld in ein Notebook steckt, sollte unbedingt vorher einige Testberichte lesen und sich genau überlegen, welche Anforderungen an das Gerät gestellt werden. Die wichtigsten Komponenten eines Notebooks sind für Schreibarbeiten im Rahmen einer Promotion Bildschirm, Tastatur, Ergonomie,

Akkulaufzeit und Servicequalität. Die Qualität eines Displays kann man nicht messen oder in einigen Zahlenwerten ausdrücken. Die oft angeführten Auflösungswerte sagen zunächst nicht viel. Selbst angegebene Helligkeitswerte (in Candela/m^2) stimmen bei Überprüfungen nicht. Für Arbeiten in Innenräumen gelten 100 cd/m^2 als ausreichend, in der Nähe von Fenstern oder draußen im Schatten sind schon 120 bis 160 cd/m^2 nötig. Die meisten Anwender empfinden Helligkeiten um die 150 cd/m^2 als angenehm. Die angegebenen Messwerte werden ihnen in der Regel nur beim Fachhändler oder in guten Testzeitschriften verraten. Gerade im Consumer-Bereich geht der Trend zu Spiegeldisplays (TrueLife, CrystalBrite, FineBright, ColorShine, Glare, BrightView usw.). Trotz brillanter Farben und gutem Kontrast in dunkler Umgebung ist ein Arbeiten in hellen Räumen oder bei Sonneneinstrahlung (z. B. in Fensternähe) aufgrund störender Reflexionen schwierig. Auch bei der Auswahl des Displays gilt jedoch die individuelle Vorliebe.

Wie sich Tastatur und Touchpad anfühlen, muss letztlich jeder Anwender selbst ausprobieren. Individuelle Vorlieben sind dabei verschieden. Ob kurzer Tastenhub oder ein definierter Druckpunkt, alle Hersteller bieten unterschiedliche Varianten an. Sind die Tasten ausreichend groß bemessen, ist die »ENTER«-Taste gut erreichbar? Fühlen sich die Handballenauflagen angenehm an? Auch die Anordung der Schnittstellen kann das Arbeiten erleichtern – oder mit der Zeit nervig werden. Vertrauen Sie den Herstellerangaben bezüglich des Gewichts nicht blind. Oft erfolgen die Angaben ohne eingebauten Akku oder Festplatte, und das Netzteil wird in der Regel gar nicht berücksichtigt.

Die Angaben der Hersteller bezüglich der Akkulaufzeit sind meist nur grobe Richtwerte. Es existiert keine Industrienorm, die die Akkulaufzeit in Abhängigkeit der Bildschirmhelligkeit misst. Logisch iat natürlich, dass hellere Displays mehr Strom benötigen als dunklere. Schnelle Prozessoren, separate Grafikchips oder der Einsatz von Windows Vista treiben den Stromverbrauch ebenfalls in die Höhe. Grob geschätzt halten 15,4 Zoll-Notebooks mit einem Standardakku um die drei Stunden durch. Wer häufig reist und dabei sein Notebook mitnimmt, sollte darauf achten, dass die Hersteller so genannte Hochleistungsakkus anbieten, die die Laufzeit meist deutlich verlängern. Dell bietet z. B. für die Latitude-Reihe Zusatzakkus für den Laufwerksschacht an, so kann anstelle des DVD-Laufwerks noch ein zweiter Akku eingesetzt werden.

Hinsichtlich der Prozessoren sind Empfehlungen eigentlich überflüssig. Selbst die Sparklasse (AMD Sempron, Intel Celeron) hat genügend Rechenleistung für eine Dissertation. Die obere Leistungsgrenze markieren momentan so genannte Zweikernprozessoren. Beispiele sind Intels Core 2 Duo der T7000-Reihe oder Core 2 Duo der T5000-Reihe. AMD bieten mit dem Turion 64 X2 ebenfalls sehr gute Prozessoren an. Die individuell spürbaren Unterschiede bei einigen Anwendungen fallen oft geringer aus, als es die aus Werbegründen angeführten Leistungszahlen vermuten lassen.

Festplatten zeichnen sich seit Erscheinen der letzten Ausgabe ebenfalls durch größere Kapazitäten und schnellere Zugriffszeiten aus. Als besonders schnell zeigen sich Platten mit 7200 U/min und acht MByte großem Cache. Auch einige Platten mit 5400 U/min und großer Datendichte (160 Gbyte und 200 GByte) gehören zu den schnelleren Vertretern. Einige Hersteller bieten Modelle mit einem Schutzmechanismus (z. B. Bewegungssensor, Gummilagerung) der Festplatte vor mechanischen Belastungen an. Standardgrößen sind mittlerweile zwischen 80 und 160 Gbyte. Sie sind mehr als ausreichend für eine Dissertation. Bezüglich der Speicherausstattung haben sich die meisten Hersteller auf zwei GByte RAM für Windows Vista und ein GByte RAM für Windows XP eingelassen. Insbesondere Notebooks mit integrierter Grafik profitieren von mehr RAM. Bei aktuellen Apple Notebooks sind ebenfalls ein GByte RAM zu empfehlen, besser jedoch zwei. Die Bestückung mit mehr als zwei GByte treibt allerdings den Preis deutlich in die Höhe, denn Notebooks haben nur zwei Speicherriegel, und ein 2 GByte-Modul kostet schon deutlich über 500 €, während 1 GByte-Module schon unter 100 € zu haben sind.

Angesichts der enormen Modellfülle ist es nicht leicht, Empfehlungen für bestimmte Modelle auszusprechen. Da sich der Markt ständig ändert und neue Modelle oder Sondermodelle erscheinen, sind die in diesem Buch gegebenen Empfehlungen wahrscheinlich bei Drucklegung schon wieder veraltet. Generell empfehlung kann ich momentan einige wenige Modelle bestimmter Hersteller, die in punkto Service und auch Zuverlässigkeit gut sind. Zu ihnen zählen Apple's MacBook und MacBook Pro Serien, Dell's Latitude Serien 630 und 830, HP's compaq 6710b, Lenovos ThinkPad T und R-Modellreihe und Toshiba's Tecra A9. Modelle mit guten, matten 17''-Bildschirmen sind Dell's Precision M90 und HP's compaq nw9440. Für Sparfüchse empfehle ich Toshiba's Satellite A100 und das Fujitsu Siemens Amilo Pro V3515. Letzteres hat aber einen zu langsamen Grafikchip für Vistas Aero-Oberfläche. Wer sich für ein Multimedia-Notebook entscheidet, ist mit dem LG Electronics W1, HP's Pavilion dv9274eu, Fujitsu Siemens Amilo Xi 1554 oder Sony's Vaio VGN-AR31S gut bedient. Die Geräte sind allerdings häufig recht schwer, bieten kurze Laufzeiten und spiegelnde Displays.

2.2.3 Wo kauft man einen Computer?

Diese Frage ist gar nicht so einfach zu beantworten. Hört man sich im Bekanntenkreis einmal um, werden die verschiedensten Einkaufsquellen genannt. Der alljährliche Run auf die Rechner beim Lebensmitteldiscounter ist bekannt, daneben gibt es noch Direktanbieter im Internet, Fachhändler vor Ort und auswärts sowie natürlich auch Gebrauchtgeräte. Wer dringend einen Rechner braucht, sucht nicht lange herum und vergleicht die Angebote, sondern will Rechner nebst Zubehör an einem Ort erwerben. In den letzten Jahren hat sich der Computermarkt etwas gelichtet, und neben den Fachhändlern dominieren jetzt Technikmärkte und Lebensmitteldiscounter. Frühere »Ketten« wie Vobis tun sich dagegen immer schwerer, manche sind bereits vom Markt verschwunden, wie z. B. Escom. Daneben existieren natürlich auch noch Internetanbieter, zumeist mit einem oder einigen wenigen Ladengeschäften, in denen sämtliche Komponenten erworben werden können. Diesen Weg beschreiten meist nur versierte Bastler, die ihren Rechner selbst zusammenschrauben. Internetanbieter, die schon einige Jahre am Markt sind und meist Komponenten vertreiben, sind: Mix-Computer (*www.mix-computer.de*), Snogard (*www.snogard.de*), Alternate (*www.alternate.de*), Avitos (*www.avitos.com*), Schiwi (*www.schiwi.de*). Snogard beispielsweise verkauft auch Komplettsysteme. Die kann man ebenfalls bei Waibel (*www.waibel.de*) oder bei PC-Spezialist (*www.pc-spezialist.de*) bekommen. Auch viele Markenhersteller haben einen eigenen Online-Shop, auf dem das gewünschte System geordert werden kann (Beispiel: Toshiba,). Cyberport in Dresden (*www.cyberport.de*) ist ein exzellent aufgebauter Online-Shop, der praktisch alle relevanten Computermarken nebst Zubehör anbietet und, wenn gewünscht, auch Finanzierungslösungen bereitstellt. Das Ladengeschäft in Dresden hinterließ einen ordentlichen Eindruck. Der Marktführer unter den Direktanbietern ist allerdings Dell (*www.dell.de*). Dell bietet für jeden Geldbeutel eine Lösung. Besonders die Aktionsangebote bieten oft eine gutes Preis-Leistungsverhältnis. Zubehör liefert Dell passend zu den Rechnern, verlangt aber für bestimmte Zubehörteile aus meiner Sicht meist mehr als andere Anbieter (Beispiel: Speicherbausteine). Die Homepage ist übersichtlich gestaltet, und der Käufer kann sich sein gewünschtes System selbst konfigurieren. Dell bietet auch Finanzierungsmöglichkeiten an. Für Notebook-Interessierte gibt es bei *www.micro1st.de* ganz brauchbare Angebote. Bullman (*www.bullman.de)* bietet ebenfalls interessante Notebook-Modelle an, wobei Studenten sogar Rabatt bekommen. Nach dem sollte stets gefragt werden. Nachteil aller Internetkäufe ist die fehlende Möglichkeit, sich das Produkt vorher anzusehen, seine Qualität zu beurteilen und sich einfach einen ersten Eindruck zu verschaffen.

Ich habe es schon erlebt, dass Kollegen sich einen tollen Laptop bestellt haben und daheim über das Gewicht enttäuscht waren. Trotz der unbestreitbaren Vorteile rate ich nur Leuten zum Kauf bei Direktanbietern und im Internet, die genau wissen, was sie suchen und sich vorab einen Eindruck verschafft haben. Bedenken Sie auch, dass Versandkosten ein angebliches Schnäppchen schnell in die gleiche Preisklasse katapultieren, die auch normale Fachhändler anbieten. Apropos Versand: Einige Zeitschriften druckten Leserbriefe von Kunden ab, die teilweise ein recht makabres Lieferverhalten an den Tag legten. Da wurden Geräte per Nachnahme ausgeliefert, ohne dass die Fahrer diverser Kurierdienste (auch die mit den lustigen braunen Autos) einen Cent Wechselgeld dabei hatten. Lassen Sie sich bei Lieferung zeigen, was auf den elektronischen Displays unterschrieben wurde. Es ist schon ein Unterschied, ob drei oder vier Kartons angenommen wurden. Überprüfen Sie die Ware sofort auf Transportschäden und verlangen Sie vom Kurierdienst entsprechende Formulare, auf denen diese deklariert werden können. Halten Sie bei Unregelmäßigkeiten alles schriftlich fest und fotografieren Sie ggf. die mangelhafte Ware, denn Sie sind dem Verkäufer gegenüber erst einmal in der Beweislast. Erkundigen Sie sich auch vorher, ob evtl. eine Teillieferung geplant wurde. Ärgerlich, wenn man dreimal die Woche zum Postamt gehen muss, um sich jeweils ein weiteres Paket abzuholen. Werden bei Teillieferung gar mehrfach Portokosten berechnet? Mal ganz davon abgesehen, dass kein normaler Mensch mehrere Tage auf die Lieferung eines Computers wartet. Die Regelungen des Fernabsatzgesetzes haben die Rechte des Kunden eigentlich gestärkt. Uneigentlich ist es aber so, dass bei einer Nachnahme- oder Vorauskassenlieferung (die per Überweisung bezahlt wird) das Geld zunächst erst beim Verkäufer ist. Nimmt der Käufer das Rückgaberecht in Anspruch, besteht immer die Schwierigkeit, anschließend wieder an den bereits verauslagten Rechnungsbetrag zu kommen.

Die Mehrheit der deutschen Käufer geht nicht zuletzt deshalb den klassischen Weg und kauft den Rechner im Laden. Obwohl mittlerweile viele Kaufhäuser und Lebensmitteldiscounter Rechner anbieten, kann man dort keinen Rechner nach den eigenen Wünschen konfigurieren lassen und ausprobieren. Oft ist gerade das Gespräch mit gut geschulten Verkäufern und Technikern bei der Auswahl der Komponenten hilfreich. Ich erlebte, wie in einem bekannten Elektrofachmarkt einem etwa 70-jährigen Pensionär der teuerste Multimedia-Rechner in den besten Worten angepriesen wurde. Das ist dann ziemlich sinnlos, wenn der Mann lediglich Briefe und Emails schreiben, im Internet surfen und ein paar Bilder seines Enkels aus Australien empfangen und anschauen will. Dafür müssen keine 1.200 € auf den Tisch gelegt werden. Denken Sie nicht, dass Aldi-Rechner billig sind, im Gegenteil. Aldi hat in den letzten »Auflagen« seiner Rechner ein immer relativ (zum allgemeinen Computermarkt) hohes Preisniveau gehalten. Noch ein Wort zu Medion, der Firma, die Aldi mit Computern (auch Microstar ist eine Marke von Medion) und deren Zubehör versorgt. In den letzten Monaten häufen sich doch in den Fachzeitschriften die Klagen verärgerter Kunden, die Medion als regelrechte Servicewüste bezeichnen. Da muss in der (kostenpflichtigen) Telefonhotline mit mehr als 15 Minuten Wartezeit gerechnet werden, Termine werden nicht eingehalten usw. Jeder kann natürlich selbst entscheiden, wo er einen Rechner kauft. Ein schlechter Service trübt die Freude allerdings auch recht schnell.

Wer ernsthaft ein individuelles System erwerben will, dem bleibt nur der Weg zum Fachhändler bzw. Computerladen. Dort kann man definieren, welches Gehäuse, welcher Prozessor usw. eingebaut werden soll. Der Monitor kann ebenfalls ausprobiert werden. Kleine Zusatzwünsche wie WLAN-Karte, ZIP-Laufwerk oder ein passender Drucker werden meistens sofort mit eingebaut oder mit verkauft. Meist bekommt man dadurch ein ausgewogenes System, das auf persönliche Wünsche eingeht. Der Weg zum Fachhändler ist nicht unbedingt teurer, denn es gibt ausreichend Sparpotenziale bei den Komponenten. Dafür kann man aber in hochwertigere Bauteile investieren, die einem wichtig erscheinen und mit denen mehrere Jahre problemlos gearbeitet werden kann. Allerdings ist der Aufwand auch größer, als einfach ein Paket im Laden mitzunehmen. Bei Problemen ist ein persönlicher Ansprechpartner vorhanden – ein nicht zu unterschätzender Vorteil.

In den letzten beiden Jahren hat sich der Handel mit Gebrauchtgeräten einen festen Platz erobert. Mehrere Millionen ausrangierte PCs wechseln jedes Jahr den Besitzer oder werden als Zweit-, Dritt- oder Viertgerät genutzt. Neben den kostenlosen Kleinanzeigen (s. Tabelle) werden zunehmend auch Auktionen zum Computerkauf benutzt. Die Qualität der erworbenen Produkte reicht dabei vom preiswerten Schnäppchen bis hin zu wertlosem Computerschrott (Der ersteigerte »Originalkarton« ist auch schon mal leer, wie die c't zu berichten wusste).

Tabelle 2.4 – Anbieter gebrauchter Computer		
Kleinanzeigen	*Lokale Anzeigenblätter*	*Auktionen*
www.pc-inserate.de	www.zweitehand.de	www.eBay.de
www.web.de	www.dhd24.de	www.Hood.de
www.computer-Kleinanzeigen.de	www.computer-annonce.de	
www.computerflohmarkt.de	www.reviermarkt.de	
www.geizhals.at	www.avis-net.de	
www.kleinanzeigen.aol.de		

Wer einen gebrauchten Dissertationsrechner erwerben will, sollte sehr sorgfältig auf die deklarierten Eigenschaften achten. Mit etwas Glück und Sachverstand findet sich ein brauchbares Gerät. Gewerbliche Anbieter gebrauchter Hardware sind: *www.omnico.de*, *www.marken-pc.de*, *www.eastcomp.de*. Testberichte in Fachzeitschriften berichten aktuell sehr Gemischtes, und ernsthafte Käufer sollten lieber Abstand von Auktionskäufen nehmen. In der c't 22/06 waren einige Anhaltswerte für die Restwerte gebrauchter PC und Apple-Notebooks. Nach einem Jahr sind beide Geräteklassen noch 77 % wert, nach zwei Jahren noch rund 50 % und nach drei Jahren etwa 38 %. Mit ein bisschen Suche und Glück kann man also durchaus gute gebrauchte Notebooks kaufen.

Apple-Computer kann man entweder im Online-Shop von Apple ordern (*www.apple.de*) oder bei einem Apple-Händler. Bundesweit hat beispielsweise *Cancom* (*www.cancom.de*) seine Filialen zum Vertrieb von Apple-Computern gestreut. Auch Gravis *(www.gravis.de)* bietet Apple-Computer an. Im Berliner Flagship-Store der Buchhandelskette Hugendubel hat Gravis sogar einen Stand, und die Geräte können ausprobiert werden. In den letzten Monaten arbeitet Apple auch mit Saturn-Märkten verstärkt zusammen. In Dormund und Hamburg bieten die Märkte eine sehr gute Auswahl an Apple-Geräten nebst Zubehör an. Auf der Apple-Homepage gibt es übrigens auch eine Seite mit Gebrauchtware, wobei aber nur mittwochs Verkaufstag ist. Bei den Geräten handelt es sich um Vorführgeräte oder reparierte Apple-Rechner. Die stattet Apple sogar noch mit einer Garantie aus. Reinschauen lohnt sich. Die Preise sind deutlich niedriger als beim Neukauf, und mancher neuwertige Rechner geht mit knapp 30 % weniger über die virtuelle Ladentheke. In der Schweiz hat sich *www.mac-auktion.ch* auf den Auktionsverkauf von Apple-Rechnern spezialisiert.

2.2.4 Der Monitor – die wichtigste Komponente

Bei dieser Überschrift werden sich viele fragen, warum denn der Monitor das wichtigste Utensil bei einem Computersystem sein soll. Sind nicht Prozessorleistung und Grafikkarte viel wichtiger? Aus folgenden Gründen halte ich den Monitor für die wichtigste Komponente bei einem Computersystem:

1. Die Augen eines Anwenders schauen stundenlang auf einen Bildschirm, und nicht wenige Betrachter bekommen angesichts eines flimmernden und unscharfen Bildes Kopfschmerzen und tränende Augen. Das führt dazu, dass viele Anwender nur relativ kurze Zeit vor einem Bildschirm arbeiten können und immer wieder den ermüdeten Augen eine Pause gönnen müssen.

2. Ein guter Monitor hält meist mehrere Prozessorgenerationen lang, soll heißen, dass man auch nach der Anschaffung eines neuen Rechners den alten Monitor noch getrost nutzen kann. Ein guter und daher auch teurer Monitor ist mehr wert als der neueste und schnellste Prozessor!

3. Auf einem Monitor sieht man das Ergebnis seiner schöpferischen Arbeit. Ist das Bild verzerrt und sind in den Ecken Farbflecke zu sehen, macht das Arbeiten doch keinen Spaß, oder?

4. Als wichtigste Schnittstelle zwischen Rechner und Anwender ist der Ausfall des Monitors gleich mehrfach unerfreulich: keine Arbeit am PC (kein Lesen von Emails) und der Versand zum Reparaturservice ist meist ein Gräuel, denn Monitore sind schwer und unhandlich – und der Originalkarton meist längst beim Altpapier. Bei Laptops muss zudem das komplette Gerät eingeschickt werden. Mittlerweile sind aber die TFT-Bildschirme auf dem Vormarsch, und die sind natürlich viel leichter.

Noch nie waren Monitore so günstig, unabhängig davon, ob sie mit einer konventionellen Röhre oder einem LC-Display (meist TFT) ausgestattet waren. Ob Discounter oder Fachmarkt, jeder hat seine Schnäppchen im Angebot. Während ich vor drei Jahren aufgrund der zu großen Preisdifferenz noch Röhrenmonitoren den Vorzug gab, hat sich das Bild mittlerweile grundlegend gewandelt. Röhrenmonitore verschwinden mehr und mehr aus den Regalen der Händler, und in fast allen Prospekten verschiedener Anbieter werden nur noch TFTs beworben. Ob allerdings das Schnäppchen vom Discounter zusammen mit dem Rechner empfohlen werden kann, bleibt für mich fraglich. Wer Rechner und Display separat kaufen will, sollte vorher einige Testberichte lesen. Ob Stiftung Warentest oder c't, beide Zeitschriften liefern exzellente Berichte und erleichtern die Kaufentscheidung.

Noch ein Wort zu den Größenangaben. Wenn ein Hersteller z. B. 19'' bei Röhrenmonitoren (CRT) angibt, sind immer die äußeren Abmessungen des Glaskolbens gemeint. Bei LCDs hingegen wird die tatsächlich nutzbare Fläche aufgeführt. So haben 17''-LCDs die gleiche Arbeitsfläche wie ein 19''-CRT, wenn der in einer Auflösung von 1280 x 1024 Bildpunkten betrieben wird. Bedingt durch die Bauweise werden LCDs meist in einer so genannten optimalen Auflösung betrieben. Jedem Bildpunkt ist dann genau ein Pixel (aus Rot, Grün, Blau) in einem Transistor zugeordnet. Höhere Auflösungen als die nominellen können nicht angezeigt werden, niedrigere werden elektronisch auf die volle Bildfläche hochgerechnet. Je genauer berechnet wird, desto besser ist die Qualität der Darstellung bei niedrigeren Auflösungen. Logisch, dass die besseren Geräte auch mehr kosten. Röhrenmonitore erzeugen das Bild auf analogem Weg, indem drei Elektronenstrahlen (rot, grün, blau) das Bild zeilenweise auf eine Phosphorschicht schreiben. Die Auflösung hängt dabei vom Abstand der Pixel auf dieser Schicht ab (dotpitch). Bei 19'' liegt die physikalisch sinnvolle Auflösung bei 1280 x 1024 Pixel und wird daher von seriösen Testern auch benutzt. Höhere Auflösungen können Röhrenmonitore im Gegensatz zu LCDs darstellen, allerdings auf Kosten der Qualität, denn dann müssen sich mehrere Bildpunkte ein Phosphortripel teilen. Bei niedrigeren Auflösungen steigt meist die Bildqualität deutlich. Für 17''-CRT liegen die Anforderungen bei einer Auflösung von 1124 x 864 Bildpunkten bei 85 Hz Bildwiederholrate und einem dotpitch von nicht mehr als 0,26 mm. Höhere Bildwiederholraten werden zwar von den Monitoren erzeugt, gehen aber meist auch mit einer Verschlechterung der Bildqualität einher. Mehr Bilder pro Zeiteinheit auf den Bildschirm zaubern heißt ja auch, mehr Bildinhalt in der gleichen Zeit zu übertragen, und dabei wirken Monitorelektronik und Kabel als Tiefpass. Praktisch bedeutet das, dass feinere Bilddetails verschwommen dargestellt werden.

In der nominellen Auflösung stimmen Schärfe, Kontrast und Moiré bei einem LCD immer. Bei Röhren muss bei der Fertigung in Handarbeit die Geometrie eingestellt werden. Auch das ist ein Punkt, warum viele Billigangebote ein unbefriedigendes Bild liefern. Achten Sie beim Kauf auf das TCO99-Prüfsiegel. Damit wird u. a. ausgedrückt, dass der Monitor mindestens 85 Hz Bildwiederholrate bei einer Auflösung von 1024 x 768 besitzt und bestimmte Strahlungswerte nicht überschritten werden. Für die ersten 30 Minuten Betrieb garantieren die Hersteller übrigens gar nichts bezüglich der Bildqualität, und wenn innerhalb dieser Zeit z. B. das Bild um 5 mm wandert – wie beim Peacock 19110 Ergoflat – ist das kein Garantiefall.

Die Bildwiederholrate wird gern in Prospekten als Argument zum Kauf aufgeführt. Flimmerfreies Arbeiten ist mit einer Bildwiederholrate ab 85 Hz gewährleistet (s. o.). Eine UXGA-Auflösung (1600 x 1200 Bildpunkte) benötigt dafür eine Horizontalfrequenz von 107 kHz. Nicht alle Geräte schaffen das. Einfach beim Kauf testen. TFT-Bildschirme werden standardmäßig mit einer

Bildwiederholrate von 60 Hz betrieben. Flimmern ist dabei nicht zu beobachten, denn die Transistoren im Panel speichern den Inhalt so lange, bis der Inhalt wechselt. Bei bestimmten Mustern (Schachbrett) kann ein LCD trotzdem flimmern. Das tritt bei einer schlecht eingestellten Phasenlage auf, die entweder mit einer Autofunktion oder per Hand justiert werden kann. Ist die Hintergrundbeleuchtung schwankend, ergibt sich ebenfalls der Eindruck eines Flimmerns. Die Ausleuchtung eines Bildschirms ist ein wichtiges Argument für oder gegen einen bestimmten Bildschirm. Bis zu 15 % Schwankungen kann das menschliche Auge nicht wahrnehmen, alles darüber schon. Die Farbkonstanz ist mittlerweile bei fast allen am Markt befindlichen Geräten akzeptabel. Bei den Helligkeitswerten unterscheiden sich Röhre und Flachbildschirm deutlich. Bei Röhren sind Leuchtdichten von 140 cd pro Quadratmeter durchschnittliche Werte, LC-Displays erfreuen den Anwender oft mit mehr als 240 cd. Bei solch hohen Werten ist das Schreiben schon anstrengend. Lassen Sie sich vor allem beim Kauf eines Notebooks oder eines TFT-Displays auf jeden Fall die maximale Helligkeit des Displays vorführen.

Beim Kontrast schneiden LCDs ebenfalls besser ab. Während Röhren im Mittel ein Kontrastverhältnis von 150:1 aufweisen, bieten selbst preiswerte LCDs ein Verhältnis von 400:1. Für die Videodarstellung statten einige Hersteller wie AOC, NEC-Mitsubishi, Philips und Samsung die Geräte mit einem speziellen Videomodus aus, der Kontraste bis 350:1 und eine verbesserte Helligkeit mit bis zu 220 cd pro Quadratmeter darstellen kann. Samsung bietet u. a. mit dem HighlightZone zusätzlich eine Schärfung der Darstellung und verbesserte Farbsättigung. Für die geschärfte Textdarstellung ist dieses Verfahren jedoch nicht geeignet, denn an den Übergängen entstehen Schatten. Trotz dieser beeindruckenden Werte sieht die Praxis anders aus. Die gemessenen Werte werden nämlich nur unter bestimmten Voraussetzungen erreicht. Der Betrachter muss mittig vor dem Gerät sitzen und senkrecht auf den Schirm schauen. Sobald man sich von der Mittelachse wegbewegt, verändern sich Helligkeits- und Kontrastwerte. Bei reiner Office-Arbeit mag das tolerierbar erscheinen, für Bildbearbeitung ist das meist inakzeptabel. Bei Röhrenmonitoren treten sowohl bei Loch- als auch bei Streifenmasken bestimmte blickwinkelabhängige Effekte auf. Bei so genannten Schlitzmasken wie beispielsweise im LG Flatron F900P scheinen diese Effekte weniger stark aufzutreten.

Ein Argument für den Kauf eines LCDs ist zweifelsohne der geringe Platzbedarf und die gute Bildergonomie. Da können Röhrenmonitore sicher nicht mithalten; sie benötigen oft mehr als 30 cm Stelltiefe und erfordern deshalb ab 19'' idealerweise eine Schreibtischtiefe von wenigstens 90 cm, um ergonomisch korrekt arbeiten zu können. Wer sich für eine Röhre entscheidet, sollte sich einmal die so genannten FS-Röhren von Samsung (SyncMaster 957FS) ansehen. Diese Kurzhalsröhren benötigen weitaus weniger Stellplatz als konventionelle CRT. Ebenfalls nicht zu unterschätzen ist die Masse, mehr als 20 kg wollen erst einmal bewegt sein. LCDs verbrauchen rund ein Viertel weniger Strom als Röhrenmonitore. Das macht im Jahresschnitt schon einige Euros aus.

Die wichtigste Kaufempfehlung ist: Lassen Sie sich das gewünschte Gerät vorführen. Probieren Sie verschiedene Auflösungen aus, spielen Sie Helligkeit und Kontrast durch. Achten Sie auf die Schärfe des Bildes. Schärfe bedeutet, dass die Übergänge benachbarter Bildpunkte unterschiedlicher Helligkeit möglichst schmal dargestellt werden. Sind Geometriefehler zu beobachten? Wenn Sie unsicher sind, fragen Sie einen Kollegen, ob er Ihnen nicht beim Kauf zur Seite steht (für ein »Bier« oder ein Essen macht das fast jeder). Fragen Sie immer nach den Garantiebedingungen des Herstellers, manche bieten sogar drei Jahre Garantie und einen Vor-Ort-Service. Werfen Sie niemals die Originalverpackung weg, beim Rücktransport ist sie die sicherste Verpackung. Fragen Sie immer, wer die Versandkosten übernimmt, denn ein Monitorversand mit UPS kann ins Geld gehen. Lassen Sie sich auch bei ungeduldigen Händlern nicht aus der Ruhe bringen. Nicht Sie wollen was von ihm, sondern er von Ihnen. Wenn Sie das Gefühl haben, dass Kompetenz und Service unbefriedigend sind, sollten Sie einen anderen Händler aufsuchen. Viele Händler führen z. B. das gewünschte Gerät nicht vor und führen als Argument an, dass das originalverpackte Gerät gleich gut sei. Das ist Unsinn, denn auch Monitore innerhalb einer Bauserie des gleichen Fabrikats unterliegen individuellen Schwankungen. Lassen Sie sich die Bedienung des Bildschirms genau erklären, man merkt dann recht schnell, ob ein Gerät komfortabel zu bedienen ist oder nicht. Besonders sinnvoll ist bei Röhrenmonitoren die Moiré-Korrektur von Streifenmustern, die durch Interferenz des pixeligen Bildmaterials mit Loch-/Streifen-masken entstehen. Achten Sie immer auf das TCO99-Symbol.

Für Promotionen kann ich eigentlich nur noch LC-Bildschirme empfehlen. Lediglich bei sehr schmalem Geldbeutel sollte zu einem Röhrenmonitor gegriffen werden. Geräte von Eizo, Sony oder Nec stehen (noch) sehr günstig in den Regalen des Fachhandels.

Mehr als 75 % aller Neukäufer entscheiden sich für einen Flachbildschirm. Good Value for Money ist momentan am ehesten von den 19''-Modellen zu erwarten. Sie sind groß genug, um eine DIN A4-Seite anzuzeigen und lassen Freude beim Schreiben aufkommen. Achten Sie beim Kauf auf eine DVI-Schnittstelle (vorausgesetzt, Ihr Rechner bietet einen solchen Ausgang), denn die Bildqualität ist besser. Intern arbeiten LCDs nämlich wie eine Grafikkarte nur mit digitalen Signalen, und bei einem VGA-Signaleingang müssen die analogen Signale (vorher in der Grafikkarte aus digitalen Signalen erzeugt) zunächst wieder in digitale Signale umgewandelt werden. Diese beiden überflüssigen Wandlungen beeinflussen die Bildqualität grundsätzlich. Das ebenfalls oft beobachtete lästige Flimmern bei einer schlecht synchronisierten Analogverbindung ist ebenfalls mit DVI vorbei. Wichtig erscheint mir ebenfalls die Blickwinkelabhängigkeit der Bilder. Betrachtet man die Bilder auf dem Bildschirm von schräg oben oder von der Seite, ändern sich Kontrast und Farbsättigung. Besonders VA-Panels schneiden sehr gut ab. Testen Sie beim Kauf auch die Stabilität des Bildschirmfußes. Das Display sollte nicht beim geringsten Stoss umfallen.

Empfehlenswerte Modelle sind der S1921SH-GY von Eizo (um 390 €), der 1990FXp von Nec (um 450 €), der Samsung 940Fn für etwas über 300 € und der VP930 von Viewsonic für 390 €. Allen gemeinsam sind lange Garantiezeiten (Eizo 5 Jahre) und eine exzellente Dokumentation.

2.2.5 Drucken – mit Laser oder Tinte?

Wer eine Dissertation schreibt, braucht meist auch einen Drucker. Dabei hat sich während der letzten Jahre ein regelrechter Preiskampf der verschiedenen Hersteller entwickelt, und in immer schnelleren Abständen werden vermeintlich neue Modelle auf den Markt gebracht, die jedoch in Wahrheit keine wesentlichen technischen Änderungen enthalten. Als Folge greifen viele Kunden zu einem vermeintlich preiswerteren Modell, ohne sich im Klaren zu sein, was sie eigentlich benötigen

Die erste Frage ist die nach dem Kauf eines Tintestrahl- oder Laserdruckers. Dazu einige einführende Worte bezüglich der Druckertechnik.

Moderner Tintenstrahldruck nutzt zwei verschiedene technische Lösungen, um das Druckbild zu erzeugen. Beim thermischen Tintendruck ist Hitze nötig, um mit winzigen Blasen, so genannten bubbles, der verdampfenden Flüssigkeit die Tintentröpfchen aus sehr dünnen Düsen zu pressen. Beim Piezo-Druckkopf werden die Tröpfchen durch den gleichnamigen Druckkopf auf das Papier gepumpt. Meist wirken etliche (bis einige hundert) Düsen zusammen, um ein Druckbild zu erzeugen. Während beim Bubble-Jet-Druck meist Druckkopf und Tintentank eine Einheit bilden, besitzt ein Piezo-Drucker einen separaten Tank, was hilft, Nachfüllkosten zu sparen. Eine weniger schöne Entwicklung haben einige Hersteller in Bezug auf ihre Tintentanks und Druckköpfe zu verzeichnen. Um Anbietern von billigerer Tinte und billigeren Druckköpfen den Zugang zum Markt zu verwehren, bauen immer mehr Hersteller Chips auf die Tintentanks und Druckköpfe, die nur spezifisch vom Drucker erkannt werden. Auch eine Verdongelung von Tintenpatrone und Druckkopf ist üblich geworden. Bei preiswerten Laserdruckern zeigen sich einige Hersteller ausgesprochen knauserig bei der Ausstattung ihrer Tonerkapazität bei Neugeräten, d. h. die mitgelieferte Patrone ist nur zur Hälfte gefüllt und bedruckt dementsprechend auch weniger Seiten.

Laserdrucker nutzen Lichtstrahlen, um auf einer lichtempfindlichen Trommel ein Abbild der Druckseite zu erzeugen. Nach elektrostatischer Aufladung der Trommel wird anschließend mit einem Laserstrahl (daher der Name) die Trommel entladen. Die nicht vom Laser überstrichenen Areale ziehen den Toner, ein feines schwarzes Pulver, an, der anschließend auf Papier mittels Hitze fixiert wird. Bunte Laserbilder zu erzeugen, ist mit einem erheblichen technischen Mehraufwand verbunden, daher kosten Farblaser auch meist deutlich mehr. Die Preise sind aber in den letzten Jahren in auch für Promovenden interessante Regionen gefallen.

Die ersten Fragen, die man sich vor dem Kauf eines Druckers stellen sollte, lauten: Was und wie viel will ich drucken? Habe ich einen Mac oder einen PC? Kann ich für meine Promotion auch einen Drucker in Klinik oder Labor nutzen?

Die meisten Anwender denken, dass man vielleicht mal einen Brief schreibt, die Urlaubsfotos ausdrucken will, Folien für einen Vortrag oder das Formular für die Steuererklärung ausdruckt. Daher entscheiden sich viele zunächst für einen preiswerten Tintenstrahler und stellen anschließend entsetzt fest, dass eine Farbpatronenfüllung fast dem Anschaffungspreis des Druckers entspricht. Im Jahr 2006 stellte die amerikanische Magazin Gizmodo in einem Test fest, dass die Druckertinte einiger Hersteller doppelt so teuer wie die entsprechende Menge einer Blutkonserve ist. Abhilfe können hier jedoch unter Umständen die Patronen anderer Hersteller für den Drucker schaffen, mit denen sich oft eine Menge Geld sparen lässt.

Allerdings betreiben mittlerweile auch viele Hersteller von Laserdruckern eine unfaire Preispolitik. Da werden Drucker zu Spottpreisen auf den Markt gebracht und horrende Preise für Verbrauchsmaterialien verlangt. Für eine Dissertation in abgabereifer Qualität kommen allerdings fast nur Laserdrucker in Frage, die mittlerweile ab 100 € zu haben sind und bei mehreren tausend Euro im High-End-Bereich enden. Selbst mit einem Billig-Laser lassen sich Texte in makelloser Qualität zu Papier bringen, Strichzeichnungen und Abbildungen sind meistens scharf und sauber zu sehen, und der Seitenpreis bewegt sich bei einigen wenigen Cent. Tintenstrahler weisen bauartbedingt ein weiteres Risiko auf, das Laserdrucker nicht kennen. Bei längerer Nichtbenutzung trocknen die Tintendüsen ein. Das schlägt mit bis zu 40 € pro Patrone zu Buch, so viel kosten nämlich die neuen Farbpatronen. Trocknet ein Piezo-Druckkopf ein, hilft meist nur der Austausch in der Servicewerkstatt des Herstellers. Die Kosten können dann leicht bis zu 100 € inkl. der Werkstattkosten betragen. Beim Kauf sollte man sich nicht allzu sehr von den Werbeversprechen der Hersteller beeindrucken lassen. So sagt die Anzahl der pro Minute gedruckten Seiten erst einmal gar nichts aus. Meist bezieht sich das ausschließlich um die Angaben, wie viel Kopien einer Seite solch ein Drucker pro Minute schafft. Im Praxisalltag werden meist mehrseitige Dokumente gedruckt. Da werden ganz andere Zeiten gemessen. Vor- und Nachteile von Tinten- und Laserdruckern sind in Tabelle 2.5 dargestellt.

Tabelle 2.5 – Vor- und Nachteile von Laser- und Tintendruckern

	Tintendrucker		Laserdrucker
☺	preiswerter Einstieg möglich	☺	hohe Druckqualität bei s/w-Texten
☺	kein Vorheizen nötig	☺	geringer Wartungsaufwand
☺	Fotos und Folien können mit Spezialpapier gut gedruckt werden	☺	meist lange Lebensdauer
☹	oft teure Verbrauchsmaterialien	☹	teure Verbrauchsmaterialien
☹	meist wartungsintensiv	☹	Vorheizzeit notwendig, Energiekosten steigen
☹	Erweiterungsoptionen meist nur bei hochwertigen Modellen möglich	☹	Erweiterungsoptionen meist nur in hochwertigen Modellen
☹	exzellente Ergebnisse nur mit teuren Modellen und Spezialpapier	☹	Unterstützung mehrerer Betriebssysteme meist nur bei teureren Modellen

Die Preise für kleine Laserdrucker beginnen bei rund 100 € (Samsung ML 2510 gibt es z. B. für ca. 80 €, die Druckkosten pro Seite liegen mit 2 Cent im mittleren Bereich). Dafür bekommt man ordentlichen Schwarzweißdruck mit guter Schärfe. Geht es dagegen um die Darstellung von Graustufen, z. B. bei Fotos, wird meist nur eine mittlere Qualität erzielt. Werden in einer Promotion viele immunhistochemische Bilder eingebaut, sollte unbedingt ein hochwertiger Drucker in Betracht kommen, allerdings finden sich die meist sowieso in den Instituten. Laserdrucker können problemlos mit Normalpapier gefüttert werden, Tintendrucker zeigen gewöhnlich bei dieser Papiersorte eine Konturenunschärfe. Auf teurem Spezialpapier dagegen sind ebenfalls hochwertige Ausdrucke möglich. Beim Kauf sollte ggf. gefragt werden, ob mehrere Betriebssysteme mit dem Drucker kompatibel sind. Einige Modelle sind nämlich ausschließlich für den Druck unter Windows konzipiert. Unter Linux oder MacOS funktionieren diese Systeme nicht. Erst höherwertige Modelle werden von den Herstellern mit der notwendigen Software für die Arbeit unter mehreren Betriebssystemen ausgestattet. Auch die Speicherausstattung der kleinen Laserdrucker ist knapp bemessen, was sich beim Druck von Fotos – die außerdem nur in schwarz-weiß gedruckt werden können – negativ bemerkbar macht.

Nicht unterschätzen sollte man die Kosten für Toner und Belichtungstrommel. Die Trommeln der meisten Geräte in dieser Klasse sind für etwa 20.000 Ausdrucke konzipiert. Das erscheint viel, trotzdem kann diese Seitenzahl bei mehrjähriger Nutzung schnell zusammenkommen. Die Kosten für eine neue Trommel und eine Tonerkartusche übersteigen dann den Kaufpreis. Leider betreiben viele Druckerhersteller eine seltsame Modellpolitik. Es kann passieren, dass nach dreijähriger Nutzung plötzlich keine Ersatzteile mehr lieferbar sind, weil die Produktion eingestellt wurde. Neue Betriebssystem-Versionen werden häufig in der »Billigklasse« auch nicht immer unterstützt. Das sollte beim Kauf bedacht werden.

Brauchbare Geräte liefert Brother mit seinen Modellen HL-2040 (ca. 130 €) und HL-5240 (ca. 220 €), die sich auch unter MacOS betreiben lassen. Sie liefern sehr guten Textdruck und sind recht zügig. Brother bietet eine 3-jährige Garantie. Die Druckauflösung liegt bei 1200 x 1200 dpi, was für Text und Grafik in einer Promotion völlig ausreicht. Die Druckkosten sind beim HL5240 mit 1,66 Cent relativ gering. Der Lexmark E340 kostet 240 € und liefert etwas schlechtere Ergebnisse. Die Kosten pro Seite betragen 1,77 Cent. Wer häufiger Manuskripte schreibt, Papers aus dem Netz zieht, für den ist – auch allgemein für Vielschreiber – ein etwas teurerer Laserdrucker eine lohnenswerte Alternative.

Brauchbare Geräte sind in diesem Preissegment z. B. der HP Color Laser Jet 3600n (ca. 470 €, Kosten pro Seite 1,7 Cent), Samsung CLP-650N (ca. 460 €, Kosten pro Seite 2,1 Cent), Oki C5600n (ca. 450 €, Kosten pro Seite 1,7 Cent) sowie der Epson AcuLaser C1100 (ca. 390 €, Kosten pro Seite 2,0 Cent). Netzwerkintegration ist heute auch bei den preiswerteren Farblasern keine Seltenheit mehr, bis auf den Epsondrucker sind alle der genannten Drucker WLAN-tauglich. Nachteilig ist vor allem bei älteren Laserdruckern eine z. T. nicht unerhebliche Ozonemission, neuere Geräte sind allerdings z. T. schon mit Ozonfiltern ausgerüstet.

Aktuelle Testergebnisse findet man kostenlos z. B. bei *www.pcwelt.de*, bei *www.chip.de* oder etwas unabhängiger, dafür jedoch kostenpflichtig, bei der Stiftung Warentest unter *www.test.de*.

Bei Tintenstrahldruckern hat sich in den letzten Jahren eine Menge getan. Es lässt sich jedoch der allgemeine Trend erkennen, dass die Druckqualität der Tintenstrahldrucker immer besser wird und sie für all jene, die ihre Doktorarbeit in der Endfassung nicht selber drucken, einen kleineren Geldbeutel besitzen und zusätzlich auch ab und zu ein Farbfoto drucken möchten, eine echte Alternative zu den Laserdruckern geworden sind. Wird Spezialpapier benutzt, ist der Ausdruck von Bildern und Grafiken mittlerweile auf einem Niveau, das sich auf den ersten Blick nicht von einem Fotoabzug unterscheidet. Mit einer Tröpfchengröße von 1 Pikoliter wird wohl momentan die Grenze des technisch Machbaren erreicht. Bis auf ganz wenige Ausnahmen sind die modernen Tintenstrahler in der Lage, auch randlos Bilder zu drucken. Die Tinte ist heute größtenteils recht lichtbeständig.

In der Preisklasse unter 100 € sind vielleicht am ehesten der Canon Pixma iP3300 (ca. 60 €, Druckkosten pro Seite 2,8 Cent), der HP Photosmart D6160 (ca. 75 €, Druckkosten pro Seite 4,6 Cent) zu nennen. Der Fotoausdruck incl. Fotopapier für ein A4 Foto beträgt bei allen Druckern zwischen 1 bis 1,50 Euro!

Zurzeit ist der Canon iPixma iP5300 sicherlich einer der besten Tintenstrahldrucker (hier sind sich sogar die Testzeitschriften ausnahmsweise einmal einig). Mit einem Preis von 115 € relativ preiswert, druckt er durch die Verwendung sehr kleiner Farbpunkte von nur einem Pikoliter mit einer Auflösung von bis zu 9.600 x 2.400 dpi, d. h. mit einer höheren Auflösung als die normalen Laserdrucker. Für den Farbdruck nutzt er drei verschiedene Druckköpfe. Mit einem Seitenpreis von 2,8 Cent ist er auch von den Unterhaltskosten noch erträglich preiswert. Durch die Verwendung von 5 >Druckerpatronen (3 Farben, Schwarz für Fotodruck und Schwarz für den Schriftdruck) wird die Tintenverschwendung deutlich reduziert. Ein unter dem Drucker gelegenes Papierfach verhindert das Einstauben des mit seinen 45 x 31 x 16 cm relativ großen Druckers. Als weiteres interessantes Extra ist er außerdem in der Lage, direkt auf beschichtete DVDs und CDs zu drucken. Wie sein »Vorgänger«, der Canon i865, verfügt der iPixma iP5300 über einen Front-USB-2.0-Anschluss für die Direktverbindung zur Digitalkamera. Auch die kleineren Drucker aus der iP-Reihe von Canon können sich sehen lassen, der iP 4300 druckt in der gleichen hohen Auflösung wie sein großer Bruder und ist auch in der Lage, CDs direkt zu bedrucken, allerdings steigen bei den preiswerteren Modellen die Druckkosten pro Seite. Beim iP2500 für 45 € (druckt schon in einer schlechteren Auflösung) liegt der Seitenpreis schon mehr als doppelt so hoch, bei vielen Seiten kann das durchaus die Differenz des Kaufpreises erreichen.

Weitere Drucker in der Preisklasse > 100 €, wirklich für einen Fotodruck geeignet und in Sachen Druckkosten mit Laserdruckern vergleichbar, sind der HP Photosmart D7360 (ca. 160 €) und der HP Officejet Pro K5400dn (ca. 180 €).

Die besten Treiber in der Klasse der billigen Tintendrucker werden für Windows mitgeliefert, Apple-Freunde und Linux-Anwender müssen sich dagegen mit geringerer Treiberqualität zufrieden geben.

Wer sich einen neuen Drucker kaufen will, sollte ruhig mal im Internet den ins Auge gefassten Drucker ansehen oder nach Vergleichstests suchen. Meist findet man dann einige brauchbare Angaben bezüglich Praxistauglichkeit und Verbrauchskosten. Gerade im Billigsektor kann durch den vier- oder fünfmaligen Kauf einer Tintenpatrone oder einer Tonerkartusche der Kaufpreis eines Tinten- und Laserdruckers überschritten werden. Die Druckkosten lassen sich zudem senken, indem man auf Farbpatronen anderer Anbieter zurückgreift, die mittlerweile für viele Druckertypen verfügbar sind und Einsparungen bis zu 70 % ermöglichen. Anbieter solcher Patronen sind z. B. Pelikan, Data Becker, Compedo und Vivor. Allerdings sollte man sich zuvor über die Qualität der Patronen informieren, da diese in einigen Fällen zu wünschen übrig lässt. Ganz Mutige können auch selbst Hand anlegen und die Patronen wieder füllen. Anleitungen und Tipps hierzu findet man im Internet. Wer so etwas plant, sollte das beim Druckerkauf berücksichtigen, da zahlreiche Modelle mittlerweile chipgesteuert den vermeintlichen oder tatsächlichen Füllstand der Tinte ermitteln und deshalb der Drucker trotz randvollen Tintenvorratsbehälters mit einem lapidaren »Tinte alle« den Druck verweigert.

Hochwertige Bilder für die Promotion kann man sich auch in einem Online-Fotolabor drucken und per Post zuschicken lassen. Beispiele für solche Online-Labore sind *www.fotopoint.de* und *www.fujicolor-order.net*. Elektrofachmärkte, Drogerieketten und eine Vielzahl von Fotolabors bieten ihre Dienste an. Die Druckkosten liegen meist zwischen 15 Cent (9 x 13 cm) und 1,50 Euro (20 x 30 cm). In einigen Universitätsstädten bieten professionelle Kopiershops auch einen Druckservice an. Dort kann man die fertige Arbeit auf Datenträger (CD, USB-Stick, CF/SD-Card) mitbringen und auf einem Profidrucker inkl. farbiger Abbildungen ausdrucken lassen. Manche dieser Studios erwarten allerdings aufgrund ihrer technischen Ausstattung die Arbeit im PostScript-Format oder als PDF-Datei, um die Arbeit problemlos verarbeiten zu können. Es empfiehlt sich daher immer, vorher nach den Modalitäten zu fragen.

2.2.6 All-in-one-Geräte: Scannen, Drucken, Faxen und Kopieren

Die Werbung verspricht auch hier eine Menge, aber bei genauerer Prüfung entpuppen sich einige der versprochenen Funktionen als nicht überzeugend. Je nach Geldbeutel kann man sich ein Allround-Gerät auf Tintenstrahldrucker- oder auf Laserdrucker-Basis kaufen. Die Möglichkeit zum Farbausdruck bieten zu einem erschwinglichen Preis lediglich die Tintenstrahler. Brauchbare Geräte beginnen bei etwa 250 €. Die meisten Multifunktionsgeräte verfügen heute über eine Schnittstelle für die gängigen Speicherkarten, eine USB 2.0-Schnittstelle, einige verfügen zusätzlich über eine WLAN-Anbindung und/oder ein Faxmodul. Als empfehlenswertes Allroundtalent hat sich der OfficeJet Pro L7580 erwiesen, der durch die drei Tinten-Farbtanks ebenfalls die Tintenverschwendung reduziert (Anschaffungskosten ca. 280 €) Weitere interessante Modelle sind sicherlich der Canon Pixma MP830 (ca. 310 €) mit guter Auflösung, integriertem Fax und einem relativ geringen Seitenpreis (2,8 Cent) und der Epson Stylus Photo RX700 (ca. 370 €, Seitenpreis 2,5 Cent)

Die Geräte haben sich in den vergangenen Jahren zwar qualitativ deutlich verbessert, und die Besten überzeugen auch in ihren Einzelfunktionen, allerdings sind sie zum Anfertigen von vielen Kopien in der Regel zu langsam und zu teuer. Oft bietet die Kombination eines separaten Flachbettscanners mit einem Laserdrucker für denselben »Komplettpreis« mehr. Neuere Flachbettscanner bieten außerdem häufig auch die Möglichkeit, direkt einzelne Kopien zu erstellen und Faxe zu versenden. Der entscheidende Nachteil der Kombigeräte liegt eben in ihrer Kompaktheit, denn beim Ausfall einer der Komponenten muss ggf. das ganze Gerät ersetzt werden, was natürlich teurer ist, als sich z. B. »nur« einen neuen Scanner anzuschaffen. Wer auf den Faxempfang verzichten kann und will, sollte lieber das Geld in einen brauchbaren Laserdrucker investieren und sich dafür zusätzlich einen Flachbettscanner zulegen (ab 50 €).

2.2.7 Personal Digital Assistant (PDA)

Wenn man über die Anschaffung eines PDAs (Personal Digital Assistant) nachdenkt, gilt es einige Dinge zu berücksichtigen, über die man sich schon früh Gedanken machen muss. Erstens sollte man sich darüber im Klaren sein, wozu man ein solches Gerät überhaupt benötigt. Kalender, Organizerfunktionen sowie ein Telefonbuch finden sich heute ohnehin in den meisten Handys, damit hat der PDA einige seiner ursprünglich exklusiven Funktionen verloren. Die Blackberryorganizer stellen mit ihrer guten Email-Funktion sicherlich für den einen oder anderen eine sinnvolle Lösung dar, wer allerdings auch Worddokumente bearbeiten will und die verfügbare medizinische Software nutzen möchte, ist mit einem Blackberryorganizer falsch beraten, da diese nur ein gutes Email-Programm besitzen.

Der PDA ist meist kein Laptopersatz, auch wenn man mit einer mobilen Tastatur (Preis ca. 50-100 €) und WordtoGo sicherlich viele Funktionen eines Laptops erreichen kann. Formatierungen, Literatur- und Inhaltsverzeichnisse sind in der Konvertierung genauso ein Problem wie der Einsatz von Statistikprogrammen und umfangreicher Internetgebrauch.

Zweitens gilt es, sich zwischen zwei verfügbaren Betriebssystemen zu entscheiden. Zum einen gibt es das Microsoftprodukt Windows Mobile (Pocket-PCs), zum anderen das Palmprodukt Palm OS. Wer einen MacIntosh-Rechner besitzt, für den dürfte die Wahl wohl eher auf ein Palm OS PDA fallen. Der Benutzer eines Windowsrechners hingegen hat die Qual der Wahl. Vereinfachend lässt sich vielleicht sagen, dass Multimediafunktionen und die GPS-Navigation besser und vielfältiger mit einem Pocket-PC ausgeführt werden können, dass jedoch die Officeprodukte (Word, Excel etc.) und medizinische

Software (siehe unten) besser auf den Palm-PDAs laufen. Auch benötigt der Palm-OS-PDA in der Regel weniger Prozessorleistung für vergleichbare Programme, und die Datensicherung bei leerem Akku ist bei allen Geräten in der Regel problemlos. Egal, für welches Produkt man sich entscheidet, stets sollte man auf eine gute Akkuleistung achten. Bei den Pocket-PCs gibt es ein deutlich verbessertes Energiemanagement ab WindowsMobile 5, WindowsMobile 2003 ist hier noch nicht so ausgereift, was zu deutlich kürzeren Akkulaufzeiten führt.

Drittens sollte man sich über bestimmte Ausstattungsmerkmale im Klaren sein. Benötigt man einen WLAN tauglichen PDA oder für die Kommunikation mit dem eigenen Handy bzw. Laptop eine Infrarot- und/oder Bluetoothschnittstelle? Will man den PDA auch als GPS-Navigationsgerät für das Auto nutzen? Soll mit dem PDA auch telefoniert werden? Mehr Ausstattung kostet dabei nicht nur mehr Geld, sondern auch mehr Platz. Gerade der eingenommene Platz ist ein nicht zu unterschätzendes Problem, denn wenn das mobile Gerät zu groß für die Hosen- oder Jackentasche wird, ist es einem schnell im Weg und damit nicht mehr mobil.

Die Gruppe der Pocket-PCs ist relativ groß und unübersichtlich, dadurch ist auch eine Empfehlung für einzelne Geräte schwierig. Sowohl Fujitsu Siemens, HP, Acer, Compaq als auch Toshiba haben in den letzten Jahren Pocket-PCs produziert; wer sich dafür interessiert, sei auf Internetseiten wie z. B. *www.testberichte.de* oder Zeitschriften wie das Pocket PC Magazin verwiesen. Die meisten der neuen Geräte verfügen über Bluetooth und WLAN, eine Kombination mit einem GPS-Sender ist häufig möglich, allerdings wird das Gerät durch die Antenne entsprechend schwerer und unhandlicher.

In der Gruppe der PalmOS-PDAs seien an dieser Stelle nur der Palm Tungsten E2 (ab ca. 180 €) – ein preiswerter PDA mit guter Office-Funktion, gutem MP3 Sound und Bluetoothschnittstelle, (allerdings ohne WLAN-Funktion) – und sein größerer Bruder der Palm T/X (ca. 270 €) mit WLAN-Funktion erwähnt.

Großer Vorteil der PDAs ist – neben ihrer Größe – sicherlich auch die Vielfalt von Programmen welche in der Zwischenzeit verfügbar sind. Neben vielen kostenpflichtigen Programmen – auch zahlreiche medizinische Bücher sind als e-book verfügbar (Herold, Arzneimittel pocket, Rote Liste, DDInnere etc.) – und weiteren kostenpflichtigen Programmen (z. B. die epocrates Vollversion), gibt es auch eine Vielzahl kostenloser Programme im Internet. Einen Überblick gibt die folgende Tabelle.

Tabelle 2.6 – Auswahl einiger Programme für PDAs		
Programm	*Betriebssystem*	*Beschreibung*
ePocrates www.epocrates.com	PalmOS Windows Mobile	Medikamentenliste mit Dosierungshilfen, zusätzlich kostenloser DocAlert über aktuelle Themen, CME-Weiterbildungen für unterwegs, Warnungen zu Arzneimittelinteraktionen
ABX Guide www.hopkins-abxguide.org	PalmOS	Dosierungshilfe für Antibiotika der John Hopkins Universität nach Erreger oder Erkrankung sortiert
Eponyms www.eponyms.net	PalmOS Windows Mobile	Über 1500 Eigennamen mit Erläuterungen, Definitionen etc.
MedCalc www.med-ia.ch/medcalc	PalmOS Windows Mobile	Zur Berechnung von APGAR, Child-Pugh-Score etc. ein sehr sinnvolles Tool

Weitere Software wie Laborwerttabellen, Periodensystem der Elemente, EKG-Entscheidungshilfen, e-books, TNM-Tabellen etc. gibt es natürlich auch im Internet (z. B. unter *www.palmgear.com* und *www.eponyms.net*).

Für die medizinische Doktorarbeit seien an dieser Stelle vor allem die folgenden Programme erwähnt:

EndNote unterstützt (ab Version 7) die Exportfunktion einer Datenbank auf den PDA. Literaturstellen können per Infrarot oder Bluetooth ausgetauscht oder ergänzt werden, eine Suchfunktion nach Schlagworten gibt es ebenfalls. Gewiss kein unabdingliches Programm für das Gelingen einer Doktorarbeit, aber wenn mehrere Personen an ähnlichen Projekten arbeiten, sicherlich eine Möglichkeit des Datenaustausches.

WordtoGo (PalmOS) bzw. Word Pocket (WindowsMobile) sind in der Regel Standardprogramme für einen PDA. Wer allerdings glaubt, er könne damit seine Promotion in der Straßenbahn schreiben, wird vor allem von der Microsoft Version schnell enttäuscht sein, da hier z. T. nicht einmal die Einbindung einer einfachen Tabelle möglich ist und beim Überspielen auf den PDA viele Formatierungen, Fußnoten etc. verloren gehen. Die Palmlösung WordtoGo schneidet zwar bei den Tabellen besser ab, aber auch hier gehen komplexere Formatierungen beim Überspielen verloren.

Beide Anbieter bieten zwar auch Excel in einer mobilen Version an, aber auch hier sollte man sich nicht zu sehr auf die Übernahme von Formeln etc. verlassen. Eine Anwendung, die man sicherlich erwägen sollte, ist der PDA-Einsatz als Fragebogenersatz bei Befragungen, um sich die spätere Eingabe in den Computer zu ersparen.

Zur Datensicherung ist die Speicherkarte der PDAs (meist SD-MemoryCard oder Compact-FLASH) bei entsprechender Größe ähnlich gut geeignet wie ein Memorystick, jedoch gibt es in einigen Fällen Kompatibilitätsprobleme mit dem Computer im Labor oder in der Bibliothek.

Eine wenig sinnvolle Ausstattung ist ein integriertes »Mäuseklavier«, anders können die teilweise eingebauten »Tastaturen« nicht bezeichnet werden. Weder gelingt es, mit einer solchen Tastatur flüssig Text zu erfassen, noch lassen sich ohne größere Verrenkungen alle Zeichen darstellen. Die Stifteingabe funktioniert nach kurzer Einarbeitungszeit meist deutlich schneller, da der Stift für alle Navigationsbewegungen ohnehin das Mittel der Wahl ist.

2.2.8 Analog, ISDN, DSL oder UMTS – der Weg nach draußen

Ein moderner PC ist internettauglich ausgestattet. Waren bis noch bis vor ein paar Jahren die Verbindung mit der Außenwelt über ein analoges oder ein ISDN-Modem Standard, so ist die Zahl der DSL-Anschlüsse DSL (Digital Subscriber Line, digitale Teilnehmeranschlussleitung) in Deutschland in den letzten Jahren so stark gestiegen (2006 gab es ca. 10 Millionen Anschlüsse), dass man heute auch in Anbetracht von zunehmenden Audio-, Video und Wen 2.0-Angeboten einen DSL-Anschluss als den eigentlichen Standard bezeichenen muss. Nach der Öffnung des DSL-Marktes 2004 gibt es eine große Zahl von Providern, von denen die Telekom jedoch mit Abstand den größten darstellt.

DSL gibt es in mehreren Varianten, von denen praktisch aber nur zwei eine Rolle spielen: ADSL und SDSL. Beim Letzteren sind Datenempfang und -versand gleich schnell (symmetric DSL), während beim asymmetric DSL Daten langsamer versandt als empfangen werden. Hinter »T-DSL« von T-online verbirgt sich ein ADSL-Anschluss. In einigen Großstädten gibt es mittlerweile den neuen ADSL2 Standard mit bis zu 25 Mbit/s, wobei dies ein eher theoretischer Wert ist und in der Regel nur 16 Mbit/s erreicht werden, was allerdings noch doppelt so schnell ist wie der ADSL-Standard mit 6 Mbit/s. In Zukunft wird wohl der VDSL-Standard Einzug halten, der mit einer Geschwindigkeit von bis zu 55 Mbit/s auch das Angebot von HDTV-Inhalten über das Internet möglich machen soll, dafür ist dann allerdings statt des Kupfer- ein Glasfasernetz von Nöten.

Meist gibt es Komplettangebote verschiedener Anbieter (s. Tabelle 2.9) inklusive eines ISDN-Telefonanschlusses. Die Preise der mehr als 200 Anbieter wechseln häufig und sind u. a. von dem bereits vorhandenen Telefonanschluss abhängig. Wer einen T-ISDN XXL-Anschluss bereits besitzt, zahlt eine geringere monatliche Grundgebühr als jemand, der einen ISDN-Standard- oder Analoganschluss hat. Prinzipiell benötigt man neben einem Telefonanschluss noch ein DSL-Modem. Den DSL-Splitter, ein kleines Gerät, welches zwischen Telefonanschlussbuchse und Telefon gesteckt wird, stellt der Telekommunikationsbetreiber, da ohne diesen das DSL-Signal nicht ausgewertet werden könnte. Lediglich AOL beharrt auf einer eigenen Einwahlsoftware. Die Preismodelle der verschiedenen Provider basieren entweder auf Abrechnung nach Zeit, nach übertragenem Datenvolumen, oder »all inclusive« (Flatrate) . Als kleine Richtschnur gilt: Bei normaler Internetnutzung (Surfen) werden pro Stunde ca. 10 MByte ins – und aus dem Netz geladen –, umfangreiche Downloads und der Besuch von Webseiten mit Videomaterial (Youtube etc.) mal außer Acht gelassen. Bei einem Tarif, der ein Übertragungsvolumen von 1 Gbyte beinhaltet, kann demnach ca. 100 Stunden gesurft werden. Dies allerdings mit einer dem Internetzugang über das Uninetz vergleichbaren Geschwindigkeit. Für wen ist ein DSL-Anschluss geeignet? Vielsurfer und Downloader (Musik, Filme) haben eigentlich gar keine andere Wahl. Und für Wohngemeinschaften ist dieser Zugang ideal, vor allem dann, wenn er dank eines Routers, der sich um den eingriffslosen Verbindungsaufbau kümmert, einfach zu erschließen ist. Diese Router gibt es mittlerweile für unter 100 €, (einige Anbieter bieten sie bei Vertragsabschluss sogar kostenlos an), sind normalerweise relativ einfach einzurichten und manchmal schon mit Switch und Printserver kombiniert, was ein zusätzliches Steckernetzteil sparen hilft. Eine für den Hausgebrauch ausreichende Firewall ist ohnehin mit dabei.

Tabelle 2.7 – Auswahl einiger Anbieter von T-DSL Flatrates		
Anbieter	*Angebot*	*WWW*
T-Online	Eco	www.t-online.de
AOL	AOL START	www.aol.de
1und1	Surf & Phone	www.1und1.de
Tiscali	DSL flat	www.tiscali.de
Callando	CallandoDSL *Only*	www.callisa.de
Hansenet	Alice Light	www.alice-dsl.de

Unterschiede zwischen einzelnen Anbietern (Übersichten und Vergleichstest im Internet) gibt es nicht nur bei den Preisen, sondern auch in der Verfügbarkeit. Ländliche Gegenden und Orte mit modernster Verkabelung auf Glasfaserbasis sind prinzipbedingt von dieser Anschlusstechnik ausgeschlossen, hier bleibt nur der oft teurere Zugang über ein Kabelmodem des Kabelfernsehanbieters oder über die Satellitenschüssel wie z. B. mit skyDSL, die ähnlich hohe Geschwindigkeiten bieten wie die schnellen DSL-Leitungen. Eine Übersicht über Anbieter per TV-Kabel findet man auch hier wieder im Internet z. B. unter *www.teltarif.de/i/tv-anbieter.html*.

Wer sich für einen DSL-Zugang entscheidet, steht häufig vor der Frage ob er sich für einen Call-by-Call, einen Zeit- oder Volumentarif oder lieber gleich für eine Flatrate entscheiden soll. Zur Beantwortung dieser Frage gilt es vor allem das eigene Surfverhalten zu analysieren. Hier einige kurze Erklärungen zu den einzelnen Tarifmöglichkeiten. Beim Call-by-Call-Zugang zahlt man nur die wirklich im Internet verbrachte Zeit – meist ohne monatliche Grundgebühr. Wer sich aber häufig für kurze Zeit einwählt oder längere Zeit im Internet verbringt, um große Datenmengen herunterzuladen, zahlt in der Regel mehr als für eine der anderen Tarifmöglichkeiten. Wer regelmäßig große Datenmengen aus dem Internet herunterlädt, aber nicht ständig online ist, für den ist vielleicht der Zeittarif eine sinnvolle Alternative. Man bezahlt einen bestimmten Preis pro Monat und hat dafür ein Zeitguthaben zur Verfügung, beispielsweise monatlich 20 Stunden für 6 €. Egal, wie viele Daten man aus dem Netz saugt – wichtig ist, dass man die vereinbarte Stundenzahl nicht überschreitet, sonst wird jede weitere Minute teuer. Der Volumentarif lohnt sich für all jene, die lange Zeit online sind, dabei jedoch vor allem Emails schreiben, chatten oder Internetseiten besuchen, ohne Filme oder viele Musikdateien auf den eigenen Computer zu laden. So reichen 500 Megabyte für durchschnittlich 1.000 Emails, den Aufruf von 2.000 einzelnen Webseiten und 80 fünf Megabyte große Musikstücke. Zur Kontrolle des Volumens gibt es verschiedene Tools. Für alle Vielsurfer mit umfangreichen downloads ist die Flatrate sinnvoll, allerdings entpuppt sich die eine oder andere Flatrate im Kleingedruckten als versteckter Volumentarif.

Die monatliche Grundgebühr variiert zwischen 5 und 25 €. Die Flatrate-Tarife selbst sind mittlerweile für unter 10 € verfügbar. Die Anschlussgebühren sind mit Preisen von 0 bis 200 € recht unterschiedlich. Zusätzlich fallen natürlich noch die Festnetzanschluss-Gebühren der Deutschen Telekom (15,66 €) an. Für eine etwas bessere Übersicht im Tarifdschungel sorgen mittlerweile diverse im Internet verfügbare Tarifrechner, die es dem Einzelnen ermöglichen, den für ihn geeignetsten Tarif zu finden. (z. B. unter *www.chip.de, www.heise.de*)

Mit einem analogen Modem kann man bis zu 56.000 Bit pro Sekunde vom Netz zum PC übertragen. Dabei unterstützen alle modernen Modems den so genannten V.92 Standard, der die älteren firmenspezifischen Modi K56flex und X2 vollständig abgelöst hat. Die oben erwähnte Geschwindigkeit trifft allerdings nur dann zu, wenn die analogen Leitungen direkt zu einer digitalen Vermittlungsstelle führen, was im Netz der Deutschen Telekom inzwischen fast überall der Fall ist. Vom PC ins Netz kann man Daten nach dem V.34-Standard mit höchstens 33.600 Bit pro Sekunde übertragen. In der Praxis werden die genannten Werte meist nie erreicht.

Ein externes Modem wird meist an eine USB-Schnittstelle angeschlossen und verursacht eigentlich keine Treiberprobleme. Die Kommunikation mit dem PC erfolgt mittels so genannter AT-Befehle, für die es einen Standard gibt. USB bietet prinzipiell eine höhere Schnittstellengeschwindigkeit, benötigt aber, wie ein internes Modem auch, einen passenden Treiber. Für Windows 9x, 2000 oder XP ist das kein Problem, doch bei Linux, Windows NT oder OS/2 kann es im Einzelfall Schwierigkeiten bei der USB-Unterstützung geben. Je ausgefallener der Hersteller ist, desto schwieriger ist die Treiberbeschaffung.

Prinzipiell lohnt sich ein teurerer ISDN-Anschluss vor allem dann, wenn man neben der Internetnutzung auch telefonisch erreichbar sein will oder in einer WG mehrere Telefonnummern bzw. Leitungen zur Verfügung haben möchte. Die Verbindungsgeschwindigkeiten ins Internet sind zwar denen des Modems deutlich überlegen, wer allerdings große Datenmengen aus dem Internet herunterladen möchte oder täglich über einen längeren Zeitraum im Internet surft, ist mit einem DSL-Anschluss besser beraten. Zumal die meisten Pauschal-Tarife (Flatrate) nicht für Einwahlverbindungen gelten.

Beim Kauf eines ISDN-Adapters sollte man auf die Unterstützung bestimmter Protokolle achten. Für einen Internet-Zugang benötigt man das PPP-Protokoll, bei Nutzung von AOL und einigen Mailboxnetzen ist zusätzlich X.75 nötig. Externe ISDN-Adapter bieten zusätzliche Funktionen einer ISDN-Anlage wie Anschlüsse für analoge Telefone, Anruffilter oder Gebührenprotokolle. Notebookbesitzer kaufen sich entweder eine ISDN-PCMCIA-Steckkarte oder ein externes ISDN-Modem, das über USB angeschlossen wird. Die externen USB-Geräte sind deutlich preiswerter als die PCMCIA-Steckkarten, allerdings auch größer.

Als Alternative zur DSL-Flatrate könnte sich das mobile UMTS (Universal Mobile Telecommunications System) Netz etablieren. Es handelt sich hierbei um den weltweiten Standard für Mobilkommunikation der 3. Generation und soll auch das Versenden von Multimediaelementen mit großen Datenmengen im Mobilfunk ermöglichen. Das Versenden von Datenpaketen verhindert die zu den Spitzenzeiten im normalen Mobilfunknetz auftretenden Staus, da jeder Nutzer Datenpakete über die gleiche Leitung verschicken kann und nicht mehr zu warten braucht, bis eine eigene Leitung für ihn frei wird. Lediglich die Übertragungsgeschwindigkeit dürfte bei starker Nutzung entsprechend abnehmen.

Nachdem nun zunehmend auch erschwingliche Handys und Tarife auf dem deutschen Markt verfügbar sind, wird das UMTS-Netz auch für den privaten Nutzer interessant. Base bietet z. B. eine Flatrate für nur 25 € an (Mindestvertragslaufzeit 24 Monate und zusätzlich 25 € Einrichtungsgebühr, sämtliche Sprachdienste (SMS, Videotelephonie) sind dabei jedoch nicht erlaubt), allerdings muss man sich bei diesem Angebot alle Geräte selber besorgen. E-Plus bietet eine Flatrate für 40 € als Zusatzpaket an oder für 50 € eine Flatrate als Einzelvertrag. Damit sind die Preise, abgesehen von der Hardware, zurzeit höher als bei den in letzter Zeit stärker gefallenen DSL-Preisen.

Für einen UMTS-Zugang benötigt man ein UMTS-fähiges Gerät (Karte oder Handy), das sich per USB-Kabel, Bluetooth oder Infrarot mit dem Laptop verbinden lässt. Die Übertragungsgeschwindigkeit liegt allerdings etwas unter denen eines DSL-Zugangs, vor allem beeinträchtigen auch die verhältnismäßig langen Latenzzeiten das Surfvergnügen nicht unerheblich, muss bei komplexeren Seiten doch recht lange auf die komplette Anzeige gewartet werden. Von den theoretisch möglichen zwei Megabit/s werden derzeit lediglich 384 kbit/s von den Netzbetreibern realisiert, was aber immer noch, zumindest in der Theorie, der etwa sechsfachen ISDN-Geschwindigkeit entspricht. Als zusätzliches Problem könnte sich noch erweisen, dass ausgerechnet in der Gegend, in der man sich gerade aufhält, keine UMTS-Abdeckung gegeben ist und die Datenleitung deshalb auf den deutlich langsameren GPRS-Zugang »runterschaltet« – aus der sechsfachen ISDN- dann die einfache Modem-Geschwindigkeit resultiert. Zu bedenken ist auch, dass UMTS ein asynchrones Verfahren darstellt. Dem flotten Download steht ein eher lahmer Upload gegenüber, so dass Daten lediglich mit ADSL vergleichbarer Geschwindigkeit ins Netz übertragen werden können. Wer glaubt, dank UMTS-Flatrate bequem im Zug surfen zu können, wird sich über jeden längeren Bahnhofaufenthalt freuen: Während der Fahrt kann meistens nicht mal eine stabile GPRS-Verbindung hergestellt werden. Bei normalen Sprachverbindungen wird dieser Umstand ja gewöhnlich mit einer Steigerung der Lautstärke kompensiert. Wer auf das regelmäßige Versenden größerer Emails von unterwegs nicht verzichten kann, für den ist UMTS vielleicht genau das Richtige.

Egal für welchen Tarif man sich entscheidet, es gilt immer die im Kapitel Internetsicherheit beschriebenen Hygieneregeln zu beachten und regelmäßig die Sicherheitslücken von Windows mit den im Internet veröffentlichten Patches zu schließen, was unter XP keine Probleme mehr bereitet, da die Sicherheitsupdates automatisch durchgeführt werden können.

Generell ist es für das Beschaffen medizinischer Literatur übrigens sinnvoller, einen PC im Universitätsnetzwerk zu nutzen, und die Daten dann mittels USB-Stick auf den eigenen Rechner zu übertragen. Erstens entfallen hierbei die Onlinekosten, außerdem sind die Volltexte der meisten elektronisch verfügbaren Zeitschriften kostenlos nur von Rechnern aus dem Uni-Netzwerk zu erreichen.

2.2.9 Netzwerke mit WLAN oder Bluetooth und praktische Tipps

In letzter Zeit gewinnt die Wireless-LAN-Technik immer mehr an Bedeutung. Sowohl für Heimnetzwerke ohne Kabelsalat als auch für Hot-Spots, die es in immer mehr deutschen Städten gibt. Viele Universitäten haben das Potenzial der neuen Technik erkannt und bieten einen Anschluss an das Uni-Netzwerk (mit den Vorzügen wie Zeitschriftenzugriff etc.) für ihre Studentenschaft mittels Wireless-LAN an. Informationen dazu erhält man in der Regel im zuständigen Uni-Rechenzentrum.

Auch wenn das Einrichten eines Heimnetzwerkes heute mit Windows XP selbst für Computerunerfahrene kein Problem mehr darstellt, hier ein paar einführende Worte zum Thema Netzwerk:

Grundsätzlich gibt es folgende Normen, welche vom IEEE (Institut of Electrical and Electronics Engineers) für drahtlose Netzwerke festgelegt wurden und die für die folgenden Geschwindigkeiten gelten:

- 802.11 b (im 2,4-GHz-Band, maximal 11 Mbit)
- 802.11 a (im 5-GHz-Band, maximal 54 Mbit)
- 802.11 g (im 2,4-GHz-Band, kompatibel zu b, maximal 54 Mbit)

- ein neuer 802.11 n (im 2.4-GHz-Band mit einer maximalen Übertragungsrate von bis zu 540 Mbit) befindet sich zurzeit in der Entwicklung)

Die in der Praxis erreichbaren Geschwindigkeiten liegen zwar immer deutlich unter dem angegebenen Wert (ca. 50 %), aber auch der »langsame« 802.11 b Standard ist noch deutlich schneller als eine DSL-Verbindung! Allerdings gilt das 2,4 GHz-Band als störanfällig durch Mikrowellengeräte, schnurlose Telefone und Sprechfunkgeräte.

Moderne Netzwerke basieren in der Regel auf einem sternförmig aufgebauten Ethernet, in dem jeder angeschlossene Rechner eine nur ihm zugeordnete IP-Adresse besitzt (Der erste Teil der Adresse ist dabei eine grobe Beschreibung, wo sich ein Rechner befindet (so genannter Netzwerk-Teil) und vergleichbar mit dem Namen oder der Postleitzahl einer Stadt; der zweite Teil der Adresse entspricht dem »Rechner-« oder »Host-«Teil und wäre dann vergleichbar mit Straßennamen und Hausnummer. Zusätzlich gibt es die Subnetzmaske, die für alle Rechner in einem Netzwerk gleich sein muss. (Keine Angst, die IP-Adresse bekommt der Rechner meistens automatisch zugeordnet, man muss sie nicht mehr selber eintragen). Der Rechner wird über einen Access Point (AP), der als zentrale Empfangs- und Sendestation dient, an das drahtlose Netzwerk angeschlossen. Am AP können sich mehrere Wireless-Geräte (z. B. Desktoprechner, Laptop oder PDA) anmelden, dabei steuert der AP zumeist auch die Zugriffsrechte der drahtlosen Geräte auf ein an ihn angeschlossenes Kabelnetz oder fungiert gleichzeitig als Zugangspunkt zum Internet.

Da der Computer, oder besser seine WLAN-Karte, über Funkwellen mit dem Access Point kommuniziert, sollte man eine gute Übertragung gewährleisten. Es ist darauf zu achten, dass sich möglichst wenig Trennwände (auch Rigipswände können zu Problemen führen) und Möbel zwischen den beiden befinden und sie möglichst weit von Störquellen entfernt aufgestellt werden. Störquellen sind v. a. für den b und g Standard die bereits erwähnten DECT-Telefone und Mikrowellenherde. Unter Umständen ist es notwendig, Zusatzantennen aufzustellen, um damit die Reichweite zu erhöhen.

WLAN-Netzwerke sind zwar praktisch, haben aber auch größere Sicherheitslücken als ein herkömmliches Kabelnetzwerk, da jeder, der sich innerhalb der Reichweite des Funknetzwerkes befindet, dieses auch nutzen kann. Sofern man nicht vorhaben sollte, seinen Internetzugang der Allgemeinheit zur Verfügung zu stellen, sollte das Netzwerk gegen Unbefugte abgesichert werden. Die meisten Access Points sind so konfiguriert, dass sie im Auslieferungszustand alle Verbindungen erlauben, zudem ist keine Verschlüsselung der Daten eingestellt. Das ist von den Herstellern so gewollt, da der Benutzer das Gerät zunächst ja konfigurieren muss. Scheitert das bereits an der Eingabe kryptischer Schlüssel, folgt unweigerlich ein Anruf bei der Hotline. Allerdings sollte ein Funknetz nicht so offen betrieben werden. Bei der Verschlüsselung sollte man die größte verfügbare Verschlüsselungsstufe wählen, die der Access-Point bietet. Wird das Funknetzwerk nicht benutzt, sollte es aus Sicherheitsgründen abgeschaltet werden.

Weitere Möglichkeiten, sein WLAN zu schützen, sind das Abschalten des DHCP-Servers, Aktivierung der MAC-Adressen-Filterung und Unterbinden des Broadcast – wobei diese Maßnahmen nur »Schutz« vor dem zufälligen Mitsurfer bieten –, effektiver ist die Wahl eines optimalen Verschlüsselungsverfahrens. Mehr Informationen dazu sind in der Bedienungsanleitung des Access Points zu finden oder den Empfehlungen des Service Providers zu entnehmen. Unabhängig davon sollten die Rechner im Netzwerk mit einer eigenen Desktop-Firewall ausgestattet werden.

Prinzipiell wäre ein Netzwerk auch mit dem seit 1999 existierenden Bluetoothstandard realisierbar. (Der Name Bluetooth soll dabei übrigens auf den König Harald Blatand (Blauzahn) zurückgehen, der im 10. Jahrhundert Dänemark und Norwegen vereinigte – die Firma Ericson erhoffte sich von dem von ihr eingeführten Standard eine ähnliche Einigung der Funkstandards). Bei Bluetooth handelt es sich um einen Funknetzwerkstandard, welcher mit einer maximalen Geschwindigkeit von 1 Mbit/s im 2,4GHz Bereich in einem Umkreis von ca. 10 Metern funktioniert (neuere Geräte überbrücken auch eine Entfernung bis zu 100 Meter). Ein neuer Standard mit bis zu 480 Mbit ist allerdings bereits in Planung.

Ein Bluetoothnetzwerk (Piconet) kann dabei bis zu 255 Teilnehmer umfassen, in dem aber nur 8 Teilnehmer gleichzeitig aktiv sein können. Notwendig sind dazu lediglich bluetoothfähige Endgeräte (Laptop und Desktoprechner können mittels Steckkarte oder USB-Stick für einen Preis von ca. 20 € nachgerüstet werden). Vorteilhaft ist, dass auch Mobiltelefone, Drucker (ebenfalls für herkömmliche Drucker ist ein Nachrüsten mittels Adapter möglich) und PDAs in ein Netzwerk integriert werden können und dass man dies (solange keins der immer mal wieder auftretenden Kompatibilitätsprobleme vorliegt) ohne komplizierte Einrichtungsvorgänge und Treiberinstallationen nutzen kann. Sicherheit ist auch in den Bluetoothnetzwerken ein wichtiges Thema, da es natürlich möglich ist, auch verschlüsselte Bluetoothverbindungen zu knacken. Bei einer Reichweite von ca. 10 Metern müsste der »Angreifer« dafür allerdings schon fast im Wohnzimmer stehen. Da man sich aber unter bestimmten Umständen auch aus größerer Entfernung in ein Bluetoothnetzwerk einhacken kann, sollte man zusätzlich zu den bereits erwähnten Sicherheitsvorkehrungen (Firewall, etc.) einige Dinge beachten. Bei der Kryptographie (Verschlüsselung) sollte, wenn möglich, eine 128 Bit-Verschlüsselung eingestellt werden. Wenn eine PIN-Eingabe möglich ist, keine einfach zu erratende Kombinationen wie 0000 oder 1234 wählen. Bei nicht über Bluetooth genutzten Geräten, z. B. dem Handy, sollte man die Bluetoothfunktion abschalten, was neben einem Sicherheitsgewinn auch der Akkulaufzeit nutzt. Gerade Handys werden relativ häufig als »BT-Modem« von Fremden benutzt, was zu horrenden Rechnungssummen führen kann.

Wer nur Bilder vom Laptop an den Drucker oder Daten vom PDA an den Desktoprechner schicken möchte, benötigt kein Bluetoothnetzwerk, eine einmalige Verbindung kann mittels einer Kurzzeitverbindung problemlos realisiert werden.

2.2.10 Datensicherung

Dieser Punkt ist enorm wichtig. Ich habe schon erlebt, wie die Festplatte eines Rechners kaputt ging und alle Daten verloren waren. Das lange Gesicht meines Freundes wurde immer länger, als ich ihm sagte, dass da nicht mehr viel zu holen sei. Alle Rohdaten und die halbe Arbeit weg, der Frust war groß. Solche Fälle sind leider auch mit modernen Rechnern gar nicht so selten, der Rechner braucht bloß mal umzufallen. Zum Glück gibt es mittlerweile sehr preiswerte Backup-Lösungen. Alle modernen Rechner besitzen USB-Schnittstellen. Die USB-Memory-Sticks sind inzwischen sehr preiswert, und selbst ein früher sehr teurer 2 GB-Stick mit genügend Platz für alle Daten einer Durchschnittspromotion gibt es heute bereits ab 15 €. Generell kann man Sticks mit einer Speicherkapazität zwischen 256 MByte und 16 GByte Speicherkapazität erwerben, wobei ein Stick unter 1 GB Speicherplatz bei den jetzigen Preisen keinen Sinn macht. Auf ihnen lassen sich die gesamten Promotionsunterlagen regelmäßig sichern. Die Größe eines solchen Sticks ist in den letzten Jahren weiter geschrumpft, heute gibt es kleine USB-Sticks, die problemlos in ein Portemonnaie oder an den Schlüsselbund passen, ohne hier sonderlich ins Gewicht zu fallen. Die Kosten liegen zwischen 6 – 30 € (1 GByte), 30 – 50 € (4 GByte) und 200 – 300 € (16 GB), Tendenz fallend. Kleinere Auslaufmodelle gibt es auch schon für unter 5 €. Auf diesem Weg lassen sich auch Daten bequem von einem Rechner zum anderen transportieren. Für Win XP ist die Installation sehr einfach, denn XP besitzt bereits einen eingebauten Treiber für diese Sticks. Für Win 98 und Windows Me muss ggf. der Treiber erst noch installiert werden. Das mittlerweile antike Windows NT unterstützt die USB-Anschlüsse jedoch unter Umständen gar nicht! Eine Verschlüsselung ist dabei einfach und vor allem beim Transport sensibler Daten wie Zugangscodes etc. sinnvoll und heute problemlos realisierbar. So kann man z. B unter *www.truecrypt .org* ein kostenloses Verschlüsselungstool herunterladen, dass nicht einmal auf dem Rechner installiert sein muss, was von entscheidendem Vorteil ist, wenn man an dem z. B. im Labor genutzten Rechner keine Administratorrechte besitzt, um ein Verschlüsselungsprogramm zu installieren. Neben der einfachen Datenspeicherung lassen sich die speicherstarken USB-Sticks auch als kleiner Officeersatz nutzen. Portable E-mailprogramme, Browser aber auch Textverarbeitungsprogramme finden sich unter (*www.ooodev.org*, *http://portablethunderbird.mozdev.org* und *http://portablefirefox.mozdev.org*) im Internet

Neben diesen Sticks stehen noch die klassischen Speichermedien CD- und DVD-ROM (auch wieder beschreibbare) sowie mobile Festplatten zur Verfügung. Vor einigen Jahren waren CD- und DVD-Brenner noch sehr teuer und damit nicht in jedem Rechner verfügbar, das hat sich entscheidend geändert. Mittlerweile werden selbst Billigrechner mit einem solchen Brenner ausgerüstet, dementsprechend kann man sich regelmäßig seine Backups auf eine CD oder DVD brennen.

Mobile Festplatten sind sicherlich eine sinnvolle Alternative für all jene, die neben Text und Tabellen auch viele aufwendige Bilder im Rahmen ihrer Doktorarbeit speichern müssen. Der Anschluss erfolgt über Firewire oder USB. Dabei sollte darauf geachtet werden, dass der heute übliche USB 2.0-Standard erfüllt wird, denn sonst kann das Übertragen großer Datenmengen zu einer zeitraubenden Tätigkeit werden, dies gilt sowohl für die Festplatte als auch den genutzten Rechner. Selbst der USB-Standard ist bei den schnelleren Festplatten der limitierende Faktor, ein zehnmal schnellerer USB 3.0-Standard ist allerdings erst für Ende 2008 angekündigt. Es gibt Festplatten im 2,5 Zoll- und im 3,5 Zoll-Format. Die kleineren 2,5 Zoll-Festplatten kommen dabei häufig ohne externe Stromzufuhr aus, produzieren weniger Wärme und sind damit entsprechend leiser. Gute Produkte bietet z. B. die Firma Iomega mit der Silver Line an (160 Gbyte für ca. 100 €). Bei den 3,5 Zoll-Festplatten ist der Preis pro Gbyte entsprechend geringer (so kostet z. B. die HardDrive Pro 3.5 von Freecom mit 500 MB 180 €). Die Festplatten gibt es in einer Größe von 20 GByte – 2 TerraByte. Das bietet genügend Platz auch für recht große Bildsammlungen. Die Preise liegen je nach Speicherplatz, Abmessungen und weiteren Eigenschaften (MP3-Player, Display zur Bildbetrachtung etc.) zwischen 100 und 800 €. Mit einer entsprechenden Software (Freeware oder als Bestandteil einiger Sicherheitspakete) lassen sich so nicht nur die Doktorarbeit, sondern auch alle anderen Dateien wie Briefe, Fotos und MP3s problemlos in regelmäßigen Abständen sichern.

Es sei an dieser Stelle darauf hingewiesen, dass die Backuplösungen keinen sicheren Schutz vor Schäden durch Viren bieten – im Gegenteil: Wer regelmäßig über einen Memorystick mit anderen Computern (Computerpool, Laborrechner etc.) in Verbindung steht, sollte auch zum Schutze der anderen Benutzer darauf achten, seinen Computer virenfrei zu halten und auch das Backupmedium nach jedem »Fremdkontakt« auf Viren zu überprüfen.

2.3 Software

2.3.1 Office-Produkte

Wer seine Ergebnisse zu Papier bringen möchte, benötigt ein Programm zur Texterfassung und -bearbeitung. Für welches Produkt man sich letztlich entscheidet, ist eine Frage der persönlichen Vorliebe, des Geldbeutels und natürlich der zur Verfügung stehenden Hardware sowie der Verfügbarkeit in der jeweiligen Forschungseinrichtung. So ist es wenig sinnvoll, auf einem veralteten System mit geringer Festplattenkapazität das komplette Office XP Professional von Microsoft zu installieren, was allein schon etliche Megabytes auf der Platte verschlingt und einen ordentlichen

Prozessor voraussetzt. Auf der anderen Seite ist es wichtig, die Kompatibilität eines Office-Produktes zu berücksichtigen. Wenn in einem Institut alle Rechner mit Word ausgestattet sind, dann sollte man auch auf seinem privaten PC das gleiche Textverarbeitungsprogramm besitzen, um z. B. den Text im Institut am Laserdrucker passend formatiert auszudrucken oder dem Betreuer zur Korrektur vorzulegen. Inkompatibilitäten führen manchmal zu lästigen Umwegen über Konvertierungen, manche Dokumente verändern dann ganz stillschweigend die Formate. Trotz verbesserter Import- bzw. Konvertierungsprogramme (theoretisch ist jedes moderne Office-Produkt in der Lage, alle Formate der Konkurrenz zu importieren) kann im Einzelfall die Formatierung einzelner Textabschnitte, insbesondere mathematischer Formeln, Kopf- und Fußzeilen sowie Sonderzeichen, verloren gehen, was nicht nur Ärger verursacht, sondern auch erhebliche Zeit kostet, um den Schaden wieder zu reparieren. Daher empfiehlt es sich, ein Produkt auszuwählen, das kompatibel zu dem im Institut vorhandenen Programmen ist. Heute verstehen sich die Office-Pakete mehr als ein Gesamtwerk mit einzelnen (zumindest in der Theorie) voll zueinander kompatiblen Modulen. Zusätzlich finden sich meist Programmteile, die eine Publikation im World Wide Web ermöglichen sollen, und meistens gibt es auch noch ein Programm zur Verwaltung von Terminen, Adressen und elektronischer Post. Ob das alle Benutzer auch in dieser Form so haben wollen und die Software auch so nutzen, bleibt für mich zumindest fraglich, denn nach mehr als 12 Jahren Erfahrung mit Microsoft-Programmen weiß man ziemlich genau, was ein Programm aus Redmond leistet und was eben nicht.

Nachfolgend werde ich einige Produkte vorstellen. Prinzipiell eignen sich alle mehr oder minder gut zur Erstellung einer Promotionsarbeit einschließlich der Erstellung eines Inhaltsverzeichnis und der Möglichkeit zum Grafikimport. Nach vielen Gesprächen mit Händlern und Studenten sind aber praktisch nur drei Office-Pakete bei der Mehrheit der Promovenden in Gebrauch. Neben Microsofts Office-Paketen für Windows und Mac hat sich das neue OpenOffice-Paket und dessen kommerzielle Variante StarOffice etwas etablieren können. Früher aufgeführte Produkte wie WordPerfect und Ragtime sind derart wenig verbreitet, dass ich verzichte, sie aufzuführen. Sinnvoll ist auf jeden Fall der Kauf eines oder besser mehrerer Fachbücher für die jeweiligen Programmteile, z. B. für Word oder Excel. Gerade bei Excel und Access habe ich schon viele wertvolle Tipps in Microsofts Handbuch für Excel gefunden, die sich intuitiv nicht erschlossen haben.

2.3.1.1 Office 2007 für Windows

Dank ausgeklügelter Verkaufsstrategien konnte Bill Gates Windows als Standard etablieren und damit den Weg für weitere Produkte aus dem Haus Microsoft (*www.microsoft.de*) ebnen. So verwundert es nicht, dass die Office-Produkte (z. B. Word, Excel, Access, Powerpoint, Frontpage) auf vielen Rechnern installiert sind und Word nach wie vor als Standard auf dem Gebiet der (privaten) Textverarbeitung gilt. Die allermeisten Rechner in Forschungsinstituten und Kliniken stellen entweder das gesamte Office-Paket oder zumindest einzelne Programme daraus zur Verfügung. Wer in den 90er Jahren die Entwicklung der einzelnen Office-Komponenten aus dem Hause Microsoft verfolgt hat, weiß, dass sich bei den meisten Produkten eigentlich kein allzu großer Zugewinn an Bedienungsfreundlichkeit und Funktionalität verzeichnen lässt, im Gegenteil: Viele der zusätzlich eingebauten Funktionen kennt ein durchschnittlicher Benutzer nicht mal, geschweige denn er benutzt sie. So konnte auch schon in der Version 2.0 von WinWord eine sehr zufrieden stellende Texterfassung erfolgen. Viele der bereits in dieser Version aufgetretenen Fehler fanden sich auch in späteren Versionen, z. B. Fußzeilenposition im Text oder aber der Ärger mit dem Formeleditor.

Mit einem riesigen Marketingaufwand hat Microsoft die »wichtigste neue Office Version seit zehn Jahren« angekündigt und seit Anfang des Jahres in die Regale der Händler gestellt. MS Office setzt kein Vista voraus und profitiert auch nicht von dessen Funktionen. Windows XP mit Servicepack 2 ist aber notwendig. Im neuen Office beschreitet Microsoft einen völlig neuen Weg der Befehlseingaben.

Während man in Office 2003 in 31 Menüs und 19 Aufgabenbereichen einen der 1500 Befehle suchen musste, finden sich im neuen Office so genannte Ribbons (Multifunktionsleisten). Jedes Ribbon enthält immer genau jene Schaltflächen, die der Anwender gerade für eine bestimmte Aufgabe braucht, etwa für das Schreiben von Texten oder für die Gestaltung des Layouts. Unterschiedlich große Knöpfe, Eingabefelder oder Auswahlboxen sind neben- und umeinander arrangiert und können z. T. eigene Drop-Down-Menüs mit weiteren Funktionen öffnen. Erfahrene Office-Anwender finden sich zunächst nicht sofort zurecht, können aber auch nicht auf die alte Bedienoberfläche umschalten.

Insgesamt ist das Echo auf die neue Bedienoberfläche gespalten. Mit etwas Erfahrung kann man mit der neuen Version schnell und effektiv arbeiten. So lässt sich das Seitenlayout (Ränder, Seitenformat usw.) mit dem Ribbon »Seitenlayout« schnell gestalten, und man muss nun nicht mehr in mehreren Menüs die entsprechenden Einstellungen vornehmen. So finden sich auch gleich mehrere Designvorlagen, die beim Darübergleiten mit dem Mauszeiger eine Live-Vorschau des jeweiligen Dokuments bieten. PDF-Export ist jetzt nach Installation eines Plug-In standardmäßig möglich.

In Word hat sich einiges in Bezug auf die Möglichkeiten, Bilddateien zu bearbeiten, verändert. Man erspart sich sogar das Bearbeiten in einem separaten Bildbearbeitungsprogramm. Die Rechtschreibprüfung beherrscht die seit 1. August 2006 geltende modifizierte neue Rechtschreibung. Kritikpunkte sind nach wie vor die insuffiziente Platzierung von Objekten, und bei Serienbriefen kann Word keine einzelnen Adressen aus den Outlook-Kontakten oder eine Access-Datenbank übernehmen. Die Dokumentenvorlagen sind etwas hübscher gestaltet worden, doch sie sind momentan nur spärlich vorhanden und können z. T. aus dem WWW heruntergeladen werden. Das Gleiche gilt auch für PowerPoint und Access. Die Hilfe für Office greift bei der aktuellen Version häufig auf den Webserver von Microsoft zu. Ohne Internetzugang stehen deutlich weniger Erläuterungen zur Verfügung. Wer böses über diese Praxis denkt ...

Excel hat ebenfalls mächtig zugelegt und bietet schnelle Layoutmöglichkeiten. Die grafische Darstellung von Tabellen geht zügig vonstatten, und im Vergleich zur Vorgängerversion sind die Grafikfähigkeiten mächtig erweitert worden. Auch die 3D-Fähigkeiten sind vielfältiger geworden. Aber Vorsicht: Die Implementierung von Spezialeffekten kostet Rechnerkapazität und einigen Messungen zufolge dauert allein schon das Anlegen und Rotieren einiger Diagramme fast viermal so lange wie in Excel 2003. An den Rechenfunktionen haben die Entwickler nicht viel geändert. Die Tatsache, dass jetzt mit einer Million Zeilen und 16.000 Spalten gearbeitet werden kann, dürfte die Mehrheit der Anwender eher kalt lassen.

PowerPoint bietet viele neue stilistische Funktionen (neue Diagrammelemente), zudem wurde die Zusammenarbeit mit den anderen Office-Komponenten verbessert. Die Einbindung von QuickTime-Filmen gelingt in der neuen Version nur noch als Hyperlink an einem Platzhalter. Das kann das Folienlayout schon stören. PowerPoint 2007 erfordert einen ordentlichen Rechner mit schnellem Prozessor und viel Arbeitsspeicher. Ansonsten kann die Wartezeit auf eine Folie schon mal zehn und mehr Sekunden dauern. Eine so wichtige Funktion wie »Änderungen nachverfolgen«, die in Excel und Word gut implementiert ist, ist in PowerPoint nicht verfügbar.

Access 2007 soll gerade Neueinsteigern viel Arbeit abnehmen. Im Rahmen einer Promotion kann ich daher nur vor zu viel Enthusiasmus angesichts einer Access-Datenbank warnen. Wer sie nicht benötigt, sollte darauf verzichten. Endlich kann der Anwender auch mehrwertige Felder kreieren und so auf zusätzliche Tabellen verzichten. Auch Bilder lassen sich jetzt als Anlagen in einem Tabellenfeld speichern. Die maximale Größe einer Datenbank ist nach wie vor auf 2 GByte beschränkt.

Für den studentischen Geldbeutel bietet Microsoft jetzt für etwas mehr als 100 € die Home & Student-Version an. Sie enthält Word, Excel, PowerPoint und OneNote, eine Art elektronischer Filofax. Völlig ausreichend für eine Promotion. Access ist erst ab der Professional-Variante für mehr als 500 € zu haben und bietet daneben auch noch Outlook, MS Publisher und den Business Contact Manager an.

Wer bereit ist, sich der neuen Philosophie von Microsoft in Bezug auf die Bedienungsoberfläche anzuschließen, wird durchaus Vorteile verspüren und effizienter arbeiten können. Profis der alten Versionen können getrost bei der Vorgängerversion bleiben und abwarten, ob auch andere Hersteller mit neuer Bedienoberfläche nachziehen werden. Schade auch, dass Microsoft das Plug-In zur PDF-Erstellung nicht auch den anderen Versionen zur Verfügung stellt. Der Wechsel zwischen verschiedenen Office-Varianten dürfte auf die Dauer jedoch nerven. Insgesamt kann ich aufgrund der durchweg positiven Erfahrungen vieler meiner Kollegen das neue Office empfehlen.

2.3.1.2 Office X für MacOS X

Für Apple-Freunde gibt es das Office-Paket, Office v. X für MacOS X (Office 2004). Es ist, mit Ausnahme von Access, das Pendant zur alten Windows-Version 2003 und teilt sich knapp 75 % des Quellcodes. Anstelle von Outlook baut Microsoft Entourage (Personal Information Manager) ein. Je nach Anspruch benötigt die Installation zwischen 100 und 250 MByte Festplattenkapazität. Eine Zwangsaktivierung wird für die Apple-Version nicht benötigt. Die Oberfläche wurde fast komplett an Aqua, der neuen Benutzeroberfläche von Apple, angepasst. Nach dem Öffnen erscheint der so genannte Projektkatalog mit diversen Vorlagen. Im Gegensatz zur Windows-Version können bis zu 60 Objekte (oder max. 16 MByte) inkl. der zugehörigen Formate in die Zwischenablage kopiert werden. Durch eine Vorschau kann leicht zwischen ihnen hin- und hergewechselt werden. Ein weiteres Gimmick ist die Nutzung der Apple-eigenen Quartz-Grafikengine, die es ermöglicht, die Transparenz der eingebundenen Grafiken zu bestimmen. So lassen sich durchschimmernde Textelemente hinter eine Grafik zaubern. Alle Dokumente lassen sich ohne weitere Software direkt als PDF-Datei ausgeben. Das ist für den Datenaustausch außerordentlich nützlich.

Leider bietet auch die Mac-Version einige der aus Windows bekannten Fallstricke. Die Platzierung der Grafiken ist nach wie vor problematisch, und die Stabilität bei komplexen Dokumenten lässt nur auf Besseres hoffen. Bei Excel wurde die aus Word bekannte AutoWiederherstellen-Funktion eingeführt, und bei PowerPoint können endlich Grafik- Video- oder Filmsequenzen in einem Verzeichnis abgespeichert werden. Bei Kopieren auf CD oder auf einen anderen Rechner werden sie dann automatisch angepasst. Die QuickTime-Unterstützung ist sehr gut. Entourage verwaltet Termine, Emails und Aufgaben. Insgesamt hat die Mac-Version deutlich an Optik gewonnen, und nützliche Details wie PDF-Ausgabe oder Transparenzfunktionen sind vorbildlich implementiert. Wären da nicht die alten Fehler... Der Rechner sollte mit einem schnellen Prozessor und ausreichend Arbeitsspeicher ausgerüstet sein, ansonsten arbeitet das neue Office sehr träge und macht keinen Spaß. Mindestens ein G3 Power Mac mit 256 MByte RAM sind nötig, um die Texte einigermaßen flott schreiben zu können.

2.3.1.3 StarOffice 8.0 für Windows, Linux, Solaris

Mitte 2005 wurde von Sun das Office-Paket 8 vorgestellt. In der neuen Version ist wieder ein Makrorecorder eingebaut sowie die Möglichkeit, Palm- und Pocket-PC-Daten zu bearbeiten. Ebenso kann jedes Dokument direkt als PDF exportiert werden. Ein treiberunabhängiges Layout der Dokumente stellt sicher, dass Seitenformatierungen nach einem Rechner- oder Druckerwechsel erhalten bleiben. Der Kaufpreis inkl. eines Handbuches beträgt knapp 80 € für die Deluxe-Version. Eine 90-Tages-Testversion liegt zum Download auf Suns Website (*www.sun.com*). Sun konzentriert sich neben privaten Anwendern v. a. auf kostenbewusste Firmen, Behörden und Organisationen, denen Microsofts Lizenz- und Kostenpolitik nicht genehm sind. Neu in der Version 8 ist das Dokumentenformat Open-Document, das den Austausch mit verschiedenen Office-Anwendungen erleichtern soll (OASIS – Open Document Dateiformat).

Ansonsten bietet StarOffice alles, was zum Erstellen einer Promotion notwendig ist. Zum Lieferumfang von StarOffice gehören die Textverarbeitung Writer, die Tabellenkalkulation Calc, das Zeichenprogramm Draw und das Präsentationsmodul Impress. Die neue Datenbank Base soll die Lücke zu Microsofts Office Professional schließen. Ein Pendant zu Outlook wird allerdings auch in der Version 8 nicht angeboten. Der im Writer integrierte Thesaurus wird in sieben Sprachen bereitgestellt und macht häufig sinnvollere Vorschläge als Word. Im Vergleich zum kostenlosen OpenOffice, von dem sich StarOffice ableitet, werden neun zusätzliche Schriften, fast 1.700 Cliparts, Fotos, Klänge und 300 Vorlagen mitgeliefert. Diese Vorlagen umfassen Geschäftsbriefe und Vorlagen für Präsentationen. Sun bietet ebenfalls einen Support für sein Office-Produkt an, ein gerade für Firmen und Unternehmen wichtiger Punkt. Sun liefert unregelmäßig erscheinende Patches, um Sicherheitslücken zu schließen und die Software zu aktualisieren. OpenOffice bietet einen solchen Service nicht an, sondern stellt die jeweils aktuellen stabilen- und Entwicklerversionen zum Download zur Verfügung. Ein Modul zum Schreiben einer Email ist in der Deluxe- und der Standard-Version ($\approx$ 55 €) enthalten. Ein Webbrowser gehört ebenfalls dazu.

Die Installation verläuft in der neuen Version recht einfach, die Festplatte wird mit 578 MByte belegt. Sun hat die Symbolleisten und das Layout neu überarbeitet und bietet, ähnlich wie Microsoft, alle wichtigen Funktionen in einer Leiste an. Insgesamt ähnelt das neue Layout dem von Word & Co., um Umsteigern rasch den Einstieg zu erleichtern. Integrierte Assistenten helfen bei Impress und Base, eine passende Präsentation oder eine Datenbank zu erstellen. Im direkten Vergleich zu Access kann Base nicht vollends überzeugen. Auch der direkte Datenaustausch mit Access klappt nicht fehlerfrei, wird allerdings durch ständige Updates verbessert. Überhaupt irrt, wer meint, man könne von Microsoft direkt auf die Konkurrenzprodukte von Sun umsteigen. Die Importfunktionen klappen nicht alle fehlerfrei. Word-Dokumente mit Berechnungen funktionieren im direkten Import nicht, andererseits konnten aber selbst komplexe Texte mit Bildern fehlerfrei importiert werden.

Recht stabil lassen sich Grafiken und Fußnoten einbinden. Ein so genannter Navigator zeigt, genau wie in der vorherigen Version, in einem Übersichtsfenster Grafiken, Tabellen, Rahmen oder Textmarken an. Das erleichtert die Orientierung in größeren Dokumenten erheblich. Die Bildbearbeitungsfunktionen können sich ebenfalls sehen lassen. Neben Helligkeit, Transparenz, Kontrast und Gammawert gibt es noch drei Regler für den RGB-Wert. Das bietet kein anderes Programm am Markt. Lediglich der HTML-Export gibt Anlass zur Kritik. Für wissenschaftliche Arbeiten dürfte die integrierte Literaturdatenbankfunktion gedacht sein. Im Dokument wird ein Verweis auf den zugehörigen Eintrag gesetzt, später kann aus den Einträgen das Literaturverzeichnis angelegt werden. So professionell wie bei EndNote klappt das in der Praxis aber nicht.

StarOffice bietet für den kleinen Geldbeutel ein brauchbares Programm zum Erstellen einer Dissertation. Die neue Version glänzt mit vereinfachter Bedienbarkeit. Zudem lässt sich problemlos immer eine aktualisierte Version per Download beziehen. Einen großen Vorteil sehe ich in der recht guten Implementierung verschiedener Module und deren Zusammenarbeit. Wer nicht auf MS Office angewiesen ist, dem kann zu StarOffice geraten werden.

2.3.1.4 OpenOffice 2.2.1

Die kostenlose Variante von StarOffice (*www.openoffice.org*) hat in der neuen Version mächtig zugelegt. Neue Import/Exportfilter, neue Programmteile wie die Datenbank Base machen Microsoft Konkurrenz. Besonders die Benutzer von Linux werden an OpenOffice oder StarOffice kaum vorbeikommen. Microsoft wird auch in Zukunft nicht den Pinguin unterstützen. Allerdings gibt es noch keine Version für den Mac, an der gerade gearbeitet wird, und kein Outlook entsprechendes Programmteil. Mit Base steht lediglich eine rudimentäre Datenbankanwendung zur Verfügung, die aber mit Access nicht mithalten kann.

Ein direkter Vergleich von Office 2007 liegt momentan noch nicht vor. Der nachfolgende Vergleich bezieht sich daher auf die Vorgängerversion Office XP. Positiv angemerkt werden sollte, dass die OpenOffice-Gemeinde ständig an der Verbesserung der Software arbeitet; so wurden viele Probleme zwischen dem Pendant aus Redmond und OpenOffice gelöst.

Vergleich Word – Writer: Word XP ist eine ausgereifte Textverarbeitung, deren Probleme allerdings auch schon seit einigen Generationen bekannt sind. Die Zeitschrift c't testete im Oktober 2005 und stellte fest, dass auch in der neuen Word Version Bilder verrutschen und beim Import mehrerer Bilder das Programm einfach abstürzte. Writer bringt von Haus aus weder einen deutschsprachigen Thesaurus noch ein Wörterbuch oder eine Rechtschreibkontrolle mit. Diese müssen nachträglich installiert werden. Die Rechtschreibkontrolle in Writer funktionierte dann gut, der Thesaurus enttäusche aber aufgrund des geringen Wortschatzes. Alternativ kann auf den Wortschatz der Uni Leipzig zugegriffen werden. Allerdings ist für die Installation schon eine gehörige Portion Wissen notwendig. Mit Writer lassen sich selbst mehrere Fotos importieren, die unverrutscht im Text bleiben, und selbst das Überarbeiten der Fuß- und Kopfzeilen sowie das Zuschneiden der Bilder gelingen problemlos. Anders als in Word gestaltet sich die Bedienung einfacher, denn die zugehörigen Befehle stehen direkt in einem Kontextmenü zur Verfügung. Die »Eigenschaften«-Box wie in Word muss nicht erst umständlich geöffnet werden. In Writer steht ein Navigator zur Verfügung, mit dem man in die Gliederungsebene springen kann und sich besonders in umfangreichen Dokumenten schnell zurechtfindet. Bemängelt wurde lediglich die lange Speicherzeit großer Dokumente. Der pdf-Export verlief problemlos und der Im- und Export von Word-Dokumenten klappte gut. Aber auch hier gilt die Regel: je komplexer die Word-Dokumente sind, desto schwieriger der fehlerfreie Import.

Vergleich Excel – Calc: Einfache Tabellen lassen sich mit beiden Programmen problemlos erstellen. Excel bietet bekanntermaßen umfangreiche Analysetools, mit denen Calc nicht ganz mithalten kann. Pivot-Tabellen und Pivot-Charts lassen sich suffizient nur mit Excel bearbeiten. Calcs Datenpilot bietet da keine Alternative. Der Datenaustausch von Calc mit Excel klappt sehr gut bei einfachen Tabellen. Komplexe Tabellen, die z. B. VBA-Makros enthielten, oder Diagramme mit mehr als drei Datenreihen konnte OpenOffice Calc nicht fehlerfrei importieren.

Vergleich PowerPoint – Impress: Beide Programme lassen die Erstellung ansehnlicher Präsentationen zu und unterscheiden sich nur in Details. Auf den ersten Blick wirkt Impress wie ein geklontes PowerPoint. PowerPoint bietet die umfangreicheren Bildbearbeitungswerkzeuge, ebenso fehlen die Pack-und Go-Funktion in Impress. Mit P&G lassen sich PowerPoint-Folien so aufbereiten, dass sie sich auf Rechnern abspielen lassen, auf denen kein PowerPoint aufgespielt ist – eine sehr nützliche Funktion. Wer mit Impress arbeitet, sollte sicherstellen, dass beim Vorstellen der Präsentationen auch Impress installiert ist. Der Datenaustausch zwischen PowerPoint und Impress klappt gut, lediglich einige Hyperlinks gingen beim Import von PowerPoint-Dateien gelegentlich verloren.

Im Internet finden OpenOffice-Freunde mittlerweile einige nützliche Programme, die das Paket sinnvoll ergänzen. Dazu zählen der Email-Client Thunderbird und der Terminplaner Sunbird, beide zusammen können Outlook zum Teil ersetzen. Bevor man aber umsteigt, sollte man seine Outlook-Kontakte in das Excel-Format exportieren, die anschließend problemlos von OpenOffice importiert werden können. Dokumentenvorlagen und Beispieldokumente bekommt man z. B. von OO-Extras einfach per Download. Alternativ kann auch eine CD mit weiterem nützlichen Zubehör geordert werden.

Das OpenOffice-Paket hat in seiner neuen Version 2.2.1 ordentlich zugelegt, manche Komponente mehr, manche weniger. Writer ist besonders stabil und eignet sich damit gut zum Erstellen komplexer Dokumente. Der pdf-Export ist wesentlich besser gelöst als in Word. Dafür sind die Korrekturhilfen weniger brauchbar. Calc löst einfache Aufgaben gut, muss aber vor komplexen Analysen kapitulieren. PowerPoint bietet gegenüber Impress leichte Vorteile bei der Bearbeitung von Bildern. Wie schon bei

StarOffice erwähnt, haben sich die Entwickler stark um die Vereinfachung der Bedienbarkeit gekümmert. Bisherigen Anwendern von MS Office kann das nur recht sein, denn die Bedienung gestaltet sich auch nach einem Umstieg recht einfach. Unschlagbar auch der Preis – OpenOffice ist kostenlos. Wer allerdings Access oder Outlook benötigt, kommt am MS Office-Paket nicht vorbei. Vielleicht geht ja die nächste Runde an OpenOffice, momentan hat MS aber die Nase noch leicht vorn.

2.3.2 OCR-Software für Windows

OCR steht für Optical Character Recognition und bedeutet »Texterkennung innerhalb eines Bilddokuments«, beispielsweise nach einem Scanvorgang. Ich habe in dieser Auflage einen Abschnitt eingefügt, weil viele Studenten umfangreiche Bibliotheksrecherchen durchführen und Texte erfassen müssen. Nicht jede Bibliothek kann alle Texte als pdf-Datei anbieten, und Recherchen in alten Büchern oder alten Zeitschriften macht eine Archivierung auf dem eigenen Rechner notwendig. Marktführer sind die beiden konkurrierenden Produkte Omnipage 16 (*www.scansoft.de*) und FineReader 8.0 (*www.abbyy.de*), die seit Jahren im Wettkampf um die Gunst der Käufer stehen. Beide Programme in der aktuellsten Fassung sind übrigens empfehlenswert, unterstützen aber ausschließlich Windows. Apple wird nur durch ältere Versionen unterstützt. Die Texterkennung funktioniert bei beiden Programmen bestens, auch schräg stehende Texte werden richtig erkannt und die Zeilen akkurat ausgerichtet. Bei schwierigen Textpassagen konnte FineReader mit einer etwas höheren Treffergenauigkeit punkten, das selbst bei Vorlagen mit geringer Auflösung. Bei der Layout-Erkennung hingegen hatte OmniPage die Nase vorn, genauso bei Vorlagen mit verzerrten Zeilen. Der Export der Daten in Word oder Excel (beide Programme unterstützen primär MS Office, OpenOffice dagegen nicht) klappt mäßig. Häufig sind manuelle Korrekturen notwendig. Sie fragen nach dem Preis? FineReader Professional kostet als Download 139 €, OmniPage rund 100 €. In beiden Programmen werden übrigens alle gängigen Sprachen unterstützt, 18 Sprachen bringt OmniPage mit (96 müssen ohne integriertes Lexikon auskommen), FineReader unterstützt 36 Sprachen durch Wörterbücher, für die übrigen 143 Sprachen gibt es nur Kataloge. Bei vielen Scannern liegt eins der beiden Programme in der Standardausführung bei.

Ein lästiges Detail ist die Aktivierungspolitik beider Firmen. Eine Zweitinstallation auf dem Laptop ist zwar möglich, doch funktioniert die Aktivierung nicht beliebig oft. OmniPage kann dreimal aktiviert werden, FineReader fünfmal. Sind alle Aktivierungsversuche verbraucht, können beide Programme nur nach Rücksprache mit dem Hersteller weiter benutzt werden.

Wer übrigens Flachbettscanner sucht, mit denen man im A3-Format scannen kann, muss tief in die Tasche greifen. Empfehlenswert sind eigentlich nur Epsons Expression 10000 XL (3387 € mit Durchlichteinheit) und Mikroteks ScanMaker 1000 XL (3.000 € mit Durchlichteinheit). Das Epson-Modell geht leise und flott zur Sache, der ScanMaker hat eine automatische, hardwaregestützte Kratzerentfernung, lässt sich aber für den Scanvorgang etwas mehr Zeit.

2.3.3 Grafik-Software

Die Abbildungen in einer Promotionsarbeit sollten stets bestmögliche Qualität besitzen und mit Sorgfalt erstellt werden. Dabei geht es weniger um das Druckergebnis, als vielmehr um die kritischen Augen der Gutachter, die die Daten interpretieren und dabei auch auf kleinste Details eingehen werden. Arbeiten mit kaum lesbaren Grafiken und Legenden, nicht mehr identifizierbaren Linien oder unscharfen Scans von PCR oder Western-Blots führen immer zu einer schlechteren Bewertung der Arbeit. Natürlich kann nicht jede Promotion ein Kunstwerk auf Hochglanzpapier sein, es sollte aber trotzdem viel Mühe und Sorgfalt in die Erstellung von Grafiken, Abbildungen und Diagrammen investiert werden.

Der Begriff Grafiksoftware umfasst sowohl Programme, mit denen der Anwender Grafiken, d. h. Strichzeichnungen, erstellen kann, als auch Programme, mit denen Bilddateien (Scans, Digitalfotos) bearbeitet werden können. Die Vielzahl der möglichen Programme ist dank Share- und Freeware enorm. In jedem Fachmarkt oder im Internet finden sich preiswerte Schnäppchen. Allerdings kann die Einarbeitung bzw. die Benutzung eines ausgereiften Programms aufgrund der Vielzahl von Funktionen schnell frustrieren. Wer weiß denn immer gleich, was die einzelnen Effekte bewirken oder was eine Tonwertkurve ist. Daher immer ausreichend Zeit für die Einarbeitung einplanen.

Prinzipiell gibt es zwei Varianten von Grafiksoftware: Bildbearbeitung und Vektorgrafik. Bildbearbeitungssoftware arbeitet pixelorientiert, Vektorgrafiken entstehen aus geometrischen Figuren, z. B. Kurven. Während Bildbearbeitungssoftware recht schnell an die Grenzen stößt, sind Vektorgrafiken beliebig skalierbar und daher in jeder Größe gleich gut zu betrachten oder zu drucken. Zusätzlich sind die Dateigrößen für Vektorgrafiken recht klein. Vektorgrafiken bestehen aus einer Vielzahl von Einzelobjekten, die auch nachträglich noch in ihrer Größe, Form und Farbe geändert werden können. Alle Objekte können in verschiedenen Ebenen angeordnet und beliebig verschoben werden. Pixelorientiert arbeiten Programme, bei denen jeder Bildpunkt mit seinen Farbinformationen abgespeichert wird. Der Speicherbedarf eines solchen Bildes hängt daher direkt von der Pixelzahl und der Farbtiefe ab. Jedes Pixel benötigt für seine Farbinformation 8 Bit bei 256 unterschiedlichen Farben, 16 Bit bei 65536 Farben und 24 Bit bei 16,7 Mio. Farben. Grafik- und Bildbearbeitung stellen hohe Ansprüche an die Hardware, besonders an Grafikkarte, Prozessor, Festplatte und Arbeitsspeicher. Für die meisten Promovenden sind jedoch die aktuell erhältlichen Rechner der Händler ausreichend dimensioniert, um eine zufrieden stellende Grafikerstellung und Bildbearbeitung durchzuführen.

Für Promovenden sind meist Programme für beide Grafiktypen notwendig. Western-Blots, PCR-Bilder oder Röntgenbilder müssen häufig in die Arbeit eingebunden und in ein ansprechendes grafisches Layout gebracht werden. Schemata und Flussdiagramme dagegen sind Beispiele für Vektorgrafiken. Mittlerweile ist der Markt für leistungsfähige und preiswerte Grafiksoftware recht umfangreich geworden. Ältere Versionen professioneller Software wie *CorelDraw* werden manchmal, teilweise unter anderem Namen, sehr preiswert angeboten. Adobe hat bspw. eine Zeit lang seinen *Illustrator* zum Preis von 199 € verkauft. Solche Schnäppchen sind allerdings eher selten. Auch ein näherer Blick wert ist die Freeware gimp, die für Linux und Windows erhältlich ist. Zwar werden (aus Lizenzgründen) nicht alle Grafikformate unterstützt, doch kompensiert die schnell erlernbare und intuitive Bedienung diesen Mangel allemal.

Beim Kauf einer Grafiksoftware sollte man einige Punkte beachten:

- Plattform: Die meisten Programme sind sowohl für Windows als auch Macintosh erhältlich. Allerdings kann es passieren, dass die Apple-Variante etwas später auf den Markt kommt als die Windows-Version. Wer mit Linux arbeitet, sollte sehr genau hinsehen, ob eine Software überhaupt für Linux angeboten wird.

- Im- und Exportfunktionen. Teurere Software hat zumeist bessere Filter für den WMF, EMF oder EPS-Export. Billige oder schlampig gemachte Varianten überlagern dann die Stellen mit Bitmaps.

- Transparenzfunktionen oder andere aufwendige Effekte sind meist nur teureren Varianten vorbehalten. Farbverlaufsfüllungen, fraktale Füllmuster und aufwendige Texteffekte gibt es auch nur in der höheren Preisklasse.

- Immer darauf achten, dass Werkzeuge zum Hinzufügen, Entfernen und Auftrennen von Knotenpunkten enthalten sind.

- Technische Illustrationen, wie sie aus dem Konstruktionsbereich bekannt sind, werden fast immer im Austauschformat DXF (Drawing Exchange Format) gespeichert bzw. werden aus .dxf-Dateien generiert. Brauchbare Importfilter für .dxf-Daten haben nur

Oberklassegrafikprogramme dabei. Wer technische Zeichnungen erstellen muss, sollte darauf achten, dass sich Objekte exakt numerisch positionieren, drehen, spiegeln oder kippen lassen. Raster und magnetische Hilfslinien gehören mittlerweile zwar zur Standardausstattung, doch bleibt z. B. das Einfangen von Ankerpunkten durch den Cursor nur wenigen Programmen vorbehalten.

- Echtes Desktop-Publishing (DTP) für mehrseitige Dokumente funktioniert praktisch mit keinem der Grafikprogramme, auch nicht mit denen aus der Profi-Ecke. Dafür muss zu Software gegriffen werden, die für dieses Thema spezialisiert ist, z. B. Adobe InDesign oder QuarkExpress.

- Da die hier vorgestellte Software oft sehr teuer sein kann (z. B. Adobe Illustrator CS2 knapp 750 €), lohnt sich eine Anfrage an das Uni-Rechenzentrum immer. Oft bekommt man dann eine deutlich preiswertere Lizenz.

Für Promovenden empfehlenswert sind: CorelDraw Essentials, DrawPlus, Mayura Draw und Zoner Draw. Teurere Software wie Adobes Illustrator CS2 oder die Vollversionen von CorelDraw Designer und Graphics Suite 12 oder Macromedias Freehand MX 11 sind für die einfachen Grafikaufgaben zu teuer bzw. auch zu aufwendig gestaltet. CorelDraw Essentials sind im Prinzip die beiden Programme CorelDraw und CorelPhoto-Paint in der Version 10 (aktuell ist die Version 12). Gegenüber den Vollprodukten hat Corel moderat an einigen Profifunktionen gespart, deren Fehlen den Durchschnittsanwender kaum stören dürfte. CorelTRACE, ein Programm zum Erzeugen von Vektorgrafiken aus Pixelbildern, liegt aber leider nicht mit bei. Für 102 € bekommt der Käufer ein Profi-Produkt mit einem sehr hohen Grad an Bearbeitungsmöglichkeiten, das kaum Wünsche offen lässt. Die Rechtschreibprüfung und Silbentrennung sind in dieser Preisklasse einzigartig. Allerdings verlangt das Programm ausreichend Einarbeitungszeit, einen schnellen Rechner und viel Speicher. CorelDraw wird übrigens ab Version 12 nicht mehr für MacOS angeboten. Und leider leidet die neue Version unter vernachlässigter Modellpflege von PhotoPaint und der Animationssoftware R.A.V.E.

DrawPlus 8.0 (*www.serif.com*) ist ein reines Zeichenprogramm, d. h. Pixelbilder lassen sich zwar nicht erstellen, allerdings in Vektorgrafiken umwandeln. Es kostet online knapp 80.00 britische Pfund. Die Ausstattung mit Werkzeugen ist gut, allerdings hat die Schriftbearbeitung etwas gelitten. Längere Textpassagen lassen sich nur mühsam im Blocksatz anlegen. Zeichenweise Bearbeitung gibt es ebenfalls nicht. Mit intelligenten Lösungen haben die Entwickler von DrawPlus beispielsweise die Werkzeugfunktionen verbessert. Mit einem simplen Schieberegler lassen sich die Zacken von Sternen oder die Kanten von Rechtecken verändern. Organigramme sind ebenfalls leicht zu erstellen, da eine reichhaltige Sammlung an Vorlagen mitgebracht wird.

Mayura Draw 4.3 für Windows (*www.mayura.com*) kostet 39 € in der Professional-Version und ist ein eher mager ausgestattetes Produkt. Die Schriftdarstellung und -bearbeitung sind allerdings sehr gut und der Export von Daten klappt dank guter Filter in den gängigsten Formaten ohne Probleme. Wer nur ein paar Rahmen oder Schemata auf den Bildschirm zaubern will, kann mit Mayura Draw gut leben. Transparenz- und komplexe Füllmusterfunktionen sucht man vergebens. Eine deutsche Version ist verfügbar, dann aber nur in der alten Version 3.1.

ZonerDraw 5 (*www.zoner.com*) rangiert mit knapp 50 € schon in der Klasse der etwas besseren Programme. Es ist mit weniger Funktionen ausgestattet als CorelDraw oder DrawPlus, glänzt aber mit einer sauber aufgeräumten und intuitiv bedienbaren Oberfläche. Interaktive Füllwerkzeuge fehlen leider. Das Programm hat nach einer Überarbeitung deutlich zugelegt und eignet sich für einfache Zeichenaufgaben bestens. ZonerDraw ist ein reines Zeichenprogramm.

Wer ein preiswertes, aber trotzdem gut ausgestattetes Programmpaket zur Erzeugung von Grafiken und zur Bildbearbeitung benötigt, sollte sich CorelDraw Essentials zulegen. Mit CorelDraw liegt ein ausgereiftes Grafikprogramm vor, mit Corel Photo-Paint geht die Bildbearbeitung flott von der

Hand. Von vielen professionellen Programmen gibt es Studentenlizenzen, die auch hochwertige Software erschwinglich werden lassen. Auf vielen Apple-Rechnern läuft Adobe Photoshop, ein sehr gutes Bildbearbeitungsprogramm, das immer noch den Standard in Bezug auf Bildbearbeitung setzt. Eine kleinere Variante ist Photoshop Elements, das vielen Scannern und Digitalkameras als »Schmankerl« beiliegt. Beide Programme sind zur Bildbearbeitung gedacht. Adobe Illustrator ist ein Programm zur Erzeugung von Vektorgrafiken. Im Profibereich ist noch Macromedias Freehand verbreitet, für Promovenden allerdings zu teuer und zu umfangreich.

Ein im November 2005 veröffentlichter Test untersuchte die Oberklasse-Programme im Bereich Vektorgrafik. Prinzipiell empfehlenswert waren Macromedias Freehand MX 11, das sich als solides und seit Jahren bewährtes Allroundprogramm für Illustration und Design bewährt hat. Da Adobe Macromedia übernommen hat, bleibt abzuwarten, ob die immerhin ab 520 € teure Software weiter im Programm bleiben wird oder in der Versenkung verschwindet. Adobes Illustrator wartet mit interessanten Werkzeugen auf und lässt eine professionelle Grafikerstellung zu. Aber erst im Zusammenspiel mit den anderen Werkzeugen von Adobes Creative Suite wie Photoshop und InDesign kann der Illustrator seine Stärken ausspielen. Sein Preis von mehr als 700 € ist angesichts der Vielfalt an Gestaltungsmöglichkeiten noch akzeptabel. Corels Produkte sind rundum solide und ebenfalls seit Jahren bewährt. In einigen Punkten wie Bemaßung oder perspektivischer Projektion ist Corel dem Illustrator überlegen, obwohl andererseits einige Werkzeuge, wie z. B. eine interaktive Spiralverzerrung, fehlen. Alle drei Programme eignen sich bestens für die Belange einer Promotion. Wer eines der drei zu einem guten Preis erstehen kann, sollte zuschlagen. Canvas X (*www.acdamerica.com/german*) zum Preis von 87 € fehlte im Test ein wenig die Ordnung in den Werkzeugleisten und wurde nur sehr frustrationstoleranten Personen empfohlen.

Bildbearbeitungsprogramme werden separat im Kapitel 9 näher beschrieben.

2.3.4 Präsentationssoftware

Die meisten Promovenden müssen während ihrer Arbeit wenigstens ein kleines Referat über ihr Vorhaben halten. Oft sind darüber hinaus auch Literaturseminare vorzubereiten. Während noch Mitte der 90er Jahre Folien zur Präsentation benutzt wurden, ist mittlerweile die elektronische Präsentation mittels Beamer Standard. Auch die Industrie setzt auf diesen Trend, mittlerweile werden viele Tutorials im Folienlayout angeboten. Im Folgenden werde ich einige zum Präsentieren geeignete Programme vorstellen.

PowerPoint 2007 ist immer noch der Platzhirsch, und die meisten Anwender nutzen diese Software, die als Bestandteil des MS Office-Pakets für Windows und MacOS angeboten wird. PowerPoint arbeitet eng mit den anderen Komponenten von Office zusammen. So werden etwa Diagramme aus Excel importiert oder verfeinert. Alternativ dazu steht mit »MS Graph« ein Programm zur Verfügung, in dem die Tabellendaten direkt eingegeben werden. Cliparts werden direkt aus dem Web eingelesen, falls keine eigenen Bilder zur Verfügung stehen. Obwohl MS unzählige Assistenten, Vorlagen, Auto-Layout-Funktion usw. zur Verfügung stellt, lassen sich, wenn auch mit etwas Mühe, brauchbare individuelle Präsentationen gestalten. Als Einzelprogramm kostet es 250 €.

Apple bietet mit Keynote ein schickes Programm zur Erstellung von Präsentationen an. Die mitgelieferten Vorlagen sehen sehr edel aus. Die Gestaltung individueller Vorlagen dauert – ähnlich wie in PowerPoint – jedoch recht lange. Die Einbindung von Ton kann nur für einzelne Folien erfolgen. Version 3.0 bietet verbesserte Import- und Exportfilter für PowerPoint-Dateien, doch komplizierte Effekte in den Präsentationen gehen verloren. Keynote bietet animierte 3D-Diagramme und insgesamt eine verbesserte Funktionalität bei Präsentationen.

Im Büropaket Corel WordPerfect Office 12 ist das Programm Corel Presentations enthalten. Gewählt werden kann zwischen den Ansichten Dia-Editor, Dia-Gliederung und Dia-Sortierer. Eine gut implementierte Hilfefunktion (PerfectExpert) zeigt ausführlich, wie z. B. Text formatiert oder die Ausrichtung geändert werden kann. Die Gestaltung von individuellen Folien gelingt gut, Diagramme lassen sich angenehm leicht importieren. Die Einbindung eines MPG-Films gestaltet sich dagegen schon schwieriger.

Im Programmpaket StarOffice bzw. OpenOffice ist Impress für die Gestaltung von Präsentationen zuständig (s. o). Im Vergleich zu seinem kostenlosen Pendant bringt StarOffice ein paar Schriften und Vorlagen mit. Die Bedienoberfläche von Impress und Draw, dem Zeichenprogramm, ähnelt sich sehr. Eines der Highlights ist die 3D-Engine, mit der sich zweidimensionale Formen in dreidimensionale Objekte verwandeln lassen. Besonders gefällt die Online-Hilfe. Leider lassen sich Videos nur bei installiertem Netscape Browser mit entsprechendem Plug-In ansehen.

2.3.5 Datenbankanwendungen (mit MS Access)

Viele Dissertationen, vor allem retrospektive Arbeiten, erfordern die Eingabe großer Datenmengen. Erfasst man diese direkt in einer Excel- oder SPSS-Tabelle, hat man schnell mit Unübersichtlichkeit und schrumpfender Konzentration zu kämpfen. Die Folgen sind Unlust, Untätigkeit und im schlimmsten Fall ein dauerhaftes Pausieren. Unter Umständen leidet auch die Qualität der Arbeit durch Fehleingaben.

In diesem Fall, nach einer Kosten-Nutzen-Abwägung der vorhandenen Computerkenntnisse und der Datenfülle der Dissertation, ist der Einsatz einer Datenbank-Software sinnvoll. Eine Datenbank ist eine Art elektronischer Karteikasten. Die Software, die den Karteikasten oder auch mehrere Karteikästen verwaltet, nennt man Datenbankverwaltungssystem, kurz DBMS (database management system) oder auch einfach Datenbank. In der Vergangenheit wurden unzählige solcher Datenverwaltungssysteme entwickelt, z. B. dBase, Paradox, Oracle, Filemaker, MS-Access etc.

Datenbanken finden sich inzwischen allerorten, als elektronisches Telefonbuch, in Buchkatalogen oder zur Verwaltung der heimischen MP3-Sammlung. Das Augenmerk richtet sich nach der Anwendung der Datenbank. Im Falle der Patientenverwaltung eines Krankenhauses, mit der von vielen Rechnern gleichzeitig auf einen riesigen Datenbestand von Laborwerten, Epikrisen etc. zugegriffen wird, ist auf Daten- und Absturzsicherheit der größte Wert gelegt (man stelle sich nur seine Leberwerte frei einsehbar im Internet vor, weil das Patientenverwaltungssystem geknackt wurde, nicht nur ein gefundenes Fressen für die sensationslüsterne Presse).

Wichtig für eine medizinische Doktorarbeit ist die einfache Bedienbarkeit der Datenbank, wie man sie z. B. bei Filemaker oder MS-Access findet. Es handelt sich hierbei um relationale Datenbanken (s. weiter unten), die sich im Grundaufbau nicht unterscheiden, lediglich in der Bedienung.

Die Grundfunktionen einer relationalen Datenbank soll folgendes Beispiel verdeutlichen: Zur Anwendung kommt MS-Access, zum einen wegen der gleich genannten Vorteile, aber auch, da ich es selbst benutze und es mir am vertrautesten ist. Als Teil von MS-Office ist Access zwar teuer, aber häufig auf den universitären Rechnern installiert und somit gut verfügbar. Zur günstigen Office-Studentenversion erhält man es für einen geringen Aufpreis. Als Teil des MS-Office-Pakets kooperiert es gut mit Excel und Word. Man sollte die Schwierigkeiten, die beim Daten-Import und -Export auftreten können, nicht unterschätzen. Es ist ein sehr frustranes Erlebnis, wenn man über Monate Daten eingegeben hat und schließlich merkt, dass man sie aus dem jeweiligen Programm nicht passend auslesen kann – bei neueren Datenbanken zwar eher selten, trotzdem empfiehlt sich immer ein Test-Export z. B. nach SPSS, nachdem einige Datensätze eingegeben wurden. Aus eigener Erfahrung möchte ich erwähnen, dass die Chance, jemanden aus dem medizinischen Bereich zu finden, der eine Datenbank bedienen kann, ausgesprochen gering ist – allerdings ist sie für Access noch am größten. Steht man trotzdem einmal allein auf weiter Flur, bieten inzwischen unzählige Bücher Hilfe zu allen Schwierigkeitsgraden, Unterstützung findet man in zahlreichen Internetforen und nicht zuletzt in der Hilfefunktion von Access.

Eine Access-Datenbank setzt sich zusammen aus Tabellen, Abfragen, Formularen und Berichten. Der Kern der Datenbank ist wie bei Excel oder SPSS die Tabelle. Die Zeilen heißen Datensätze, die Spalten heißen Felder oder Attribute. Ein Datensatz entspricht einer Karteikarte innerhalb eines Karteikastens, ein Feld wäre dann eine Zeile auf der Karteikarte. Jedem Feld ist eine Felddatentyp zuweisbar, z. B. der Datentyp Text für Texteingaben, Zahl für Zahlen, Ja/Nein, Datum etc. Die Daten sind hierdurch alle gleich strukturiert, was die spätere Auswertung vereinfacht. Um einen Datensatz eindeutig zu identifizieren, werden Schlüsselfelder definiert: So z. B. in einer Buchdatenbank die ISBN, denn zu einer ISBN gehört gewöhnlich genau ein Buch; der Autor wäre dagegen als primärer Schlüssel ungeeignet, da einige Fleißige mehr als ein Buch verfasst haben. Meistens werden die Datensätze durchnummeriert. Der Datensatz enthält als Schlüsselfeld dann eine fortlaufende Nummerierung. Die Verwaltung von Daten über zweidimensionale Tabellen und deren Verknüpfung miteinander über Schlüssel ist letztlich der Kern des schon häufig erwähnten relationalen Datenbankmodells (wobei der Begriff »Relation« streng mathematisch definiert ist und ein mathematisches Modell für eine Tabelle beschreibt). Durch Schlüsselfelder ist es möglich, Datensätze miteinander zu verknüpfen, da es zu einem Schlüssel jeweils nur einen Datensatz gibt. So könnte man z. B. eine Autoren-Tabelle mit Schlüsselfeld, Namen, Geburtsdatum und Foto von Buchautoren erstellen; in der Buchdatenbank genügt dann eine Verknüpfung auf das Schlüsselfeld der Autorentabelle, et voilà: man spart sich eine Menge Eingaben. Zur Darstellung und Gruppierung der Daten bietet Access mehrere Möglichkeiten. Neben der tabellarischen Anzeige und Bearbeitung der Datensätze ist auch die Darstellung als Formular auf einer Seite möglich. Der Darstellung der Daten nach bestimmten Kriterien dient die Abfrage. Möchte man z. B. zum Buchtitel aus der Buchdatenbank das Foto und den Namen des Buchautors sehen, ist dies mit einer Abfrage beider verknüpfter Tabellen möglich; mit einer Abfrage kann man sich aber auch einfach alle Buchtitel alphabetisch darstellen lassen. Ein weiteres Element von Access ist der Bericht, der die Abfragen oder Tabellen druckbar darstellt.

Die hier trocken verdeutlichten Elemente des Access-DBMS sind mithilfe der Assistentenfunktion nur durch Klicken und ohne Programmierkenntnisse bedienbar. Ist man bereits fortgeschrittener, kann man in der Entwurfsansicht selbst Änderungen vornehmen. Eine weitere Automatisierung der Datenbank ist über Makros, einem weiteren Element von Access, möglich. Ein Makro ist eine Sammlung von Anweisungen, z. B. Öffne Formular, Gehe zu letztem Datensatz, Aktiviere Eingabefeld Name etc. Weiterhin ist es möglich, Access selbst über via Visual-Basic for Applications (VBA) programmierte Module anzupassen. Das sei nur der Vollständigkeit halber erwähnt, denn dies gehört eher in den professionellen Bereich.

Mit einem kurzen klinischen Beispiel soll hier noch einmal Appetit auf die Benutzung einer Datenbank gemacht werden:

Im Jahr 2005 seien an einer chirurgischen Klinik insgesamt 1500 Patienten am Herzen operiert worden. Mittels eines standardisierten Fragebogens, den der Patient vor der Operation ausgefüllt hatte, wurde die Belastbarkeit und Dyspnoe vor OP (natürlich aus Sicht des Patienten) festgestellt. Ein Jahr nach der Operation bekommt jeder Patient erneut einen solchen Fragebogen zugestellt. Zweck dieser Arbeit sei, festzustellen, inwieweit die Operation das Wohlbefinden des Patienten verbessert habe.

Ein derart gestaltetes Promotionsvorhaben wäre gut mit einer Datenbank umsetzbar. Mit dem Tabellen- Assistenten wird eine Tabelle »Patientenliste« mit den Feldern »Listennummer« (das sei das Schlüsselfeld), »Name«, »Vorname«, »Straße«, »PLZ«, »Stadt«, »Aufenthalt von«, »Aufenthalt bis«, »Operationsdatum« und »Operation« erstellt. In der Entwurfsansicht von Tabelle ordnet man den einzelnen Feldern die Felddatentypen zu. Den Felddatentyp Datum für »Aufenthalt von«, »Aufenthalt bis« und »Operationsdatum«, den Felddatentyp Text für »Name«, »Vorname«, »Straße«, »PLZ«, »Stadt«. Das Feld »Operation« erhält den Felddatentyp »Nachschlageassistent«. Hat man diesen angeklickt, öffnet sich das Fenster des Nachschlageassistenten, und man kann die verschiedenen Operationen, z. B. Bypass, Klappe, Kombination eingeben. Geht man jetzt in die Tabellenansicht und klickt das Feld Operation an, erscheint ein Rollup, aus dem man zwischen den verschiedenen Operationen wählen kann. Die Eingabe in die Tabelle ist aber noch nicht wirklich komfortabel, über den Menüpunkt Einfügen, Autoformular erstellen wir ein Eingabeformular, auf dem für jeden Patienten getrennt die Daten auf einer Bildschirmseite eingegeben werden können. Nachdem die Patientendaten erfasst sind, geht es an das Versenden der Fragebögen. Hierfür wird unter Word ein Dokument erstellt, das ein Anschreiben und den Fragebogen enthält. Nun markiert man die Tabelle »Patientenliste« und klickt auf das Icon »Office-Verknüpfungen«. Es öffnet sich der Word-Seriendruck-Assistent, mit dessen Hilfe man die Patiententabelle mit dem Worddokument verknüpft. Dieses öffnet sich jetzt automatisch, und man kann die Felder »Name«, »Vorname« etc. an der entsprechenden Stelle im Brief einfügen und ihn anschließend als Serienbrief ausdrucken. Man könnte hier noch lange fortsetzen, welche Auswertungsmöglichkeiten bestehen.

Dieses Beispiel soll demonstrieren, dass es mithilfe der Assistenten-Funktionen von MS-Access möglich ist, auf einfache Weise eine Datenbank in ansprechender Optik zu entwerfen, die durchaus Zeit sparen kann.

Kurzum, das Erstellen einer Datenbank ist zwar mit Aufwand verbunden, aber auch ohne spezifische Vorkenntnisse gut machbar. Hat man erst einmal eine funktionierende Datenbank erstellt, ergibt sich – neben dem Gefühl innerer Befriedigung – schnell eine deutliche Arbeitserleichterung. Die Eingabe der Daten ist durch Formulare vereinfacht, Eingabefehler werden im Gegensatz zur direkten Eingabe in eine Excel-Tabelle minimiert. Ein Test der Kompatibilität der Datenbank mit der später zur Auswertung gedachten Software (z. B. SPSS) sollte immer schon am Anfang durchgeführt werden, um Daten rechtzeitig anzupassen. Dies gilt nicht nur für Datenbanken, sondern auch für die direkte Eingabe in Excel oder den Notizblock neben dem Mikroskop.

2.3.6 Rechtschreibprüfung/Übersetzungsprogramme

Orthographie- und Grammatikfehler sind in einer Promotion immer Grund zur Beschwerde und sollten daher vermieden werden. Sich hier nur auf die in den meisten Textverarbeitungen eingebaute Rechtschreib- und Grammatikkontrolle zu verlassen, wäre sehr gewagt. Die bietet zwar keine allzu große Hilfe, wird allerdings ständig verbessert, so bietet Word 2007 auch eine Rechtschreibkontrolle, die die neue Rechtschreibreform berücksichtigt.

Schon besser, aber eben teurer, ist der Kauf eines professionellen Rechtschreibprogramms. So bietet beispielsweise das Bibliographische Institut zwei interessante Programme an. Einmal den DUDEN in elektronischer Form, zum anderen den so genannten KORREKTOR, der sich als Add-in in Word integrieren lässt. Somit kann zunächst der Text geschrieben und anschließend mit dem Korrektor die Rechtschreibung und die Grammatik geprüft werden. Leider kann der KORREKTOR die Texteingabe bei größeren Dokumenten mächtig ausbremsen. Wenn das auftritt, einfach deinstallieren. Beide Programme kosten um die 30 € und sind im Buchhandel erhältlich.

Casady & Greene (*www.casadyg.com*) bietet den Spell Catcher X/Plus für 40 US$ sowohl für Windows und MacOS an. In der Plus-Variante überprüft das Programm lediglich die Schreibweise, Grammatik und Satzbau hingegen nicht. Insgesamt stehen neun Wörterbücher zur Verfügung. Tauchen z. B. innerhalb eines Textes ganze Absätze in einer Fremdsprache auf, wählt Spell Catcher das passende Wörterbuch aus. Diverse Textstatistiken, Synonymlisten und ein Thesaurus runden das Paket ab. Im Deutschen kann Spell Catcher nicht immer zwischen Groß- und Kleinschreibung unterscheiden, und viele Abkürzungen müssen erst eingegeben werden.

Daneben bieten einige andere Verlage ebenfalls Rechtschreibprüfungsprogramme an. Persönlich finde ich sie allerdings nicht so gelungen wie die Software des Bibliographischen Institutes. Der Funktionsumfang und z. T. die Erklärungen sind weniger umfangreich. Allerdings sollte der persönliche Geschmack über den Nutzwert entscheiden.

Im Rahmen einer Promotion passiert es häufig, dass die Ergebnisse in Form eines Abstracts oder sogar Forschungsartikels veröffentlicht werden sollen. Zudem verlangen einige Fakultäten englische Übersetzungen der Zusammenfassung. Der Markt mit Übersetzungssoftware ist reichhaltig, doch nur wenige Programme konnten in verschiedenen Praxistests überzeugen. Am besten erwiesen sich @Promt und translate 8, die sowohl in der Alltagssprache als auch bei komplizierteren wissenschaftlichen Texten gut vorankamen. Der russische Hersteller Promt (*www.promt.de*) hat in die aktuelle Version 7.0 sogar eine Zeichenerkennung eingebaut. So lassen sich neben Text- auch Bilddateien öffnen. Promt punktet mit einer Vielzahl nützlicher Funktionen, so z. B. mit dem Dialog, wohin ein übersetzter Text exportiert werden soll. Die mitgelieferten Wörterbücher und Fachwörterbücher sind sehr umfangreich, und in den Tests übersetzte @promt 7.0 auch Idiome fehlerfrei.

Die Professional-Version kostet 300 €, die Expertenvariante 600 €. Lingenio (*www.lingenio.de*) bietet mit translate 8 ein gut dokumentiertes, recht intuitiv bedienbares Programm an. Auch hier helfen spezielle Wörterbücher, z. B. ein Idiomatikwörterbuch, die erste Rohübersetzung so treffend wie möglich zu gestalten. Preislich liegt translate in der pro-Version bei 250 €. Der Personal Translator 2006 von Linguatec (*www.linguatec.de*), ebenfalls für 250 € in der Professional-Variante zu haben, übersetzt vom Englischen ins Deutsche mit ähnlich guten Resultaten wie translate 8. Das ist auch nicht verwunderlich, da sich das Entwicklerteam von translate 8 aus ehemaligen Mitarbeitern von Linguatec rekrutiert. Die neue deutsche Rechtschreibung wird von den drei erwähnten Programmen übrigens berücksichtigt.

Eines sei aber an dieser Stelle auch angemerkt. Alle Programme benötigen für die korrekte Übersetzung mehr oder weniger starke Unterstützung durch den Benutzer. Die ersten Rohübersetzungen sind meist kein brauchbarer Text. Das bedeutet in der Praxis, dass bei guten englischen Sprachkenntnissen diese Programme eigentlich nicht erforderlich sind. Oft ist ein Text »manuell« schneller übersetzt, berücksichtigt man die Zeit für die Vor- und Nachbearbeitung. Und jeder weiß natürlich auch, dass gerade bei sprachlichen Kleinigkeiten die Aussagekraft eines Satzes völlig verändert werden kann. Wer schon im Deutschen komplizierte Schachtelsätze formuliert, darf nicht erwarten, dass ein Volltext-Übersetzer das auch ohne Hilfe korrekt in einer Fremdsprache wiedergibt.

Elektronische Wörterbücher für die englische Sprache lohnen sich eigentlich nur, wenn häufig umfangreiche Texte gelesen oder oft englische Übersetzungen verfasst werden müssen. Das kommt meist erst nach einer Promotion im Rahmen einer weiterführenden wissenschaftlichen Arbeit vor. In den Regalen der meisten Buchhändler (leider auch der großen Flagship-Stores) sind häufig keine elektronischen Wörterbücher vorrätig. Die beste Integration in Office-Applikationen bietet das Office-Wörterbuch Pro 2.0 von lingenio (*www.digitalpublishing.de*), dass immerhin etwa 500.000 Einträge zu bieten hat und mit 40 € auch noch preiswert zu haben ist. Solide Leistung bietet auch das Lexiface Pro von PONS (*www.pons.de*) für 85 €. Das momentan beste Wörterbuch für Englisch findet sich bei Langenscheidt in Form des Muret-Sanders e-Großwörterbuches für 199 €. Unter Mac OS X kann das Großwörterbuch Englisch des Bibliographischen Institutes (*www.bifab.de*) genutzt werden. Es ist für 50 € im Handel. Bezüglich des Vokabulars konnte das online-Wörterbuch Leo (*www.leo.org*) durchaus mit den Profi-Programmen mithalten. Sich in Windows-Anwendungen integrieren kann man mit ac'tivAid (kann unter dem Soft-Link des Heise-Verlages heruntergeladen werden).

2.3.7 Statistik-Programme

Die meisten klinischen und experimentellen Promotionsvorhaben erfordern früher oder später eine statistische Auswertung, beispielsweise um Therapieerfolge (oder Misserfolge) zu messen und zu bewerten oder um Studienkollektive näher zu charakterisieren (deskriptive Statistik). Wer im molekularbiologischen Bereich arbeitet, wird sich z. B. für die Wirkung einer bestimmten Substanz auf Zellpopulationen interessieren oder aber für die quantitativen Änderungen in der Expression von Genen.

In jedem Fall wird man für die statistischen Analysen geeignete Computerprogramme benutzen. Die mathematischen Verfahren sind für die meisten der angewandten statistischen Tests etwas komplexer und auch mit Hilfe eines Taschenrechners nur mit einem Zuviel an Zeitaufwand und Mühe zu bewältigen, insbesondere dann, wenn mehrfache Analysen notwendig sind. In diesem Abschnitt werden einige für Studenten nützliche und erschwingliche Statistikprogramme vorgestellt. Da die Zahl der Software auf diesem Gebiet recht groß ist, werde ich nicht auf alle Programme eingehen können.

Man sollte sich auch darüber im Klaren sein, dass für die meisten statistischen Analysen während einer medizinischen Dissertation kein professionelles Programm für mehrere hundert oder tausend Euro, wie SPSS oder SYSTAT, notwendig ist. Diese Anwendungen sind eher für den professionellen Statistiker gedacht als für den Privatanwender oder Promotionsstudenten. Neben ihres meist recht komplexen Aufbaus und der daraus z. T. unübersichtlichen Bedienung liefern diese Programme keinesfalls »bessere« statistische Daten als die weitaus billigeren Produkte. Weiterhin sollte bereits vor der Auswertung das experimentelle Setting einer Studie oder einer Versuchsreihe eindeutig festgelegt sein. Lassen Sie sich nicht auf die Zeit nach der Datensammlung vertrösten, denn eine schlecht geplante Studie kann auch die beste Statistik nicht wettmachen (ihre möglicherweise verschenkte gute Publikation auch nicht). Nach einigen Untersuchungen in den USA sind z. B. etwa 35 bis 50 % aller in ausgewählten renommierten medizinischen Fachzeitschriften publizierten Studien mit statistischen Fehlern behaftet und führten zu falschen bzw. ungenauen Schlussfolgerungen.

Leider muss man feststellen, dass der größte Teil der »studentenfreundlichen« Statistik-Software aus dem angloamerikanischen Sprachraum kommt und daher nicht wenige deutsche Anwender einige Sprachschwierigkeiten bei der Anwendung haben. Allerdings liefern die meisten Hersteller eine sehr umfangreiche und gut verständliche Dokumentation mit, so dass nach einiger Gewöhnung fast alle Anwender problemlos mit den Programmen umgehen können. Wie bereits oben erwähnt, sollte man bereits vor Beginn der eigentlichen Arbeit eine zumindest grobe Vorstellung von der späteren Auswertung haben (gut organisierte Studien werden sowieso mit Hilfe eines Biomathematikers geplant, und auch die Statistik-Professoren freuen sich meist über den Besuch von Medizinern). Davon ist nämlich die Auswahl der entsprechenden Software abhängig. Man kann jedoch sagen, dass die allermeisten Programme die wesentlichen mathematischen Tests beherrschen und daher zur Anwendung kommen können. Wer denkt, mit Excel ginge das auch, wird oftmals enttäuscht aufgeben, denn Excel bietet zwar eine Vielzahl an Funktionen, jedoch ist die Interpretation und Benutzerführung meist etwas kompliziert und es fehlen eben doch einige wichtige statistische Tests.

Einer meiner persönlichen Favoriten ist das Programm InStat (Intuitive Statistics) der Firma GraphPad Software (*www.graphpad.com*). Für knapp 150 US$ erhält man das komplette Statistikmodul und für ein paar Dollar mehr ein zusätzliches Grafikmodul, mit dem man seine Daten in schöne Grafiken verpacken kann. Sowohl Mac-Anwendern als auch Windows-Benutzern (ab Windows 95) stehen InStat und Graph-Pad Prism zur Verfügung Das Programmpaket GraphPad Prism enthält sowohl ein Statistik- als auch ein Grafikpaket und kostet knapp 500 US$. Das Programm, mittlerweile in Version 5 auf dem Markt, ist für kleinere bis mittelgroße Datenmengen konzipiert und eignet sich hervorragend für die Bearbeitung von Datenmengen mit nicht allzu vielen (<50) Variablen. Es ist nicht geeignet für große Datenbanken mit einer Vielzahl von Variablen, diese fallen aber im Rahmen von

Dissertationen meist ohnehin nicht an. Auf der Homepage (s. o.) können auch online Berechnungen ausgeführt werden. Optimal für Gelegenheitsstatistiker.

Das besondere an InStat ist tatsächlich seine intuitive Benutzerführung, d. h. bevor irgendein statistischer Test angewendet wird, will das Programm einige Informationen zu den Daten wissen, um anschließend das dazu am besten passende statistische Verfahren auszuwählen. Das setzt natürlich voraus, dass der Anwender seine Daten auch hinsichtlich Zusammensetzung usw. versteht. Ein weiterer Pluspunkt von InStat ist sein für jedermann kostenloses, auch im PDF-Format erhältliches Handbuch, in dem alle im Programm enthaltenen Verfahren ausführlich erklärt werden. Dabei geht der Autor schrittweise vor und ermöglicht es dadurch, auch Laien den Hintergrund für ein Verfahren verständlich zu machen. In eher allgemein gehaltenen Abschnitten zu Beginn werden statistische Begriffe wie einseitiger vs. zweiseitiger P-Wert, statistische Signifikanz oder Konfidenzintervalle ausführlich diskutiert.

Insgesamt lässt sich festhalten, dass bei InStat ein logisches und schrittweises Herangehen an eine statistische Analyse im Vordergrund steht, ohne dabei zu sehr auf mathematische Einzelheiten einzugehen. In sechs Schritten kann der Anwender zum Ergebnis kommen, vorausgesetzt, die zur Verfügung stehenden Daten können auch von ihm interpretiert werden. Im ersten Schritt wird ein passendes Datenformat gewählt, im zweiten Schritt werden die Daten eingegeben, und im dritten Schritt errechnet das Programm die so genannte Summary statistics (Mittelwert, Standardabweichung, SD, Standardfehler des Mittelwerts, SEM, Konfidenzintervall etc.) für jede Datenspalte. Jeder statistische Begriff in den summary statistics kann übrigens durch Drücken einer »Explain results«-Schaltfläche näher erläutert werden. Im vierten Schritt muss der Anwender einige Fragen zu den Daten beantworten, z. B. ob es sich um gepaarte Daten handelt, und InStat wählt am Ende den am besten passenden Test automatisch aus und zeigt in einem gesonderten Bildschirmfenster die Ergebnisse an. Die Schaltfläche »Checklist« dient auch hier dazu, sich zu vergewissern, ob der gewählte Test tatsächlich der richtige Test ist. Änderungen in den Datensätzen berücksichtigt InStat automatisch und ändert die Werte entsprechend im Ergebnisfenster.

InStat ermöglicht eine Vielzahl an Datenanalysen: Neben den üblichen Standardfunktionen für die deskriptive Statistik, können zwei und mehr Gruppen miteinander verglichen, Kontingenztafeln (auch mit mehr als zwei Gruppen) ausgewertet und lineare Korrelationen und Regressionen berechnet werden. Ebenfalls möglich ist die Multiple Regression und Korrelation. Vom Autor des kostenlosen Manuals »The *InStat* Guide to Choosing and Interpreting Statistical Tests«, Harvey MOTULSKY, ist bei Oxford University Press das ebenfalls sehr zu empfehlende Buch »Intuitive Biostatistics« erschienen (ISBN 0-19-508607-4. Wer sich zusätzlich etwas für Evidence Based Medicine interessiert, wird in diesem Buch eine hervorragende Übersicht über die Grundlagen dieses Denkmodells finden (BAYESian thinking).

Eine ebenfalls sehr empfehlenswerte und preiswerte Kombination ist das in den USA unter Medizinern sehr beliebte, aus dem Englischen übersetzte und momentan in deutscher Sprache leider vergriffene Buch von Stanton A. GLANTZ, *Biostatistik* (McGraw-Hill 1998, ca. 30 € mit PC-Programm), der ein sehr einfach zu bedienendes statistisches Programm (das allerdings in englischer Sprache) für Windows 3.1 und 95 seinem fast 500-seitigen Buch gleich mitgibt. Der Autor ist u. a. Editor einer renommierten amerikanischen Fachzeitschrift für Kardiologie und kennt daher die meisten Probleme bei der Interpretation statistischer Daten. Sein Buch erklärt und erläutert eine Vielzahl statistischer Tests und setzt zu deren Demonstration sehr gelungene Beispiele ein. Ergebnisse veröffentlichter Studien werden vorgestellt, und anhand dieser Beispiele werden dem Anwender richtige und auch falsche Analysen gezeigt und erklärt.

Das Buch beginnt mit einfachen Überlegungen zur Darstellung von einigen Parametern der deskriptiven Statistik wie Mittelwert, Median, Perzentile und Standardabweichung. Ausgehend davon werden immer komplexere Methoden zur Datenanalyse vorgestellt. GLANTZ versäumt nicht, auch mögliche Alternativen gegenüber einer bestimmten Methode zu erwähnen. Das mitgelieferte Programm kann Datensätze mit maximal 200 Zeilen bearbeiten und enthält alle statistischen Verfahren, die im Buch erklärt werden – nicht mehr und nicht weniger. Es eignet sich aus meiner Sicht sehr gut für kleinere statistische Arbeiten oder die gelegentliche Auswertung einiger Versuchsreihen. Wer eine aufwendige Grafikfunktion sucht, wird eher enttäuscht, denn das Programm bietet keine Darstellung der statistischen Daten an. Für Anwender, die komplexe Grafiken erstellen wollen, kann dieses Programm nicht empfohlen werden. Ein Vorteil ist allerdings seine einfache Bedienung. Man kann Daten z. B. aus einer Excel-Tabelle einfügen oder selbst eingeben. Bereits vor der Dateneingabe muss man, ähnlich wie in InStat, das entsprechende Analyseverfahren auswählen, das Programm hat aber eine so genannte Advisorfunktion, die bei der Auswahl des entsprechenden Tests berät.

Die berechneten statistischen Daten werden in einem gesonderten Fenster angezeigt, aus dem man sie ausdrucken oder in ein anderes Programm kopieren kann. Wer wenig Geld für eine exzellente Dokumentation und ein Programm für kleinere statistische Berechnungen ausgeben möchte, ist mit dieser Kombination sehr gut beraten. Auch wer das mitgelieferte Programm nicht benutzt, findet im Buch wertvolle Ratschläge für den einfachen Umgang mit statistischen Daten. Übungsaufgaben am Ende eines Kapitels helfen, statistische Probleme selbstständig zu erkennen und zu lösen.

Wer sich während einer Doktorarbeit vor komplexere statistische Probleme gestellt sieht, muss schon etwas tiefer in die Tasche greifen, um seine Daten zu verwalten und auszuwerten. Ein sehr gutes Mittelklasse-Programm ist das nur in englischer Sprache erhältliche MedCalc 9.3.1 der belgischen Firma MedCalc (*www.medcalc.be*) zum Preis von 299 €. Das Programm wird für Windows 3.1, Windows 95/98 und NT, XP und Vista angeboten. Die Datenmatrix kann Daten von bis zu 676 Reihen x 100.000 Zeilen aufnehmen und ist für recht aufwendige Analysen gedacht. So ist im Vergleich zu den oben erwähnten Programmen der Datenimport verbessert, neben Excel-Tabellen lassen sich Daten von Lotus, dBase oder ASCII-Dateien laden. Das ist dann sinnvoll, wenn man mit Daten arbeiten muss, die schon früher in anderen Datenbanken verwendet wurden oder wenn man Daten aus verschiedenen Studienzentren verarbeitet. Überhaupt gilt auch hier der Grundsatz: Je aufwendiger man eine Analyse durchführen will, desto besser (und teurer) muss das Programm sein. Dank Studentenlizenzen kann man aber echte Schnäppchen machen. Neben den üblichen Tests der deskriptiven Statistik (Mittelwerte und Median werden mit dem 95 %-Konfidenzintervall berechnet) enthält dieses Programm auch Tests, um Daten auf eine Normalverteilung hin zu überprüfen. Die Stärke der Software liegt allerdings in anderen Bereichen. *MedCalc* enthält z. B. ein so genanntes ROC-Modul zur Kurvenanalyse, Receiver Operating Characteristic, mit dem sich Sensitivität, Spezifität, Wahrscheinlichkeitsverhältnisse und positive und negative Vorhersage-Werte (predictive values) berechnen lassen. Daneben enthält dieses Programm Verfahren zur Evaluierung von Überlebenszeiten (nach KAPLAN-MEIER) und einen Logrank-Test für den Vergleich zwischen zwei Überlebenskurven. Eine weitere ganz nützliche Methode ist die Analyse von summierten Daten in der Literatur und Analysen zum Methodenvergleich (BLAND & ALTMAN Plot, PASSSING & BABLOK Regression, DEMING-Regression). Daneben stellt die Software dem Anwender noch eine Vielzahl anderer Analysemethoden zur Verfügung. Alle Daten können auch grafisch in sehr vielen verschiedenen Formen dargestellt werden. Histogramme, kumulative Häufigkeiten, Verteilungskurven usw. sind nur eine kleine Auswahl dessen, was das Programm alles leisten kann. Dabei lassen sich Bildhintergrundfarbe, Farbe und Aussehen der Graphen, Achsenbeschriftungen, Größe der Legende usw. frei wählen und somit ein anspruchsvolles Layout erreichen. Alle Graphen können per Kopie in die Zwischenablage in alle Textverarbeitungs- oder Grafikprogramme integriert werden.

In etwa der gleichen Preisklasse (150 €) bewegt sich auch StatsDirect (*www.statsdirect.com*), das sich sehr stark an Excel orientiert. Es kann nur im Internet bestellt und bezahlt werden, eine Lieferung als CD ist nicht möglich. Das Programm bietet eine ausgezeichnete Dokumentation der benutzten Methoden und einen statistical Advisor, der ähnlich wie in InStat bei der Ermittlung der zu verwendenden Methode und der Interpretation der erhaltenen Daten hilft. Die Vielfalt der Funktionen begeistert, und aufgrund der vertrauten Oberfläche fühlt man sich schnell heimisch. Bis auf komplexere Berechnungen (multivariate Analysen) können alle Analysen schnell durchgeführt werden. Die Grafikausgabe ist ebenfalls an Excel orientiert, kommt aber an die Klasse von Graphpad Prism oder speziellen Programmen zur Datendarstellung wie Origin oder SigmaPlot nicht heran.

Wer es gern mit Excel macht, kann unter *www.winstat.de* für 89 € ein Add-in für Excel nebst CD und Handbuch erwerben. Die Funktionsvielfalt, inkl. Überlebensanalysen und deren Vergleich, ist erstaunlich, und das eigentlich Praktische ist die Ausgabe in Excel-Diagrammen, die man in die Promotionsschrift einfügen kann. Für Gelegenheitsstatistiker und Promovenden, die gern innerhalb eines Programms bleiben wollen, bietet sich daher WinStat an, wenn es auch vom Funktionsumfang her nicht vollständig mit MedCalc oder StatsDirect mithalten kann. Dafür lassen sich die Graphen wunderbar bearbeiten und sehen bereits in der Primärausgabe recht ordentlich aus.

Noch umfangreicher, leider aber auch teurer (mehr als 500 US$ mit elektronischer Dokumentation auf CD), ist NCSS 2007, der »Number Cruncher« der Firma NCSS Statistical Software (*www.ncss.com*), ein leicht zu bedienendes und erlernbares Programm für recht anspruchsvolle semiprofesionelle Anwender. Der Umfang der verwertbaren importierbaren und exportierbaren Dateiformate hat gegenüber MedCalc 9 deutlich an Umfang zugenommen (zusätzlich SPSS, Access, Paradox und SAS-Format). Ein weiteres Plus ist das eingebaute Textwerkzeug, mit dem die Ergebnisse im Rich Rext Format (.*rtf*) gespeichert und damit in die allermeisten Textverarbeitungen integriert werden können. Da die Textteile durch Tabulatoren voneinander getrennt werden, lassen sie sich sehr leicht reformatieren und eigenen Bedürfnissen anpassen. Selbst die Grafiken können damit komfortabel im Text platziert werden. Die Dateneingabe erfolgt in NCSS über ein Datenblatt, das große Ähnlichkeit mit einem Excel-Datenblatt – zu dem es kompatibel ist – aufweist. Selbst sehr umfangreiche Datenmengen lassen sich damit bearbeiten. Tabellen sind schnell erstellt und mit den Daten gefüllt. Mehr als 200 verschiedene statistische Methoden stehen dem Anwender zur Verfügung. Die Vielfalt der möglichen grafischen Darstellungen ist schier unerschöpflich. Am besten schaut man sich einmal die Homepage von NCSS an und druckt sich die Produktbeschreibung aus. Ein weiterer Vorteil von NCSS ist der Service, den die Firma bietet: 30-Tage Geld-Zurück-Garantie bei Unzufriedenheit und kostenfreie Möglichkeit der Konsultation eines erfahrenen Statistikers bei technischen Fragen. Ein kleiner Schwachpunkt des Programms sind seine nur begrenzten Möglichkeiten zur Bearbeitung der Grafiken selbst (Schriftgröße, Schriftart, Hintergrund usw.). Für eine Dissertation ist die Ausgabequalität jedoch sehr gut. Insgesamt kann ich NCSS als leicht erlernbares, sehr umfangreich dokumentiertes und brauchbares Produkt empfehlen.

Wer während einer Dissertation noch mehr Statistik benötigt, kann zu einem der drei folgenden Programme der Profiklasse greifen: SPSS 15.0 (*www.spss.com/germany*), das ab einem Preis von rund 1.832 € erhältlich ist, Statistica 8.0 (*www.statsoft.com*) und *SYSTAT 12*. Zum Glück gibt es von jedem der drei Programme günstigere Studentenversionen, die den studentischen Geldbeutel nicht zu sehr strapazieren. So kostet eine SPSS-Lizenz der Version 12 rund 90 €. Allerdings, und das steht leider nicht auf der Verpackung, ist die Studentenlizenz auf 50 Variablen beschränkt und limitiert damit die Nutzung beträchtlich. Die Funktionsvielfalt dieser Programme ist so enorm, dass allein das Aufzählen der möglichen Analyseverfahren mehrere Seiten in diesem Buch füllen würde. Es bleibt praktisch kaum ein Verfahren ausgespart. Man muss aber klar sagen, dass die eigentliche Anwendergruppe dieser Software sicher nicht die der Mediziner ist, sondern eher professionelle Statistiker und Ingenieure, die Prozessanalysen, Qualitätsregulungen und komplexe Versuchsplanungen bearbeiten. Während SPSS auf ein Modulkonzept setzt (einzelne Verfahren sind nur in zusätzlichen Softwarepaketen zu horrenden Preisen erhältlich), ist Statistica ein all-in-one-System, soll heißen, dass alle Komponenten im Programm integriert sind. SPSS kann ich allerdings jedem empfehlen, der sehr umfangreiche Studien mit Patientendaten unterschiedlicher Skalierung durchführen muss. In einem solchen Fall spielt SPSS seine Stärken während einer Analyse voll aus und erleichtert Promovenden die Arbeit beträchtlich. Statistische Profis benutzen *SAS*, Stata, Minitab oder Analyse-It.

Das ganz hervorragende Handbuch von Statistica kann man sich übrigens auf der Homepage ansehen (*www.statsoft.com/textbook/stathome.html*), man findet darin eine ausgezeichnete Dokumentation aller möglichen statistischen Verfahren.

Diesen Programmen ist gemeinsam, dass sie mit Hilfe einer eigenen Programmiersprache individuellen Bedürfnissen angepasst werden können. Die Bedienung dieser High-End-Produkte ist erst nach einer längeren Einarbeitungsphase möglich, denn die Vielfalt der Optionen ist gerade am Anfang gewöhnungsbedürftig.

2.3.8 PDF-Software

PDF steht für Portable Data Format und bedeutet, dass man diese Dateien auf jedem Computer mit einem PDF-Leseprogramm lesen kann. Im professionellen Druck- und Satzbereich setzt sich dieses Format immer mehr als Standard durch. Immer mehr Fachzeitschriften fordern bei Autoren gleich ein Manuskript im .pdf-Format an, um eine vom Betriebssystem unabhängige Darstellungsart zu geben. Mittlerweile bieten auch immer mehr Verlagshäuser die fertigen Artikel als .pdf-File zum Download an. Mehrere Artikel können allerdings schnell einige MByte Festplattenplatz beanspruchen.

Adobe, die »Erfinder« von Postscript und PDF, bieten mit dem Acrobat Reader ein kostenloses Programm zum Lesen von .pdf-Dateien an. Es eignet sich aber wirklich nur zum Lesen. Das Erzeugen einer .pdf-Datei gelingt mit Adobes Acrobat, in der Professional-Version 8.0 zum Preis von 225 € im Adobe Educational Store erhältlich. Wer MS Vista und das neue Office 2007 erworben hat, kommt um die 8.0-Version nicht herum. Endlich bietet Adobe auch einen Educational Store für Akademiker an. Inzwischen gibt es allerdings preiswertere Alternativen zum teuren Adobe-Produkt. Die pdfMachine 12.02 von BroadGun Software (*www.pdfmachine.de*) ist ebenfalls Vista-fähig und bietet für den täglichen Gebrauch in Office-Anwendungen eine Menge Optionen, und das für 71 €. Die konvertierten Dateien geraten meist etwas größer als die Originale, liegen aber in der PDF-Version 1.5 vor. Umfangreichere Dokumente benötigen für die Umwandlung allerdings ihre Zeit. Für 69 € kann man den PDF-Konverter Jaws PDF 5.0 erwerben. Dieses Programm kann existierende Dokumente in PDF umwandeln, aber auch PostScript-Dateien in PDF konvertieren. Auch in Jaws wird aktuell die Version 1.5 benutzt, allerdings werden nicht alle Details implementiert. Ingesamt ist dieses Programm eine sehr interessante Alternative zum teuren Acrobat. Gerade die Implementierung für Office-Anwendungen ist super. PowerPoint-Dateien lassen sich ebenfalls bequem ab der Version 97 in ein .pdf-Dokument umwandeln. Auf eine kostenlose Lösung sei noch hingewiesen: Mit ghostscript lassen sich Postscript (Druck-) Dateien in PDF umwandeln. Und unter der Adresse *http://www2.wiwi.uni-marburg.de/pdf* können online Postscript-Dateien nach PDF konvertiert werden.

Meine persönliche Empfehlung ist eindeutig Adobes Acrobat. Das liegt vor allem an den sehr vielfältigen Möglichkeiten, die die anderen Programme nicht bieten. Komplexe Dokumente mit vielen Abbildungen, Diagrammen und mathematischen Formeln wandelt der Acrobat am besten um. Meine Buchempfehlung dazu: Ted Padova, Adobe Acrobat 8 PDF Bible, ISBN 0470050519, knapp 30 US$ unter *www.Amazon.com*.

2.3.9 Email-Programme

Email ist heute selbstverständlicher Teil der Promotion. Die Kontaktaufnahme mit dem Doktorvater nach Beendigung der Laborarbeit erfolgt meist per Email, und die Recherche im Internet oder die Anforderung von Literatur ist ohne elektronische Kommunikation fast nicht mehr möglich.

Immer mehr setzt sich die Email als Konkurrenz zum Brief durch. Neben einer Email-Adresse wird noch ein Internet-Provider und eine entsprechende Software zum Lesen und Schreiben der Emails benötigt. Aktuelle Internet-Browser wie Netscape, Opera oder der Internet Explorer sind bereits mit einem Email-Client ausgestattet, der aber nicht unbedingt integriert sein muss. Zusätzlich lassen sich aus dem Internet kostenlose Programme herunterladen. Unter *www.pmail.com* kann man Pegasus bekommen, Eudora light gibt es unter *www.eudora.com*. Apple-Rechner haben im neuen Betriebssystem MacOS 10 AppleMail ebenfalls integriert. Das Pendant zu Microsofts Outlook ist bei Apple Entourage X 10, dem Personal Information Manager, der sich um Termine, Notizen und auch Emails kümmert. Seit der letzten Auflage haben sich die Programme deutlich verbessert. Das schließt nicht nur erhöhte Sicherheitsfunktionen, sondern auch Möglichkeiten zum Verwalten mehrerer Konten ein.

Was sollte nun ein Email-Programm für Promovenden können? Neben der reinen Textverwaltung ist die Versendung von Attachments besonders wichtig. Attachments sind Anhänge von Dateien an eine Email. Das können z. B. Texte, Bilder oder Excel-Tabellen sein. Außerordentlich hilfreich sind Filterfunktionen zum Aussortieren nicht gewünschter Emails (Spam-Filter). Das Angebot für Linux ist ebenfalls recht gut. Kmail dürfte wohl der am meisten genutzte Email-Client für die Benutzer der stark an Windows orientierten grafischen Oberfläche KDE sein. Es ist übrigens nicht sehr sinnvoll, das eingesetzte Programm häufig zu wechseln. Oft tauchen Probleme beim Import der alten Emails oder des Email-Adressbuchs in das neue Programm auf. Während Pegasus und Outlook Express für die POP3-Zugänge (Standardzugang) brauchbar sind, ist Mulberry (*www.cyrusoft.com*) für IMAP-Zugänge empfehlenswert. Mozilla ab der Version 1.3 bringt von Haus aus einen Mail-Client mit, für den die Verwaltung mehrerer Konten und – neu – die Möglichkeit, sehr ausgefeilte Filterregeln definieren zu können, selbstverständlich sind. Wer stattdessen den schlankeren Browser Mozilla Firefox nutzt, der aktuell in der Version 2.0 erhältlich ist, kann sich mit Mozilla Thunderbird einen passenden Email-Client herunterladen (www.mozilla.org).

Neben der erwähnten speziellen Software für Email gibt es natürlich auch im Internet elektronische Postfächer, die weltweit nutzbar sind. In Deutschland führend ist wohl GMX (*www.gmx.de*) mit seiner kostenlosen elektronischen Privatadresse. Daneben findet man aber auch gegen ein monatliches Entgelt Postkästen mit mehr Speicherkapazitäten, mehr Optionen für den Multi-User-Gebrauch usw. Wer einen Internetzugang hat und nur gelegentlich Emails schreibt, kommt ggf. mit so einem WWW-Basierten Emailservice gut klar. Neben GMX bieten auch Microsoft (*www.hotmail.com*), Yahoo und etliche andere Internet-Dienstleister (faktisch alle bekannten Suchmaschinen) einen kostenlosen Email-Account an. Vorteil ist die einfachere Erreichbarkeit des Briefkastens, die praktisch von jedem beliebigen Internetzugang und ohne Einstellen der Wählparameter und ggf. Eingabe verschiedener Kennwörter möglich ist. Nachteil kann sein, dass einige Betreiber von Mailinglisten diese Adressen als »unerwünscht« von einer Subskription ausschließen, weil sehr häufig Mails entweder als »nicht zustellbar« oder »Mailbox voll« zurückkommen oder wegen mehrerer hintereinander verschachtelten Weiterleitungen die Emailadresse der als nicht zustellbar zurückgekommenen Mail gar nicht in der entsprechenden Mailingliste gefunden werden kann.

2.3.10 Linux kontra Windows

Linux ist das einzige ernstzunehmende Konkurrenzprodukt für die Windows-Betriebssysteme. Es wird gern mit einer Kiste Legosteine verglichen, mit deren Hilfe man verschiedene Objekte bauen kann. Windows bietet quasi das fertige Raumschiff oder die Ritterburg. Nach dem Kauf kann man es nicht mehr verändern. Bei Linux kann, ja muss eine ständige Anpassung erfolgen, allein um die Möglichkeit nutzen zu können, rein sicherheitstechnisch auf dem aktuellsten Stand zu sein. Ein Verhalten, das allen Windows-Anwendern ebenfalls dringend empfohlen werden kann.

Die Statistik spricht beim Neukauf eines Rechners eine klare Sprache. Mehr als 85 % aller Computer sind mit Windows ausgestattet. Linux wird gern als Zweitbetriebssystem bei Privatanwendern benutzt, um sich nicht ganz den Weg zu den Windows-kompatiblen Produkten zu verbauen. Die Frage, für welches Betriebssystem man sich entscheiden soll, hängt von den individuellen Wünschen eines Benutzers ab. Wer gern ein individuelles System haben möchte, kann zu einem der Linux-Pakete verschiedener Distributionen greifen, z. B. SuSE, RedHat oder debian. Die Pakete sind z. T. recht unterschiedlich, daher empfiehlt sich eine genaue Prüfung dessen, was gebraucht wird. Es gibt Standardversionen und Professional-Ausgaben, die mehr Optionen für Netzwerkanwendungen und beispielsweise gedruckte Handbücher bieten. Microsoft bietet den Nutzern die fertige »Windows-Soße« und erlaubt einen raschen Arbeitseinstieg. Wer lediglich Texte und Emails schreiben will oder mal ins Internet geht, kann zu einem Windows-System greifen. Mehr Individualität und Freude am Basteln bringen Linux-Systeme mit sich. Linux bringt übrigens ein fertiges Satzprogramm in Form von TₑX mit.

Allerdings gibt es bei Linux klare Einschränkungen. Es wird längst nicht so professionell mit Software versorgt wie Windows, und viele Hersteller bieten erst gar keine Produkte für Linux an. In diesem Sinn ist Linux noch eine Einbahnstraße. Daneben habe ich mehrfach erlebt, dass die Treiberbeschaffung für einen Drucker oder eine ISDN-Karte für Linux extrem schwierig sein kann und manche Studenten frustriert aufgeben ließ. Selbst die Suche im Internet hilft oftmals nicht weiter. Ein weiterer Minuspunkt ist ganz klar die immer noch unzureichende Unterstützung von Linux auf Notebooks. Obwohl sich auf den meisten Notebooks Linux installieren lässt, hapert es an Kleinigkeiten wie der plötzlich nicht mehr funktionierenden Tastenbelegung für die Display-Helligkeit oder das versagende Powermanagement. Nur wenige Markenhersteller wie Fujitsu-Siemens, HP oder Dell unterstützen bei einigen Modellen Linux. Ich empfehle momentan dem Durchschnittsanwender nicht den Kauf oder die Installation von Linux, gleich welcher Distribution, für Notebooks. Allerdings kann jeder, der »nur-mal-so« auf seinem PC oder Notebook ausprobieren will, wie sich denn Linux so anfühlt, eine Knoppix-CD einlegen und testen, ob denn alle Hardwarebauteile erkannt werden und auch funktionieren. Knoppix (*www.knoppix.de*) ist ein mit zahlreichen Methoden der automatischen Hardwareerkennung angereichertes debian-Linux und startet direkt von der CD, ohne die Daten auf der Festplatte überhaupt zu berühren.

2.3.11 Internet-Provider

Den geeigneten Internetprovider zu finden, erfordert Geduld und Recherche. Schon die Zugangsmöglichkeiten sind vielfältig. Zu nennen sind die Highspeed-Internet-Zugänge via DSL mit bis zu 16 Mbit/s im Downstream (damit ist die Empfangsrate vom Netz zum Rechner gemeint) und die von Kabel-TV-Anbietern offerierten Breitband-Zugänge. In strukturschwachen Regionen, also auf dem Lande, läuft gerade der Ausbau des Wimax-Netzes, das auch Internet mit über 1Mbit/s im Downstream bietet. Inzwischen antiquiert ist das Surfen mit Modem oder ISDN. Mit einer maximalen Datenübertragung von 56 kbit/s bzw. 128 kbit/s bei ISDN ist es für die komplexen Angebote des Internets zu langsam geworden. Erwähnt seien auch UMTS und die teilweise angebotene Variante HSDPA, das mobil Internet und Email möglich macht.

Leider ist der Ausbau der verschiedenen Netzstrukturen sehr unterschiedlich. Momentan verfügt etwa ein Viertel der Haushalte über einen internetfähigen TV-Kabelzugang, DSL ist allgemein verbreitet, außer in den bereits erwähnten strukturschwachen Regionen. Man bekommt es von Resalern oder der Telekom selbst auf der Basis eines Telekom-Anschlusses (für den man im Monat etwa 16 € bezahlt, DSL kostet natürlich extra), bzw. von Arcor, QSC und anderen. Herauszufinden, wer am Wohnort einen Breitband-Internetzugang anbietet, ist die erste Hürde. Eine grobe aber sehr praktische Orientierung bieten Tarifrechner – wie die vom Heise Verlag (auf der Homepage), die mögliche Anbieter im Vorwahlbereich auflisten. Da sich die Anschlussmöglichkeiten nicht nur in Stadtteilen, sondern mitunter sogar innerhalb einzelner Straßen unterscheiden, sollte man anschließend beim jeweiligen Anbieter die Verfügbarkeit erfragen. Meistens gibt es hierfür eine Verfügbarkeitsprüfung auf der Homepage.

Jetzt beginnt der schwierige Teil, das Studium der Tarif- und Paketvarianten. Hierfür sollte man im Prozess der Erkenntnis fortgeschritten sein und die eigenen Vorlieben kennen. Die folgenden Zeilen sind nur Hinweise und spiegeln eigenes Leid wider.

Zumeist werden Komplettpakete als Variationen aus Anschluss, Zugang und Flatrate für Internet und Telefon angeboten. Verschiedene Bonbons wie ein kostenloser Router machen die Verwirrung komplett, aber jedes Extra kostet.

Vorausgeschickt seien ein paar Worte zur Bandbreite. Ist man begeisterter Nutzer von Videoportalen, ist eine Bandbreite von 1 Mbit/s im Downstream das Minimum (wie auch überhaupt 1 Mbit/s für ein flüssiges Internet gut sind). Lädt man viele Daten vom Rechner, z. B. Fotos auf Fotoserver, ist ein breiter Upstream entscheidend. Wichtig ist auch der Preis.

Teilweise schlägt bereits die Installation des Anschlusses ordentlich zu Buche und ist erst bei Angeboten mit langen Vertragslaufzeiten kostenlos. Ob man sich für bis zu 24 Monate bindet, ist jedoch auch zu überlegen, zumal die Preise weiter purzeln werden. Der Telefon-Anschluss ist mit Bedacht zu wählen. Telefoniert man viel ins Ausland oder in Mobilfunknetze und nutzt Sparvorwahlen, ist trotz der monatlichen Kosten von etwa 16 € nach wie vor ein Telekom-Telefonanschluss erste Wahl. Normalerweise funktionieren Sparvorwahlen nicht bei Anschlüssen anderer Anbieter. Obzwar eine Internet-Flatrate fast immer sinnvoll ist, kann eine Festnetz-Flatrate auch Kosten verursachen, zumal wenn man hauptsächlich in Mobilnetze telefoniert, die nicht mit abgedeckt sind. Schließlich sei noch darauf hingewiesen, dass die Hotlines mancher Anbieter kostenpflichtig sind. Das ist ein sehr ärgerlicher Fakt, zumal man diesen Service oft erst nutzt, wenn man Probleme hat.

Ordert man dann nach mühevoller Recherche einen Internetzugang, hat es einen meist infiziert – das Wechselfieber.

2.3.12 Internetsicherheit

Es gibt gute Gründe, sich auch einige Gedanken über die Datensicherheit beim Erstellen der Doktorarbeit zu machen. Zugegeben, die wenigsten Doktorarbeiten befassen sich mit einem so brisanten Thema, dass ein gezielter Datenklau via Internet zu befürchten wäre, viel wahrscheinlicher ist jedoch eine indirekte Schädigung der Daten durch Viren oder Würmer. Was wäre schlimmer als eine fast fertige, schlecht gesicherte Doktorarbeit auf einem nicht mehr funktionstüchtigen Computer? Was unangenehmer als eine Mail mit einem Virus als Attachment an den Doktorvater? Oder eine Telefonrechnung über 300 €, weil man »versehentlich« einen Dialer installiert hat? Prinzipiell gilt, jeder Computer, der direkt oder indirekt mit anderen Computern in Kontakt steht (also auch nur durch Dateientausch via USB-Stick o. ä.) ist gefährdet, sich mit Viren oder Würmern zu infizieren. Nach einer Sicherheitsstudie von Google verbreitet etwa jede zehnte Webseite Spyware, Viren und Trojaner. Welche Schutzfunktionen gibt es?

2.3.13 Allgemeine »Hygieneregeln«

Zusätzlich zu den im Folgenden erklärten Programmen sollte jeder einige Verhaltensregeln befolgen:

1. Keine Attachments öffnen, von denen man sich nicht ganz sicher ist, dass man den Inhalt kennt. Auch eine Mail mit der Adresse eines Bekannten kann einen Virus enthalten – eine

Mail von jemand, mit dem man sonst auf Deutsch kommuniziert, die einen kurzen englischen Text wie »the requested file« oder »see attachment« enthält, sollte man besser sofort löschen.

2.   Man sollte nie irgendwelche Programme aus dem Internet herunterladen, von denen man nicht absolut sicher ist, dass man sie benötigt. Beim Besuch von Seiten, deren Anbietern man nicht vertrauen kann, ist es außerdem ratsam, die Internetsicherheit des Browsers zu erhöhen (z. B. im InternetExplorer unter Extras <Internetoptionen <Sicherheit einfach auf »Hohe Sicherheitsstufe« gehen. Allerdings werden so einige Seiten nicht mehr richtig angezeigt). Auch sollte man überlegen, ob man nicht alternativ zum Internet Explorer von Microsoft lieber einen anderen Browser verwendet, z. B. Opera oder Mozilla Firefox.

3.   Auf Email Programme, die Mails als html-Dateien verschicken, sollte man möglichst verzichten, da es hier möglich ist, Viren aktivierende Skripte in die Nachrichten einzubauen. Viele Viren verschicken sich vor allem über das Outlook-Adressbuch, es ist auch hier sinnvoll, über ein alternatives Mailprogramm wie z. B. ThunderBird, PegasusMail oder TheBat nachzudenken.

4.   Windows hat Sicherheitslücken, einige von ihnen lassen sich jedoch mit so genannten Patches schließen. Updates gibt es unter *http://windowsupdate.microsoft.com*, bzw. lassen sich automatisch durch eine entsprechende Einstellung (unter XP im Menü unter Systemsteuerung <Sicherheitscenter) automatisch aus dem Internet herunterladen und installieren.

2.3.14 Virenscanner

Egal, für welchen Virenscanner man sich entscheidet: Wichtig ist vor allem, dass er aktuell ist. Das beste Virenprogramm nützt nichts, wenn die Virenkennungen 2 Monate alt sind! Prinzipiell kann man sich zwischen einem Gratis-Virenscanner oder einer kommerziellen Version entscheiden.

Den Klassiker unter den kostenlosen Virenscannern stellt wohl AntiVir PE Classic dar (*ww.free-av.de*). Die Gratisvirenscanner sind in punkto Virenerkennung ähnlich gut wie ihre gekauften Konkurrenten, allerdings wird gerade der gefährlichste Schädling, die so genannte Spyware von den Gratisversionen nicht erkannt, dass ist nicht verwunderlich, da die meisten kostenlosen Scanner Lockangebote für eine kommerzielle Version darstellen. Deshalb lohnt sich hier der Griff zu den meist erschwinglichen Angeboten, auf die im Folgenden eingegangen werden soll. Am besten sollte man gleich ein Sicherheitspaket mit Firewall, Viren- und Spywarescanner, WLAN-Schutz sowie Phishingschutz erwerben.

Wenn es dann doch einmal zu einer Vireninfektion kommt, ist es sinnvoll, vorher eine Notfalldiskette erstellt zu haben (Virenscanner wie der Norton Antivirus bieten diese Möglichkeit). Außerdem besteht die Möglichkeit, einen Online-Virenscanner mit den neuesten Signaturen zu nutzen (z. B. unter *http://housecall.trendmicro.com*)

2.3.15 Firewall

Es gibt gute Gründe, sich auch eine (kostenlos erhältliche) Firewall auf einem privaten Computer zu installieren. So können sich automatisch so genannte 0900-Dialer installieren oder beim Kontaktieren von Websites werden Email-Adressen ausgelesen und weitergeleitet. Zwar ist in Windows XP bereits eine rudimentäre Firewall eingebaut. Firewall bedeutet, dass keine unkontrollierten Verbindungen von außen und vom Rechner selbst ins Internet stattfinden können.

Eine Firewall wird in der Regel durch Software erzeugt, es handelt sich also nicht um Bestandteile der Hardware.

Im Folgenden stelle ich drei kostenlose Programme (Personal Firewalls) vor, die allesamt Schutz vor Eindringlingen bieten, aber auch auf dem Rechner bereits installierten Programmen verbieten bzw. erlauben, eine Verbindung ins Internet aufzubauen. Sie sind auch in großen Fachzeitschriften mehrfach getestet worden. Die Einstellungsmöglichkeiten sind bei diesen Versionen allerdings begrenzt. Wer professionellen Schutz wünscht, muss tiefer in die Tasche greifen. Alle drei Programme arbeiten nach dem gleichen Prinzip. Beim erstmaligen Versuch eines Programms, eine Internetverbindung aufzubauen oder eine bestehende Verbindung zu nutzen, wird gefragt, ob der Benutzer dies wünscht oder nicht. Im Laufe der Zeit merkt sich das Programm also, welche Software ins Netz darf und welche nicht. So genannte Regeln helfen dem Nutzer, seine Software so zu konfigurieren, dass einerseits ein Datenaustausch möglich ist (Email, Suche im Netz), andererseits aber keine unkontrollierten Verbindungen aufgebaut werden können.

Mit ZoneAlarm kommen Einsteiger am besten klar, Sygate und Kerio setzen Grundkenntnisse voraus, erlauben aber mehr Einstellungsmöglichkeiten. Je höher die Sicherheitsanforderungen an eine Firewall sind, desto mehr Nachfragen muss man sich während der Arbeit gefallen lassen. Eine einmalige Installation reicht ebenfalls nicht für einen Schutz aus, sondern es müssen ständig Anpassungen vorgenommen werden. Neben einer Firewall sollte zusätzlich noch ein Virenscanner auf dem Rechner installiert sein. Die meisten Firewalls arbeiten recht problemfrei mit Virenscannern zusammen.

Tab. 2.8 – Kostenlose Personal Firewalls für Windows			
	Zone Alarm	Sygate Personal Firewall	Kerio Personal Firewall
URL	www.zonelabs.com	www.sygate.com	www.kerio.com
Sprache	Englisch	Englisch	Englisch
Vorgefertigte Regelsets	✓	✓	✓
Lernmodus	✓	✓	✓
Passwortschutz	-	✓	✓
Bedienung	-	+	+
Einsteigerfreundlichkeit	++	-	+
Hilfefunktion	+	-	-

Alle aufgeführten Programme bieten mehr oder weniger umfangreich so genannte Paketfilter an. Während ZoneAlarm lediglich Applikationen unterstützt, erlauben Kerio und Sygate, auch nach IP-Adressen, Protokollen und Portbereichen zu filtern. Wer ein wenig Einarbeitung nicht scheut, sollte daher zu Kerio oder Sygate greifen. Alle Programme gibt es auch als kommerzielle Version mit deutlich mehr Funktionsumfang. Für 40 € ist von Kaspersky Labs eine recht einfach zu bedienende und trotzdem brauchbare Firewall erhältlich. Näheres unter *www.kaspersky.com*.

Die Sicherheit kann also nur so hoch sein, wie es das schwächste Glied in der Kombination zulässt. Ein guter Virenscanner, kombiniert mit einer mäßigen Firewall, ist zwar nicht direkt eine Gefahr, aber wenig sinnvoll. Eine Firewall aber, die eine Aktualisierung des Virenschutzes verhindert, bedroht unter Umständen das gesamte System. Für einige Anwender dürften Einzelkomponenten sinnvoller sein. Die in Windows mit Service Pack 2 ohnehin mitgelieferte Firewall funktioniert eigentlich recht ordentlich. Eine kostenlose Personal Firewall reicht ebenfalls aus. Mit den aktuellen Versionen eines guten Antivirenprogrammes kann man sich effizient vor Spyware schützen. Hartnäckige Spionageprogramme lassen sich mit dem kostenlosen SpyBot Search & Destroy oder CAs PestPatrol auf der Microsoft Sicherheits-CD eliminieren. Thunderbird bietet einen brauchbaren, lernfähigen Email-Spam-Filter.

Für DSL-Nutzer bietet sich eine Hardwarerouterlösung an. Das hat nicht nur den Vorteil, dass es unter »0900« keinen Anschluss mehr gibt – zumindest solange keine zusätzlichen ISDN- oder Modemkarten eingebaut und angeschlossen sind –, sondern auch eine effektiv arbeitende Hürde für den Zugriff von außen auf den eigenen Rechner errichtet wird. Da diese Router so arbeiten, dass Anfragen auf die echte IP-Adresse, die bei der (automatischen) Einwahl vom Internet-Provider zugewiesen wird, nach innen nur »maskiert« durchgereicht werden, lassen sich damit sehr effektiv Angreifer aus dem eigenen »Netz« fernhalten. Dabei haben die Geräte im internen Netz IP-Adressen (z. B. 192.168.*), die grundsätzlich nicht nach außen weitergeleitet (»geroutet«) werden und deshalb auch nicht von außen erreicht werden können. Insofern kann eine solche Netzwerklösung auch dann sinnvoll sein, wenn das eigene Netz nur aus einem Rechner (und dem Router) besteht.

3 Arbeiten mit Word

3.1 Einführung

In diesem Kapitel werde ich etwas genauer auf die Textverarbeitung mit Word für Windows eingehen, denn erfahrungsgemäß schreiben die meisten Promovenden ihre Arbeit mit diesem Programm. Da immer wieder (vermeidbare) Probleme auftreten, möchte ich nachfolgend ein paar Tipps zum sicheren Umgang mit Word geben. Dabei ist es egal, ob mit Word 2.0 oder Word 2003 geschrieben wird. Ich empfehle allerdings dringend jedem Word-Nutzer, speziell den Anfängern, ein sehr gutes Referenzwerk in einem Buchladen zu erwerben. In diesen Büchern findet man (fast) alle Informationen zu allen möglichen Problemen, die das Leben im Alltag mit Word erschweren. Die 50 € sind gut investiertes Geld. Speziell für wissenschaftliche Fragestellungen kann ich folgende Bücher empfehlen:

- Wissenschaftliche Arbeiten Schreiben mit Word. N. Nicol und R. Albrecht, 2002. Addison-Wesley Verlag. ISBN 3-8273-1943-9. knapp 25 €, ★★★, deckt alle Aspekte einer wissenschaftlichen Arbeit ab

- Wissenschaftlich mit Word arbeiten. T. Ravens, 2004. Pearson Studium Verlag. ISBN 3-8273-7131-7. 20 €, ★★, konzentriert sich v. a. auf die Layoutgestaltung einer wissenschaftlichen Arbeit

Word hat sich während der letzten Jahre als die am meisten verbreitete Textverarbeitung etabliert. Microsoft hat sein Office-Paket, in dem Word einen festen Platz einnimmt, auch für Apple angeboten und somit können PC-Anwender und Mac-Freunde Word benutzen. Kritiker sagen, dass sich Word eigentlich seit Version 2.0 für Windows (auch damit konnten Promotionen und Bücher geschrieben werden) nicht unbedingt verbessert hat und dass die meisten der neu hinzugekommenen Funktionen sowieso nie vom Durchschnittsanwender benutzt werden. Oder haben Sie schon mal in einer Word-Tabelle gerechnet oder eine Grafik in Word gezeichnet? Untersuchungen ergaben, dass selbst professionelle Vielschreiber nur maximal 35 % aller in Word enthaltenen Funktionen nutzen. Auch die bekannten Bugs (Programmfehler) sind durch die neueren Versionen nicht unbedingt verschwunden, ich denke da an das Fußnotenproblem oder Schwierigkeiten beim Abspeichern von Dateien. Auch der Import von Grafiken gestaltet sich bei vielen Anwendern als Stolperstein. Oft finden sich übrigens in der Support-Newsgroup der deutschen Microsoft-Niederlassung Hilfestellungen zu Problemen. Auch die vielgepriesenen, fast schon an Desktop-Publishing erinnernden Qualitäten sind bei den neueren Versionen nicht unbedingt sichtbar geworden. Der Speicherbedarf für Word auf der Festplatte ist dagegen ganz sicher gewachsen. Und ein nicht zu unterschätzendes Problem war die Umstellung des Dateiformats .doc, wobei erst eine nachträgliche Installation eines kleinen Programms die Bearbeitung von Word 6.0 und älteren Dokumenten in Word 97 und höher ermöglichte. Bei Word 2002 (XP) und dem Mac-Pendant sind übrigens die Dateien des Office-Paketes zueinander kompatibel, soll heißen, auch ein Mac-User kann seine Texte auf einem Windows-PC lesen. Bei Office 2007 lassen sich die Daten im XML-Format speichern und sind damit universell lesbar. Besitzer älterer Office-Versionen können die mit Office 2007 erstellten Dokumente allerdings erst nach Installation eines Updates von der Microsoft-Website öffnen.

Trotz aller berechtigten Kritik kann jeder mit Word effizient und zügig eine Dissertation schreiben. Im Gegensatz zu einem einseitigen Brief an die Eltern ist eine Dissertation ein komplexes, aus vielen unterschiedlichen Absätzen, Symbolen, Überschriften usw. zusammengesetztes Dokument. Da sollen Seitenumbrüche dort sein, wo sie hingehören, Zeichen nicht verrutschen und die Abbildungen an der richtigen Stelle platziert werden. Man erspart sich viel Zeit und Ärger, wenn man im Voraus genau überlegt, welche Struktur und welches Aussehen die fertige Arbeit haben soll. Überlegt werden sollte auch, wie die Arbeit gegliedert wird, ob viele Bilder eingebunden werden und wie die Arbeit später vervielfältigt werden soll. Scheitert das Dissertationsprojekt bereits an einem veralteten Rechnersystem? Auf einem vier Jahre alten Laptop werden Windows XP und das neueste Office-Paket nicht unbedingt zügig laufen. Wichtig ist auf jeden Fall ein Rechner Check-up:

- Ist genügend Arbeitsspeicher vorhanden (min. 128 MB für Win 95/98, min. 512 MB für Win XP, min. 256 MB für Mac OS 10, min. 2 GB für Vista)?

- Ist noch ausreichend Platz auf der Festplatte? Für eine Dissertation inkl. Bilder, Tabellen usw. sollten mindestens 10 bis 15 MByte, besser 25 MByte, freier Platz vorhanden sein. Dabei sollten auch die 100 MB freier Speicherplatz nicht vergessen werden, die Windows für ein schnelles Arbeiten benötigt.

- Ist spezielle Software nötig? Statistische Arbeiten brauchen meist recht umfangreiche Softwarepakete. Läuft so etwas auf meinem Computer?

- Ist der Drucker noch brauchbar?

- Habe ich eine Möglichkeit, meine Daten zu sichern? Ältere Rechner haben meist nur ein CD-Laufwerk und keine USB-Schnittstellen. Bedenken Sie das. Disketten sind für die Datensicherung umfangreicherer Dokumente unbrauchbar.

Jede medizinische Fakultät in Deutschland besitzt ihre eigene Promotionsordnung, in der meist genau festgelegt ist, in welcher Form eine Promotion eingereicht werden darf. Zusätzlich gibt es einige allgemein gültige Regeln für das Erstellen wissenschaftlicher Texte. Dazu zählt beispielsweise, dass die Seiten im Inhaltsverzeichnis mit kleinen Buchstaben nummeriert (i) werden und die Seiten im Anhang mit römischen Zahlen. Das sollte man bei der Erstellung der Arbeit berücksichtigen. Allerdings akzeptiert wiederum nicht jede Fakultät diese Regeln. Unbedingt vorher erfragen.

Bevor es um die eigentliche Texterfassung geht, möchte ich noch einige allgemeine Hinweise geben:

- Legen Sie sich auf Ihrer Festplatte ein Verzeichnis »Promotion« oder »Dissertation« an. Unterteilen Sie dieses Verzeichnis in mehrere Ordner, z. B. »Texte« und »Abbildungen«. Das schafft eine gewisse Ordnung und hilft den Überblick zu wahren, denn im Verlauf werden sich mehrere Fassungen Ihrer Arbeit und mehrere Fassungen Ihrer Abbildungen ansammeln. Nummerieren Sie die einzelnen Fassungen Ihrer Texte fortlaufend, z. B. Einleitung01.doc, Einleitung02.doc. Löschen Sie keine älteren Versionen, bevor Sie nicht sicher wissen, dass diese nicht mehr benötigt werden.

- Gliedern Sie Ihre Arbeit <u>zuerst</u> in einzelne Kapitel, d. h. in ein Deckblatt.doc, Inhaltsverzeichnis.doc, Einleitung.doc, Material-Methoden.doc usw. Das hilft Ihnen, den Überblick zu wahren und, falls Ihr Rechner plötzlich doch mal abstürzt, sind »nur« die Änderungen in einem Kapitel betroffen. Zusätzlich aktivieren Sie in Word in der Menüleiste »Extras« den Punkt »Optionen« und wählen im Eintrag »Sichern« z. B. die Option »Schnellspeicherung alle 5 min« oder »AutoWiederherstellen alle 5 min« aus. Am besten, Sie aktivieren alle Sicherungsoptionen. Ihr Dokument wird dann automatisch alle 5 min gespeichert und nicht allzu viele Änderungen gehen bei einem Absturz des Rechners verloren.

- Speichern Sie regelmäßig, d. h. nach jeder größeren Bearbeitung, Ihr Promotionsverzeichnis auf einem Datenträger (CD, Zip-Medium, USB-Stick) und legen Sie diese Kopien als Sicherungskopien an einen sicheren Ort. Im Internet bieten auch einige Firmen eine Datensicherung an. Allerdings empfiehlt sich diese Form der Speicherung nicht bei sensiblen Forschungsdaten. Nehmen Sie dieses Thema ernst. Stellen Sie sich immer vor, was passieren würde, wenn der PC plötzlich »weg« wäre (was gar nicht mal so selten vorkommen soll) und richten Sie danach Ihre Datensicherungsroutine aus. So banal es auch klingt, in den Texten und Abbildungen steckt Ihr Doktortitel. Die Beschaffung der Daten usw. kann unter Umständen unmöglich werden. Mit einer Sicherungskopie können sie ggf. am Institutsrechner oder bei einem Freund weiterarbeiten.

3.2 Formatvorlagen

Nun zur Texterfassung selbst. Normalerweise erfordert das Schreiben einer Dissertation eine einheitliche Form aller Überschriften, Kopfzeilen, Textblöcke, Abbildungslegenden usw. Um das zu erreichen, empfiehlt sich zuerst die Anlage einer Formatvorlage, die alle in der Dissertation erforderlichen Informationen über die Formatierungen von Überschriften, Absätzen, Legenden usw. enthält. Formatvorlagen tragen in Word die Endung *.dot* und werden standardmäßig im Verzeichnis »MSOffice« »Vorlagen« abgespeichert. Word greift bei der Neuerstellung eines Dokuments standardmäßig immer auf »Normal.dot« zu. In dieser Vorlage steht zum Beispiel, welcher Schrifttyp und welche Schriftgröße eingestellt sind, wie die Hauptüberschriften formatiert sind usw. Man kann natürlich seine Doktorarbeit mit den in Normal.dot vordefinierten Formaten schreiben, doch der individuelle Geschmack ist eben verschieden, und nicht jeder Autor will mit Times New Roman arbeiten oder immer 12pt als Schriftgröße haben. Nimmt man Änderungen an den Standardformaten vor und speichert diese auch ab, werden natürlich auch die nachfolgenden Dokumente mit diesen Neuerungen erstellt, was wiederum auch nicht jedem gefällt.

Eine neue Formatvorlage für die Dissertation zu erstellen, ist in Word eine relativ einfache Sache. Bevor man jedoch neue Formate festlegt, muss man sich im Klaren darüber sein, wie die Arbeit gegliedert sein soll. Sollen drei oder vier Überschriftenebenen verwendet werden, wie soll der Haupttext formatiert sein, welche Abstände sollen zwischen den Absätzen vorliegen und benötige ich eine Abbildungsunterschrift, welche Abstände sollen vor und nach Abbildungen vorhanden sein? Nicht immer lassen sich jedoch diese vorgegebenen Formate genau einhalten, individuelle Nachbesserung ist manchmal nötig, sollte jedoch auf ein Minimum beschränkt bleiben.

Häufig benutzte Schrifttypen sind Times New Roman, Garamond und Arial. Schrifttypen wie Courier New sollten nicht verwendet werden, da sie kein »schönes« Schriftbild ergeben und im Vergleich zu Times New Roman mehr Platz beanspruchen. Der individuellen Gestaltung ist hier keine Grenze gesetzt, man sollte jedoch nie mehrere Schriften in einer Dissertation verwenden. Wo immer möglich sollten auch die Texte in den Abbildungen in der gleichen Schriftart wie im Haupttext gesetzt werden, um ein einheitliches Bild zu erzielen. Denken Sie auch an eine ausreichende Schriftgröße (meist werden 12 pt verwendet, wichtig bei Verkleinerung beim Druck) und an einen ausreichenden Zeilenabstand (meist wird anderthalbzeilig im Haupttext geschrieben).

Hat man sich entschieden, wie die einzelnen Formate aussehen sollen (am besten man notiert sich das auf einem Blatt Papier), kann man eine neue Formatvorlage, z. B. »Dissert.dot« erstellen. Dazu wählt man unter dem Menüpunkt »Datei« die Option »Neu« aus und wählt »Leeres Dokument« an. Unter dem Punkt »Neu erstellen« klickt man die Option »Vorlage« an und anschließend auf OK. Es öffnet sich zunächst ein ganz normales Fenster mit dem Namen »Unbenannt.dot«. Zuerst speichert man das Dokument als »Dissert.dot« ab (Die Endung *.dot* wird automatisch angefügt, weil Word weiß, dass es sich um eine Vorlage handelt). Dann öffnet man im Menü »Format« die Gruppe »Formatvorlage« und wählt den Punkt »Neu« aus. Im nun erscheinenden Fenster gibt man einen Namen für das bestimmte Format ein, z. B. U1 für eine Überschrift 1. Ordnung (Hauptüberschrift wie Material & Methoden). Man öffnet den Punkt »Format« »Zeichen« und wählt die gewünschte Schrift, Größe und Zeilenabstand aus. Im Punkt »Format« »Absatz« werden die Abstände vor und nach dem

Absatz definiert, die Ausrichtung (Blocksatz ist meist üblich) sowie evtl. Einrückungen (Abbildungslegenden werden oftmals um einige Zentimeter eingerückt). Bestätigen Sie mit OK und klicken Sie im Fenster noch den Punkt »Zur Dokumentenvorlage hinzufügen« an. In diesem Fenster legen sie auch fest, welches Format z. B. nach U1 erscheinen soll. (Erst nachdem man alle benötigten Formate erstellt hat, kann man diese Reihenfolge genau definieren). Erstellen Sie nunmehr alle benötigten Formate und testen Sie Ihre Dissertationsvorlage, indem Sie den einzelnen Absätzen durch einen Klick im ganz linken Fenster der Formatierungsleiste (dort steht meist »Standard«, »Titel«, »Überschrift 1« usw.) ein Druckformat zuweisen. Wenn Sie nun Word schließen und erneut starten, können Sie im Menü »Datei« »Neu« Ihre Vorlage »Dissert.dot« finden und nach einem simplen Doppelklick steht Ihrer Schreibwut nichts mehr im Weg. Da Sie diesmal nicht »Vorlage« im Menü »Neu erstellen« angeklickt haben, weiß Word automatisch, dass es sich um ein Dokument handelt und speichert das geschriebene Werk automatisch im .doc Format ab. Durch Anklicken des jeweiligen Formates im linken Fenster der Formatierungsleiste können Sie den entsprechenden Texten das Format zuweisen bzw. Sie sehen immer, welches zugewiesene Format der jeweilige Text besitzt.

Die Arbeit mit genau definierten Formaten hat den Vorteil, dass alle mit dem jeweiligen Format versehenen Texte identisch formatiert sind und bei entsprechenden Änderungen alle Textabschnitte mit dem gleichen Format automatisch geändert werden. Damit erspart man sich das mühselige Suchen im ganzen Text.

Muss man nachträglich Änderungen in der Formatvorlage vornehmen, braucht nicht die Formatvorlage selbst geöffnet werden, sondern die entsprechenden Änderungen werden beim Schließen des Dokuments in die Formatvorlage eingetragen. Klicken Sie immer »Zur Dokumentenvorlage hinzufügen« im Menü »Format« »Formatvorlage« an, dann weiß Word, dass die Änderungen gespeichert werden sollen.

Es kann durchaus sinnvoll sein, verschiedenen Teilen der Dissertation unterschiedliche Format-vorlagen zuzuweisen, z. B. um das Abbildungsverzeichnis vom Haupttext abzusetzen.

3.3 Nummerierung von Tabellen, Formeln und Abbildungen

Gewöhnlich werden neben den Kapiteln auch Tabellen, Formeln und Abbildungen nach einem DIN-Schema nummeriert. Allerdings schreibt jede Promotionsordnung andere Formate vor oder äußert sich gar nicht. In Word 2002 lässt sich die Nummerierung von Tabellen, Formeln und Abbildungen recht einfach realisieren. Im Menü »Einfügen« findet sich der Unterpunkt »Referenz«. Dort gibt es einen Unterpunkt Beschriftungen. Je nach Objekt (Tabelle, Bild, etc.) kann der Beschriftungstyp herausgesucht werden. In einem Probedokument sollten die ganzen Optionen dieses Kontextmenüs zuvor erst einmal ausprobiert werden.

Besonderes Augenmerk sollte auf die Tabellenbeschriftung gelegt werden. Werden mehrere Tabellen in den Text integriert, kann es bei manueller Nummerierung leicht passieren, dass bei Änderungen der Position die Nummerierung nicht mehr stimmig ist. Word bietet eine einfache Hilfefunktion an. Je nachdem, ob die Kapitelnummern mit einbezogen werden sollen oder nicht, können die Optionen geändert werden. Es ist sinnvoll, sich unterschiedliche Formatvorlagen für die Tabellen-, Formel-, und Abbildungsnummerierung zuzulegen. Damit kann z. B. die Tabellenüberschrift (Schriftart, Zeichengröße usw.) genau definiert werden und deren Abstand zur nachfolgenden Tabelle.

3.4 Einbindung von Grafiken & Abbildungen

Ein häufiges Problem ist die Einbettung von Grafiken, Abbildungen usw. in Word. Je mehr Bilder bzw. Abbildungen eingefügt werden, desto größer ist die Wahrscheinlichkeit eines »Absturzes«. Eine Möglichkeit, wie man etwas sicherer mit Grafiken umgehen kann, ist im folgenden Abschnitt aufgezeigt. Wenn Sie die erste Fassung eines Textes schreiben, verzichten Sie ganz auf die Einbettung von Grafiken, sondern platzieren an die gewünschte Stelle einen Positionsrahmen, z. B. in genau der Größe der späteren Grafik oder versehen es einfach mit Leerzeilen in der Form *<hier Abb. 1 einfügen>*. Wenn Sie z. B. Ihre Bilder nicht digitalisieren wollen oder können, sondern Fotos in die Arbeit einkleben, sieht meist ein dekorativer Rahmen um die Abbildung nicht schlecht aus. Um einen Positionsrahmen einzufügen, wechseln Sie zuerst im Menü »Ansicht« in »Seiten-Layout« und wählen dann im Menü »Einfügen« die Option »Positionsrahmen« aus. Zuerst zeichnen Sie einen Rahmen, der ungefähr der späteren Größe entspricht. Wenn Sie den gezeichneten Rahmen dann doppelklicken, öffnet sich ein Menü. In diesem Menü legen Sie die genaue Größe und die Abstände zu Texten usw. fest. Sie können u. a. ebenfalls festlegen, wie der Text um Ihre Abbildung gestaltet werden soll, ob er z. B. nur oben und unten vorhanden sein soll, oder ob er um die Abbildung fließen soll. Möchten Sie die Stärke der Linien verändern, klicken Sie den Rahmen einmal an und wählen dann im Menü »Format« die Gruppe »Rahmen und Schattierung« aus. Hier können Sie den Rahmen beliebig dick bzw. dünn erscheinen lassen. Bleiben Sie immer in der Ansicht »Seiten-Layout«, denn in dieser Ansicht erscheinen die Positionsrahmen in ihrer richtigen Größe. Durch das Einfügen der Positionsrahmen bekommen Sie ein ziemlich genaues Bild über das Aussehen Ihrer späteren Fassung, und Sie sparen zudem eine Menge Speicherplatz. Sie merken somit recht schnell, ob die Abbildungen noch auf die Seite passen (Trennen Sie Abbildung und Legenden nicht), oder ob Sie Ihr Layout durch Veränderungen ggf. durch Einfügen von Absätzen usw. anpassen müssen. Manchmal kann man auch die Grafiken platzsparend verkleinern. Schreiben Sie trotz der bisher noch leeren Positionsrahmen eine Abbildungslegende unter den Rahmen und weisen Sie der Legende auch ein entsprechendes Format zu (meist sind Legenden um ein bis zwei Zentimeter eingerückt, haben einen einfachen Zeilenabstand und eine kleinere Schriftgröße). Natürlich kann auch die Referenz-Funktion von Word benutzt werden. Mit ihr gelingt die Nummerierung der Abbildungen einfacher, denn Umstellen, Löschen und Neueinfügen von Abbildungen wird automatisch berücksichtigt. Lange Legenden geraten allerdings damit zu einer nervigen Fummelei.

Haben Sie alle Textarbeiten abgeschlossen, geben Sie Ihrem Doktorvater ruhig Ihre erste Fassung des Manuskripts mit noch nicht eingebundenen Bildern und Abbildungen. Dahinter steckt folgende Überlegung: Ihr »Doktorvater« wird meist eine ganze Menge an Veränderungen sowohl im Text als auch in den Abbildungen wünschen. Haben Sie bereits Bilder eingebunden, müssen sie diese Bilder wieder aus dem Text herausnehmen, das neue Bild einfügen, ggf. zuschneiden usw. All das kostet nur unnötig Zeit. Haben Sie dagegen Ihre Bilder und Grafiken separat ausgedruckt (natürlich in der passenden Größe) können Sie die Bilder und den Text separat bearbeiten. Ihr Text benötigt immer noch recht wenig Speicherplatz, und das wird Ihnen Word auch danken. Ein weiteres Kriterium, ob Sie Ihre Abbildungen in den Text einbinden können, ist das gewählte Dateiformat. Besonders einfache Grafikformate sind z. B. Bitmaps (*.bmp*), JPEGs (*.jpg*) oder Windows-Metafiles (*.wmf*). Testen Sie aber vorher, ob nicht wichtige Bildinformationen bei der Umwandlung in ein Bitmap oder ein Metafile verloren gehen. Als universelles Format hat sich das so genannte *.jpeg*-Format erwiesen. Es wird von Word fast immer problemlos vertragen, und die Qualität ist besonders in den höheren Auflösungen recht ordentlich. Zur Erzeugung eines hochauflösenden JPEG-Files ist jedoch ein leistungsfähiger Rechner notwendig.

Wenn Sie alle Änderungen in der zweiten Fassung vorgenommen haben (denken Sie an die fortlaufende Nummerierung und die Sicherungskopien), kommt der schwierigste Teil, nämlich die

Einbindung von Grafiken in den Text. Dazu gibt es verschiedene Möglichkeiten. Man kann Grafikdateien in den Text importieren oder man kann das typische »Copy and Paste« Manöver durchführen. Ist Ihr Rechner einigermaßen leistungsfähig, ist der zweite Weg oft einfacher. Öffnen Sie neben Word das Programm, in dem die Abbildung bzw. Grafik erstellt worden ist, z. B. CorelDRAW, und öffnen Sie die Datei mit der Abbildung. Markieren Sie die Datei und wählen Sie die Option »Kopieren« im Menü »Bearbeiten« aus. Wechseln Sie nun in Word an die Stelle mit dem Positionsrahmen für diese Abbildung und klicken sie ihn einmal an. Drücken Sie nun die »Einfügen« Schaltfläche oder wählen Sie im Menü »Bearbeiten« die Option »Einfügen«. Der Positionsrahmen verschwindet, und es erscheint Ihre Abbildung an dieser Stelle. Um die endgültige Position festzulegen, klicken Sie einmal die Abbildung an und wählen im Menü »Format« die Option »Objekt« bzw. »Grafik« aus und passen die Position Ihren Bedürfnissen an. Klicken Sie auch einmal auf die Option »Nicht über den Text legen« und warten ab, was passiert. Verfahren Sie nach diesem Schema mit allen Abbildungen, die Sie einfügen möchten. Auch .tiff-Bilder lassen sich so einfügen. Word bietet noch eine interessante Funktion. Im Menü »Extras« »Optionen« »Ansicht« kann man die Option »Platzhalter für Grafiken« einschalten. Das bedeutet, Ihre Grafik erscheint nicht auf dem Bildschirm, sondern es erscheint ein Rahmen in der Größe der Abbildung. Die eigentliche Grafik wird also nicht in den Text eingebunden, sondern bleibt in ihrem ursprünglichen Verzeichnis. Das hilft nochmals, den Speicherbedarf gering zu halten. Speichern Sie die zweite, nun Grafiken enthaltende, Version ihrer Kapitel ebenfalls ab.

In der aktuellen Word XP-Version ist die Import-Funktion nochmals leicht verbessert worden. Im Menü »Einfügen« »Grafik« »aus Datei« lassen sich ebenfalls Grafiken einbinden. Diese Funktion arbeitet recht stabil.

Wer etwas ambitionierter ist und über die technischen Möglichkeiten verfügt, kann seine Grafiken als PostScript-Dateien in Word einbinden. Das mag bei sehr komplexen und hochwertigen Grafiken manchmal von Vorteil sein, ist meist aber nicht notwendig. Man benötigt außerdem einen PostScript-fähigen Drucker, um die Bilder auszudrucken.

3.5 Arbeiten mit Zentral- und Filialdokumenten

Sind alle Kapitel geschrieben und die Abbildungen eingefügt, können Sie aus den Einzelteilen ein Gesamtwerk entstehen lassen. Dafür bietet Ihnen Word die Arbeit mit Zentral- und Filialdokumenten an. Im Prinzip ist ein Zentraldokument ein übergeordnetes Dokument, das mit den anderen Dokumenten (Ihren Kapiteln) verbunden wird. Entweder kann man alle Dokumente öffnen und sich die gesamte Arbeit anschauen oder man öffnet eben nur einzelne Teile (Filialdokumente) und bearbeitet diese.

Das Erstellen von Zentral- und Filialdokumenten ist sehr einfach. Man kann z. B. das Deckblatt öffnen und klickt im Menü «Ansicht» auf die Gruppe »Gliederung«. Daraufhin erscheint eine zusätzliche Symbolleiste. Platziert man den Cursor an das Ende des Dokuments bzw. beginnt einen neuen Absatz, kann man anschließend auf das Symbol »Filialdokument einfügen« klicken und das nächstfolgende Kapitel auswählen, z. B. das Inhaltsverzeichnis (dort braucht außer der Überschrift noch nichts drin zu stehen). Mit diesem Vorgehen fügt man nach und nach alle Kapitel zu seiner Arbeit hinzu. Mit der Option »Speichern unter« aus dem Menü »Datei« kann man nun der kompletten Arbeit einen eigenen Namen geben, z. B. Arbeitgesamt.doc und abspeichern. Word speichert ihre Arbeit allerdings nicht als ein gesamtes Dokument ab, sondern alle eingefügten Filialdokumente werden separat abgespeichert, und beim erneuten Öffnen sehen Sie in blauer Schrift den Verzeichniseintrag der einzelnen Filialdokumente. Wenn Sie alle Filialdokumente geöffnet haben, können Sie nunmehr bequem alle Seiten nummerieren lassen und ein Inhaltsverzeichnis erstellen lassen, ohne dass Sie

Sorge um nicht passende Seitenzahlen haben müssen. Es bleiben übrigens alle Formatierungen der Kopfzeilen in den einzelnen Filialdokumenten erhalten. Darüber hinaus besteht die Möglichkeit, alle Filialdokumente miteinander zu verbinden und somit eine Gesamtfassung zu erstellen.

Das Erstellen eines Inhaltsverzeichnisses ist in Word ebenfalls sehr einfach, vorausgesetzt, Sie haben sich eine passende Formatvorlage erstellt und konsequent auch allen Überschriften ein entsprechendes Format zugewiesen. Im Menü »Einfügen« öffnet man die Gruppe »Indexe/Verzeichnisse« und sucht sich das passende Layout für sein gewünschtes Inhaltsverzeichnis aus. Hinter der Schaltfläche »Optionen« verbergen sich die Einstellungen, wie Word das Verzeichnis erstellen soll, d. h. welche Formate bei der Erstellung berücksichtigt werden sollen. Hat man beispielsweise seine drei ersten Überschriftenebenen U1, U2 und U3 genannt, so muss man unter »Optionen« auch U1, U2 und U3 die Werte 1, 2 und 3 zuweisen, damit Word weiß, was Ebenen erster, zweiter und dritter Ordnung sind. Das von Word erstellte Inhaltsverzeichnis besteht aus Feldern, die z. B. bei nachträglicher Änderung einer Seite automatisch aktualisiert werden. Man kann die Felder allerdings auch in normalen Text umwandeln, dazu drückt man nach Markieren des Verzeichnisses die Tastenkombination Strg+Umschalt+F9. Eine Aktualisierung von Feldern kann nach Markierung durch Drücken der Taste F9 erreicht werden. Bedenken Sie aber, dass alle individuellen Änderungen in den Verzeichnissen dadurch wieder gelöscht werden.

Noch ein Wort zur Word-Datenrettung: Da schlägt das Schicksal hart zu. Nach monatelanger Schreibarbeit lässt sich das Manuskript plötzlich nicht mehr öffnen, obskure Fehlermeldung lassen Ungutes ahnen und der Zeitdruck wächst. Einige Programme mit schillernden Namen wie DocRepair, Flobo Word recovery, R-Word, WordRecovery und WordFix Pro versprechen, dass sie jedes beschädigte Word-Dokument reparieren können. Soll sich da der Promovend richtig freuen? Das einzige Programm, was annähernd den Originalzustand eines beschädigten Word-Dokuments wiederherstellen konnte, war das englischsprachige R-Word (*www.word-recovery.net*) für 69 US$. Es gibt auch eine kostenlose Demoversion aller erwähnten Programme im Netz. Besser ist es, sich nie auf ein solches Programm verlassen zu müssen. Daher nochmals mein Rat: Immer Sicherungskopien anfertigen (auch im .rtf-Format) und eine Promotion am besten mit mehreren Filialdokumenten gestalten. So geht nie die komplette Arbeit verloren.

4 Alternative zu Word & Co

Die meisten Promovenden kennen häufig nur die bekannten Textverarbeitungsprogramme wie Word oder WordPerfect. Diese basieren auf dem optischen WYSIWYG-Prinzip (what you see is what you get) und erfordern, dass der Nutzer seinen Text selbst formatiert und in ein passendes Aussehen bringt. Das bedeutet weiterhin, dass der Nutzer die Typographie seiner Texte kennen bzw. festlegen muss, d. h. Zeilenlänge, Schriftart, Abstände vor Absätzen usw. Typographisches Design ist allerdings ein Handwerk, das erlernt werden will und sehr viel Erfahrung erfordert. Ungeübte Autoren machen viele gravierende Fehler, weil fälschlicherweise angenommen wird, die Ästhetik eines Dokuments spiegle sein Design wider. Wenn ein Dokument künstlerisch gut gestaltet ist, dann sei das automatisch auch ein gutes Dokumentendesign.

Leider kommt dabei der funktionelle Aspekt zu kurz, denn ein Buch oder wissenschaftlicher Text soll sich durch leichte Lesbarkeit und Verständlichkeit auszeichnen und keinen Preis für eine tolle künstlerische Ausgestaltung gewinnen (zumindest sehen das die Autoren dieses Buches so). Auch in eine Dissertation sollten solche Überlegungen einfließen. Schriftgröße und Nummerierung von Überschriften sollten so gewählt werden, dass die Struktur der Kapitel und Unterkapitel klar erkennbar ist. Die Zeilenlänge sollte so gewählt werden, dass anstrengende Augenbewegungen vermieden werden, nicht so, dass möglichst das Papier schön ausgefüllt ist. Leider ist es oft so, dass mit den auf WYSIWYG-basierenden Editoren (Word & Co) ästhetisch schöne, aber schlecht strukturierte Dokumente erzeugt werden.

4.1 T$_E$X und L^{A}T$_E$X – (fast) kostenlose Alternativen

Einen anderen Ansatz verfolgt ein Textsatzsystem, bei dem Eingabe und Ausgabe voneinander getrennt sind. Der Anwender schreibt seinen Text und muss sich nicht gleichzeitig um das Layout kümmern, was einen Großteil der Kreativität beim Schreiben nimmt, denn man muss nicht ständig den Bildschirm ansehen und sich überlegen, ob der Text passend gesetzt ist. Das Programm T$_E$X (sprich »Tech«) basiert auf einem solchen alternativen Ansatz und eignet sich hervorragend zum Setzen und Drucken von Texten und mathematischen Formeln. L^{A}T$_E$X ist ein so genanntes Makro-Paket von L. Lamport, das T$_E$X verwendet. Es ermöglicht dem Autor eines Dokuments, sein Schriftstück in einfacher und effizienter Weise unter Verwendung eines der vorgefertigten Layouts in Buchdruck-Qualität zu setzen und auszudrucken.

Das Grundprinzip dabei ist sehr simpel. Man wählt aus einem vorgegebenen Layout (z. B. Buch, Artikel usw.) ein bestimmtes Design aus und fängt an, seinen Text zu schreiben. Um ein bestimmtes Format im Text zu erzielen, z. B. ein Wort zu unterstreichen oder fett zu drucken, werden so genannte Satzbefehle, tags, in den Text integriert. Beim Berechnen des Layouts erkennt T$_E$X diese Befehle und weist den Zeichen usw. das entsprechende Format automatisch zu. Freilich hat T$_E$X bzw. L^{A}T$_E$X neben seinen Vorteilen auch Nachteile:

Von T$_E$X und L^{A}T$_E$X gibt es in Deutschland verschiedene Formen und Pakete. Im Prinzip kann man sich kostenlos ein umfangreiches und sehr flexibles T$_E$X -System zusammenstellen, denn viele Universitäten, besonders deren mathematisch-physikalische Fakultäten und Rechenzentren, stellen solche Pakete zum Download bereit. Auf der Homepage der deutschsprachigen Anwendervereinigung T$_E$X e.V. (*www.dante.de*) können Sie sich wertvolle Informationen zu diesem Thema besorgen. So ist es möglich, sich per ftp oder WWW, Email und CD-ROM ein Komplettpaket zu besorgen. Fertige ready-to-run TEX-Pakete sind z. B. für 10 € (TEX Collection 2007 DVD) über Lehmanns Fachbuchhandlung erhältlich (*www.tug.org/textlive.html*). Es sind Pakete für alle gängigen Plattformen zu beziehen, egal ob auf Windows-, Apple- oder Linux-Maschinen gewerkelt wird. Übrigens ist in jeder LINUX-Software ein komplett lauffähiges TEX-System integriert. TEX und LATEX sind wirklich lohnenswerte Alternativen zu den gängigen Textprozessoren, und wer einmal das professionell gestaltete Layout einer mit TEX geschriebenen Arbeit gesehen hat, weiß, welche Möglichkeiten in diesem Programm stecken. Allerdings kosten diese Programme Einarbeitungszeit.

Tabelle 4.1 – Vor- und Nachteile von TEX

Vorteile	*Nachteile*
- Es stehen mehrere professionell gestaltete Layouts (eigene können erstellt werden oder bestehende individuell angepasst werden) zur Verfügung, mit denen die Schriftstücke wie gedruckt aussehen.	- Rechnerkapazität und Speicherplatz des Computers werden meist stärker beansprucht als bei herkömmlichen Systemen.
- Mathematischer Formelsatz wird besonders gut unterstützt.	- Innerhalb der von LATEX unterstützten Dokument-Layouts können zwar einzelne Parameter leicht verändert werden, grundlegende Änderungen sind nur mit einem größeren Aufwand möglich (neue Document-Class).
- Wenige, leicht verständliche Befehle legen die logische Struktur eines Dokuments fest. Details der »Drucktechnik« sind relativ unwichtig.	
- Komplexe Strukturen, wie Randnotizen, Fußnoten, Tabellen, Referenzen, Inhaltsverzeichnisse werden problemlos integriert.	- Anfänger sind durch die speziellen Formatierungsbefehle leicht überfordert.
- Das Einbinden von vielen Bildern gelingt sehr gut.	

4.2 Scientific Word & Scientific Workplace

Es gibt neben den (fast) kostenlosen TEX-Versionen auch kommerziell erhältliche Software, die auf dieser Plattform aufbaut. Sehr beliebt bei Studenten und Wissenschaftlern sind Scientific Word, SW und Scientific Workplace, SWP, die von der Firma MacKichan (*www.mackichan.com*) vertrieben werden. In Deutschland kann man diese Programme von der Firma Additive GmbH (*www.additive-net.de*) beziehen. Mittlerweile sind beide Programme in der Version 5.5 erschienen (Preis für Scientific Word etwa 525 US$ für eine Unilizenz oder 180 US$ für die Studentenlizenz). Eine kostenlose 30-Tage-Version von Scientific Workplace ist unter der Adresse *www.mackichan.com* erhältlich. Man kann alle Vorteile dieses Programms auskosten und ausgiebig testen. Scientific Word unterscheidet sich von Scientific Workplace durch einen verringerten Funktionsumfang, der sich allerdings nur auf die mathematischen Funktionen bezieht, denn mit Workplace lassen sich Berechnungen innerhalb der Dokumente durchführen, was z. B. für Physiker oder Mathematiker sehr nützlich ist. Für eine medizinische Arbeit reicht Scientific Word völlig aus.

Auch bei Scientific Word wird der Benutzer nicht mit der Formatierung der Dokumente belastet, vielmehr soll und kann er sich ganz der Erstellung des Inhalts widmen. Dieser Ansatz wird auch als logical design bezeichnet und soll, zumindest nach Untersuchungen einiger renommierter Computerforscher, eine wesentlich höhere Produktivität ermöglichen als das Arbeiten nach dem WYSIWYG-Prinzip. Auch dieser Ansatz hat natürlich Nachteile. Wer mit den mitgelieferten 200 Vorlagen für Briefe, Bücher, Artikel usw. zufrieden ist, der wird kaum Änderungen wünschen. Wer allerdings etwas individuellere Dokumente erstellen will oder muss, wird um das Modifizieren bzw.

Erstellen eigener Formatvorlagen nicht herumkommen, um zufrieden stellende Ergebnisse zu erzielen. Man sollte sich also zu Beginn überlegen, wie das Ergebnis aussehen soll.

SW und SWP nutzen *tags*, um Überschriften, Zeichen und Absätzen ein Format (typographische Eigenschaften) und die typesetting-Eigenschaften zuzuweisen. Man kann selbstverständlich die Eigenschaften der einzelnen *tags* ändern und den eigenen Bedürfnissen anpassen. Ein weiterer Unterschied zu herkömmlichen Textverarbeitungen ist, dass SW und SWP nicht mit Seiten arbeiten, sondern automatisch die Zeilenumbrüche entsprechend der Fenstergröße berechnen. Das führt stets zu einem lesbaren Text, ohne, dass z. B. ein einzelnes Wort auf einer neuen Seite steht oder der Anwender seine Dokumente an die Seitenformate anpassen muss. Am besten probiert man das logische Design von SW/SWP einmal aus, um herauszufinden, ob diese Form des Schreibens von Texten und dem Erstellen von Dokumenten der eigenen Schreibweise gelegen kommt oder nicht.

SW und SWP weisen eine Reihe von Windows-typischen Befehlen und Tastenkombinationen auf, um Umsteigern eine schnelle Gewöhnung an das Programm zu ermöglichen. Man kann sich individuelle Tastenkombinationen, ähnlich wie in Windows, auswählen, um schnell bestimmte Befehle ausführen zu lassen. SW und SWP bleiben auch bei der Erstellung großer und komplexer Dokumente sehr stabil. Mit der Quick-Load-Funktion lassen sich umfangreiche Dokumente schnell öffnen. Ähnlich den aus Word bekannten Zentraldokumenten bieten SW/SWP die Möglichkeit, Masterdokumente zu erstellen, die mehrere kleine Unterdokumente beinhalten. Dieser Ansatz ist z. B. für eine Dissertation optimal, und im Gegensatz zu Word oder WordPerfect funktioniert die Verwaltung ausgesprochen komfortabel und sehr stabil. Selbst die Einbindung mehrerer Grafiken kann SW/SWP nicht erschüttern. Mitgelieferte Grafikfilter unterstützen den Import sehr vieler gängiger Grafikformate einschließlich TIFF, PICT, CGM, EPS, WMF, BMP, DIB, CDR, JPG und GIF. Mit SW/SWP lassen sich ebenfalls so genannte dynamische Dokumente mit Hypertext-Links erstellen, d. h. durch einen Klick auf einen bestimmten Abschnitt im Inhaltsverzeichnis springt z. B. der Cursor automatisch an diese Stelle. Ebenso lassen sich aus SW/SWP heraus externe Programme aufrufen bzw. einbinden, um beispielsweise interaktive Tutorien aufzurufen. Word-Dokumente lassen sich in SW importieren und bearbeiten. Beim Import wird allerdings nur der pure Text ohne die typographische Formatierung berücksichtigt. Ein weiteres, sehr einfach zu nutzendes Merkmal von SW/SWP ist die multilinguale Unterstützung, einschließlich Rechtschreibkontrolle. In einem Dokument kann man z. B. mit der entsprechenden Zeichenunterstützung neben Englisch noch Deutsch, Spanisch oder Französisch schreiben, ohne dass die Rechtschreibkontrolle verrückt spielt. Russisch und Polnisch werden in der neuesten Version von SW/SWP ebenfalls unterstützt. Referenzen und Indizes lassen sich auf sehr einfache Art und Weise in einem Dokument erstellen. Hat man einmal einen bestimmten Stil festgelegt, in dem die Referenzen erscheinen sollen, wird an die entsprechende Stelle eine Markierung mit dem Hinweis auf das Zitat eingefügt. Nach der typographischen Berechnung fügt das Programm automatisch die richtige Referenz ein. Übrigens bieten die im Kapitel 6 vorgestellten Literaturverwaltungsprogramme die Möglichkeit, die Referenzen in einem für TEX lesbaren Format zu exportieren. Somit stellen sie eine ideale Ergänzung dar.

SW und SWP ermöglichen ebenso die Erstellung von Online-Publikationen. Besonders hilfreich ist diese Option bei der Erstellung von interaktiven Formularen, z. B. Examina oder Tests. Der mitgelieferte Exam Builder lässt der Kreativität eine Menge Freiraum.

Mit SW/SWP erstellte Texte lassen sich auf zwei verschiedenen Wegen drucken. Einerseits kann man sich das Dokument typographisch berechnen lassen und nach Ansicht mit einem Previewer (im Programm dabei) ausdrucken. Oder man druckt quasi die Bildschirmansicht, wenn auf die Typographie kein Wert gelegt werden soll.

Wer häufig mathematische/physikalische Formeln in seine Texte einbinden möchte, wird von SW/SWP begeistert sein. Formeln, einschließlich Matrizes, lassen sich anhand einer großen Auswahl an Vorlagen problemlos einfügen. Dabei wird nicht ein eigenes Fenster wie in Word geöffnet, sondern die

Werkzeugleisten enthalten alle benötigten Symbole. Wer einmal mit diesem Editor gearbeitet und den »typographischen Ausdruck« gesehen hat, wird nie wieder mit dem Editor in Word arbeiten wollen.

Einen Nachteil haben beide Programme. Sie werden nur in englischer Sprache angeboten und man benötigt eine gewisse Einarbeitungszeit, um alle englischen Fachausdrücke zu beherrschen. Nach ein paar Wochen ist das allerdings kein Problem mehr. Die sehr umfangreichen Handbücher helfen ebenfalls weiter.

Handbücher lassen sich ebenfalls online von der Homepage (*www.mackichan.com*) herunterladen. Näheres zu Preisen und Produkten vom deutschen Anbieter unter *www.additive-net.de* oder auch auf der Website des Herstellers. Ein Kauf direkt beim Hersteller lohnt sich nicht, denn zu den Preisen addieren sich Steuern und Versandkosten.

5 Literaturrecherche – mit Kaffee und viel Zeit

Während der Dissertation und natürlich auch während der späteren beruflichen Tätigkeit gehört die Suche und Auswertung relevanter wissenschaftlicher Literatur zum täglichen Brot eines Promovenden, Klinikers oder Forschers. Leider wird an den allermeisten Universitäten selten die Möglichkeit zum Erlernen verschiedener Methoden zur Literatursuche und -verwaltung angeboten, oft kennen die Studenten nicht einmal das lokale Bibliotheksangebot, und entsprechend schwierig gestaltet sich dann die Suche nach nützlicher Literatur während der Dissertation.

In den letzten Jahren haben sich bibliographische Datenbanken im Internet immer mehr als Standard gegenüber gedruckten Verzeichnissen oder auch CD-ROMs durchgesetzt. Das liegt vor allem an der Möglichkeit, Datenbanken im Internet schneller zu aktualisieren, zum anderen an der Einsparung von Kosten für Papier, CDs usw. Ein nicht zu unterschätzender Vorteil ist auch die Zeitersparnis bei der Nutzung von Internet basierten Datenbanken. Wer stundenlang Kataloge und Karteikästen durchwühlt hat, weiß um diese Vorteile bestens Bescheid.

Im (bio-)medizinischen Bereich hat die elektronische Erfassung von wissenschaftlichen Informationen relativ frühzeitig begonnen, und so stehen heute einige sehr nützliche Datenbanken zur Verfügung, die ein breites Spektrum an Fachgebieten abdecken.

In den folgenden Abschnitten sollen zunächst erst einmal einige Tipps zum praktischen Vorgehen bei der effektiven Literaturbeschaffung gegeben werden. Anschließend werden die wichtigsten Online-Datenbanken vorgestellt und dabei ebenfalls verschiedene Möglichkeiten zur Beschaffung notwendiger Literatur angesprochen. Bedenken Sie auch, dass Ihr Promotionsthema sicherlich eine Rolle bei Bewerbungsgesprächen spielen wird und eine gewisse Kenntnis der aktuellen Literatur eines Fachgebietes für Sie auch darüberhinaus nicht unvorteilhaft ist. Daher ist die Literaturbeschaffung und Auswertung ein dynamischer Prozess, der Sie sicher über viele Jahre begleiten wird (und manch Stunde am Rechner sitzen lässt).

5.1 Praktische Hinweise

Die meisten Studenten kommen mit dem Thema Literaturbeschaffung zum ersten Mal während der Promotion in Berührung, und entsprechend unerfahren springen sie ins kalte Wasser. In einem gut geplanten und organisierten Promotionsvorhaben wird der »Doktorvater« zu Beginn oder einige Wochen vor Beginn der eigentlichen Arbeit einen Stapel der wichtigsten Papers für Sie zum Lesen bereithalten, um einen groben Überblick über die Thematik zu bekommen. Sind komplexere Experimente geplant, werden meist die Protokolle mitgegeben, damit sich der Promovend mit dem technischen und zeitlichen Ablauf vertraut machen kann. Hat der Betreuer oder das Institut z. B. eine gut sortierte eigene Bibliothek, können Sie bei freundlicher Nachfrage auch noch ein Buch ausleihen. Bedenken Sie aber, dass die Preise für wissenschaftliche Bücher aufgrund der geringen Auflagenstärke und z. T. sehr aufwendigen Bildgestaltung oft horrend sind und daher eine Beschädigung oder gar Verlust von den Betreuern nicht sehr toleriert wird. Kaufen Sie sich die neueste Auflage eines sehr guten Buches Ihres Promotionsthemas. Wer z. B. in einem biochemischen Institut arbeitet, wird beispielsweise zum »Stryer« greifen. In einem solchen Buch können Sie grundlegende Zusammenhänge nochmals auf aktuellem und verständlichem einfachen Niveau nachlesen und die Befunde der aktuellen Arbeiten integrieren. Arbeiten Sie die Artikel gründlich durch und schreiben Sie unklare Fragen auf. Ihr Betreuer wird gern bereit sein, Ihre Fragen zu beantworten (das zeigt auch, dass Sie sich mit dem Thema auseinandersetzen). Beginnen Sie Ihre eigene Literaturrecherche am besten systematisch und arbeiten Sie zuerst nur mit Online-Datenbanken. Daher kann es nützlich sein, vorab Kurse in den Universitätsbibliotheken zu nutzen, um sich mit den vorhandenen Datenbanken und Suchprogrammen vertraut zu machen.

Betrachten Sie die Literaturbeschaffung als notwendigen und wichtigen Bestandteil Ihrer Dissertation. Planen Sie wöchentliche Besuche der Bibliothek(en) ein und lesen bzw. prüfen Sie die wichtigsten Zeitschriften des Fachgebietes auf relevante Artikel. Ein Blick in *Nature* und *Science* sollte selbstverständlich sein, auch ein Blick in das *New England Journal of Medicine*, *Lancet* und *JAMA* kann nicht schaden. Das verbessert nicht nur Ihre englischen Sprachkenntnisse, sondern Sie bleiben immer auf dem aktuellsten Wissensstand, können die gefundenen Artikel gleich kopieren und später in Ruhe durcharbeiten. Gewöhnen Sie sich das Lesen von Zeitschriften unbedingt an, denn »Wissen schafft Vorsprung«, und die Konkurrenz schläft nicht. Ihr Betreuer und die anderen Mitarbeiter werden es auch zu schätzen wissen, wenn Sie einen guten Artikel für die anderen Kollegen gleich mitkopieren. Sollten Sie selber mal etwas benötigen, stehen durch solche Gefälligkeiten Ihre Chancen nicht schlecht.

Da man als Promovend immer zu wenig Zeit hat und nicht immer die Bibliotheken nah gelegen sind, kann man sich auch die Inhaltsangaben der meist gelesenen Zeitschriften als Email zuschicken lassen. Dieser Service (Table of contents, TOC) wird fast immer kostenfrei angeboten und bedarf nur einer Anmeldung mit der Angabe ihrer Email-Adresse. Sollte ein relevanter Artikel in den Ausgaben enthalten sein, kann sich der Weg zur Bibliothek immer noch lohnen.

Vergeuden Sie allerdings nicht zu viel Zeit für die Literaturrecherche, wichtiger ist der Fortschritt Ihres Promotionsthemas. Wenn Sie eine Monographie oder Habilitationsschrift nicht gelesen haben, schadet Ihnen das auch nicht. Versuchen Sie allerdings bei Kongressen, Workshops und bei interessanten Referaten von dem Referenten eine Kopie des Kongressbandes und Kopien der Arbeit zu bekommen. Das schafft Kontakte und man hat seine Bibliothek bereichert. Diskutieren Sie ruhig die Publikationen mit Ihrem Betreuer und stellen Sie Fragen bei Missverständnissen.

5.2 Die Bibliothek – man trifft sich

Während einer Promotion werden Sie vermutlich häufiger eine Bibliothek aufsuchen. Artikel aus Zeitschriften, die nicht online zugänglich sind, können nur in der Bibliothek kopiert werden, und auch manches Nachschlagewerk findet sich eben nur dort. Die meisten Universitätsstädte bieten neben einer Hauptbibliothek noch verschiedene Instituts- und Klinikbibliotheken. Ob aus diesen kleineren Bibliotheken Bücher ausgeliehen werden können oder ob nur die Möglichkeit zum Lesen von Zeitschriften und das Kopieren von Artikeln besteht, sollte vorher genau erfragt werden. Auch die Öffnungszeiten dieser Zweigbibliotheken sind häufig nicht studentenfreundlich, sondern eher für den Bundesangestellten-Tarif optimiert. Erkundigen Sie sich vorher. Viele Bibliotheken bieten auch die Möglichkeit der Bücherbeschaffung an. In der Praxis sieht das so aus, dass ein Bücherwunsch aufgeschrieben werden kann und, wenn die finanziellen Mittel vorhanden sind, wird dieses Buch beschafft. So hat beispielsweise die Unibibliothek in Würzburg einen ganz ordentlichen Bestand an brauchbarer Literatur für Studenten angeschafft.

5.3 Online-Datenbanken

Im Januar 2007 gab es weltweit mehr als 215 Millionen angeschlossene Server, die schätzungsweise mehr als 15 Milliarden Webseiten anbieten, wovon beispielsweise google ca. 25 % erfasst hat. Etwa 83 % der Daten auf Servern waren kommerziell, d. h. Firmen, Dienstleistungsunternehmen usw. präsentieren ihre Unternehmen und Produkte, 6 % enthielten wissenschaftliche Inhalte und 3 % vermittelten Themen, die mit der Gesundheit zusammenhängen. Die Anzahl der biomedizinischen Artikel ist während der letzten Jahre drastisch angestiegen, momentan existieren allein 14.000 biomedizinische Fachzeitschriften. Diese Zahlen belegen, dass selbst ein sehr fleißiger Leser Mühe hat, einen gewissen Überblick über ein bestimmtes Themengebiet zu erlangen und aufrecht zu erhalten.

Um dennoch den Anforderungen der Wissenschaftler begegnen zu können, haben sich in den letzten Jahrzehnten auf Initiative einiger Institutionen und privater Firmen eine ganze Reihe von Online-Datenbanken etabliert; selbst Verlage gehen immer mehr dazu über, neben der gedruckten Ausgabe auch Online-Ausgaben der entsprechenden Zeitschriften anzubieten. Zusätzlich kann man von einigen Zeitschriften auch »Nur-Online-Subskriptionen« erwerben. Mittlerweile haben eine ganze Reihe von Verlagen eigene Online-Archive aufgebaut und erweitern diese durch den Inhalt ihrer publizierten Zeitschriften (Tabelle 5.1). Aus der täglichen Praxis weiß man, dass die meisten Zeitschriften mit einer gewissen Verzögerung in den Bibliotheken erscheinen. Online-Ausgaben werden zunehmend am Tag des fertigen Druckes in das Internet gestellt, die Informationen sind somit vor der gedruckten Ausgabe verfügbar.

Es zeichnet sich ein Trend in Richtung elektronische Bibliothek ab, d. h. es werden keine gedruckten Exemplare mehr in den Bibliotheken ausliegen, sondern Rechnersysteme verwalten die publizierten Artikel, und die Benutzer laden sich die gesuchten Artikel auf den eigenen Computer. Allerdings werden momentan der Stellenwert und die zukünftige Bedeutung von web-only-journals (noch) kontrovers diskutiert, die meisten Wissenschaftler vertrauen immer noch eher der gedruckten Ausgabe und freuen sich, wenn der Artikel auch zusätzlich online erhältlich ist. Die nachfolgende Tabelle enthält zur Orientierung einige Angaben der größeren Verlagshäuser über deren web-only-Angebote. Insgesamt werden nur wenige Zeitschriften in dieser Form angeboten. Besonders die meistgelesenen Zeitschriften erscheinen sowohl in gedruckter als auch in elektronischer Form.

Tabelle 5.1 — Verlage mit online- und web-only-journals (Stand 2005)	
Verlag	Anmerkungen
Academic Press	Nur einige web-only-journals, > 175 Journals online, umfangreiche Suchmöglichkeiten, kostenpflichtig
Elsevier	1.300 Zeitschriften online, 5 web-only-journals, umfangreiche Suchoptionen, kostenpflichtig
Springer	430 Titel, einige web-only-journals, umfangreiche Suchoptionen, kostenpflichtig
Kluwer	Kein web-only-Journal, einige Zeitschriften online, umfangreiche Suchoptionen
Blackwell	145 Titel online, Dokumentenlieferung via Email gegen Gebühr möglich, umfangreiche Suchoptionen
Munksgaard	20 Titel online, kein web-only-Journal

Leider veröffentlichen die wenigsten Verlagshäuser ihre Zahlen über web-online-Zeitschriften. Der aktuelle Stand (Herbst 2007) dürfte mittlerweile deutlich höher als die oben aufgeführten Zahlen sein.

5.3.1 Momentane Grenzen elektronischer Literaturdatenbanken

Der US National Research Council hat in seinem 1997 erschienenen Bericht »Bits of Power« festgestellt, dass elektronische Zeitschriften und Bibliotheken zu tief greifenden Veränderungen in der Anwendung und Verbreitung wissenschaftlicher Forschung sowohl auf Instituts- als auch auf individueller Ebene führen werden. Trotz dieses starken Enthusiasmus sind viele Anwender mit Problemen im konzeptionellen oder technischen Bereich oder einer Kombination aus beiden Faktoren konfrontiert. Ein wesentlicher konzeptueller Schwachpunkt elektronischer Datenbanken ist der Umfang der indizierten Zeitschriften. EMBASE, einer der führenden Anbieter, listet »nur« 4.300 Titel aus insgesamt 14.000 Titeln, und ein Konkurrenzprodukt, der Science Citation Index, indiziert etwa 3.900 Titel. Da der Inhalt der Datenbanken nicht identisch ist und verschiedene Anbieter jeweils einen etwas anderen Schwerpunkt gewählt haben, zudem unterschiedliche Indizierungssysteme verwendet werden, wird man bei alleiniger Suche in nur einer Datenbank manch wichtigen und relevanten Artikel nicht finden. Eine wichtige Regel bei der Literatursuche in elektronischen Datenbanken lautet daher: Mindestens zwei verschiedene Datenbanken durchsuchen.

Ein eher technisches Problem ist die schwierige Erreichbarkeit der Server während der Spitzenzeiten und die dadurch bedingten langen Downloadzeiten.

5.3.2 Online-Literaturdatenbanken im Detail

5.3.2.1 MEDLINE

MEDLINE ist vielleicht die wichtigste und bekannteste Datenbank im medizinischen Bereich und stellt für sehr viele Literatursuchende meist die erste Wahl dar. MEDLINE indiziert seit 1966 etwa 3.900 Zeitschriften aus dem medizinischen Bereich. Vor 1996 war MEDLINE nur gegen eine Gebühr zugänglich und wurde meist von kommerziellen Anbietern mit deren Suchsystem angeboten, z. B. SilverPlatter oder KnowledgeFinder. Seit 1996 jedoch kann man MEDLINE kostenlos von vielen medizinischen Bibliotheken, medizinischen Kliniken usw. aufrufen und nutzen. MEDLINE wird von der amerikanischen National Library of Medicine (NLM) betrieben und regelmäßig aktualisiert. Es wird vom amerikanischen Steuerzahler kräftig subventioniert. Ein regelmäßig geäußerter Kritikpunkt ist die Tatsache, dass MEDLINE viele, auch wichtige, Zeitschriften nicht listet und das verwendete Indexierungssystem basierend auf den Thesaurus Medical Subject Headings (MeSH) manchmal zu Schwierigkeiten bei der Suche nach Dokumenten führt. Trotz dieser Mängel wird MEDLINE von sehr vielen im Gesundheitsbereich tätigen Ärzten, Wissenschaftlern und natürlich auch Studenten geschätzt.

5.3.2.2 MEDLINEplus

Etwa 200 Millionen Suchanfragen an MEDLINE werden jährlich aus dem semiprofessionellen und öffentlichen Bereich gestellt. Familienangehörige möchten sich z. B. über Krankheiten und deren Behandlung informieren. Für genau solche Zwecke wurde MEDLINEplus ins Leben gerufen. Man kann in dieser Datenbank sehr vielfältige Informationen über Krankheiten, deren Behandlung sowie Anschriften von Krankenhäusern und Ärzten finden. Zusätzlich finden sich Lexika und Informationen aus klinischen aktuellen Studien. Für die Benutzung klickt man einfach auf einen Themenkomplex, z. B. zystische Fibrose, und eine Liste von Internet Ressourcen, Therapien, klinischen Studien usw. erscheint zu diesem Thema. Medizinstudenten und Promovenden finden wertvolle praktische Informationen zu speziellen Fragen der Therapie vieler Krankheiten.

5.3.2.3 Internet Grateful Med

Internet Grateful Med, IGM, bietet assistiertes Suchen in MEDLINE und einigen anderen, auf Spezialgebiete beschränkte Datenbanken (Tabelle 5.2) an. Obwohl es einige Überlappungen zwischen ihnen gibt, findet man in den speziellen Datenbanken eine größere Auswahl an relevanter Literatur (greater coverage within a narrower topic). Für die Suche in Internet Grateful Med benötigt man keine Kenntnisse spezieller Suchkommandos, denn IGM's großer Vorteil (oder Nachteil) liegt im Auffinden von MeSHs, den Medical Subject Headings. Die Schaltfläche »Find MeSH/Meta Terms« ermöglicht die

Suche nach den im Unified Medical Language System's Metathesaurus verzeichneten MeSH-Begriffen, und durch einfaches Klicken ist die Suche zu präzisieren. Wie auch in MEDLINE kann man in Internet

Tabelle 5.2 — Internet Grateful Med Datenbanken (außer MEDLINE)	
AIDSLINE	AIDS and related topics, publications from 1980 to the present, updated weekly, contains over 156.000 records
AIDSDRUGS	Directory of substances being tested in AIDS-related clinical trials, updated monthly, contains over 280 records
AIDSTRIALS	Clinical trials of substances being used against AIDS and HIV, updated biweekly, over 850 records
AVLINE	Biomedical audio-visual materials and computer software, all audiovisuals and computer software catalogued by the NLM since 1975, updated weekly, over 31.000 records
BIOETHICSLINE	Ethics and related public policy issues in health care and biomedical research, records from 1973 to the present, updated biweekly, over 53.000 records
CATLINE	Bibliographic records covering biomedical sciences, from the 15. century to the present, updated weekly, over 786.000 records
ChemID	Dictionary of chemicals, records include CAS registry number, molecular formulae, generic names, trivial names and other synonyms, updated quarterly, over 344.000 records
DIRLINE	Directory of information sources, focuses primarily on health and biomedical information resources including organisations, government agencies et cetera, over 16.800 records
HealthSTAR	Information on health administration, updated weekly, over 3.1 million records from 1975 to the present
HISTLINE	Information on the history of medicine, updated weekly with about 207.000 records
HSRPROJ	Health services research projects in progress, development and use of clinical practice guidelines, updated quarterly with over 5.000 records
MeSH Vocabulary File	Thesaurus of biomedical-related terms, updated annually, over 19.000 records
OLDMEDLINE	Articles from 1960-65, 771.287 records, no abstracts and MeSH heading available
PREMEDLINE	In-process bibliographic citations before the data is put into MEDLINE. Updated daily with no subject headings and quality control process. Once the record is added to MEDLINE, record in PREMEDLINE is deleted. Free only through PubMed and IGM
SDLINE	Selective dissemination of Information online, covers cites from the most recent complete month in MEDLINE, about 31.000 articles each month, includes all citations in the forthcoming printed edition of the monthly Index Medicus
SERLINE	Biomedical serial titles published from 1665 to the present, updated monthly with about 89.000 records in total
SPACELINE	140.000 records from the Space Life sciences, MEDLINE plus thousands of records contributed by the NASA SPACELINE Office, updated weekly
TOXLINE	Toxicological, pharmaceutical, biochemical and physiological effects of drugs and other chemicals, citations cover pre-1965-forward, updated monthly, over 2.7 million records

Abkürzungen: MEDLARS, Medical Literature Analysis and Retrieval System; AVLINE, AudioVisuals onLINE; BIOETHICSLINE, BIOETHICS onLINE; CATLINE, CATalog onLINE; ChemID, CHEMical IDentification; DIRLINE, Directory of Information Resources onLINE; HealthSTAR, Health Services, Technology, Administration and Research; HISTLINE, HISTory of medicine onLINE; HSRPROJ, Health Services Research Projects in Progress; MEDLINE, MEDlars onLINE; SDLINE, Selective Dissemination of Information onLINE; SERLINE, SERials onLINE; TOXLINE, TOXicology information onLINE

Grateful Med nach Autorennamen, Artikeln, Zeitschriften oder Schlüsselwörtern suchen. Alle gefundenen relevanten Dokumente lassen sich in Abstract-Form herunterladen oder ausdrucken. Die Volltexte der Artikel sind gegen eine Gebühr direkt vom NLM Loansome Doc Delivery System erhältlich. Wie bereits unter MEDLINE bemerkt, kommt es bei einer Suche in IGM darauf an, ob die entsprechenden Begriffe als MeSH gelistet sind. Ist das nicht der Fall, enthält das Suchergebnis eine ganze Reihe von irrelevanten Artikeln. Weder in MEDLINE noch IGM sind Monographien, Habilitationsschriften usw. geführt. Ausschließlich Zeitschriftenartikel werden bei der Indizierung berücksichtigt.

5.3.2.4 PubMed

PubMed wurde in einer Zusammenarbeit des National Centre for Biotechnology Information, NCBI, an der NLM und einigen Verlagshäusern (bio-)medizinischer Fachzeitschriften entwickelt (*www.ncbi.nlm.nih.gov*). PubMed indiziert nicht nur die Artikel einer Zeitschrift, sondern stellt eine Verbindung zur Homepage der indizierten Zeitschrift her (momentan mehr als 150 der 3.900 in MEDLINE gelisteten Titel). Der Volltext-Zugriff auf eine einzelne Zeitschrift hängt davon ab, ob das entsprechende Verlagshaus eine Gebühr oder gar Subskription verlangt, was aus finanziellen Gründen beim überwiegenden Teil der Verlage der Fall ist. PubMed enthält in seinem Datenbestand nur Artikel aus MEDLINE und PREMEDLINE sowie Links zu den molekularbiologischen Datenbanken des NCBI, allerdings werden im Gegensatz zu MEDLINE alle Artikel einer indizierten Zeitschrift erfasst (MEDLINE enthält leider nicht alle Artikel einer bestimmten Zeitschrift, prüfen Sie das nur mal für die Zeitschrift »Circulation«).

PubMed ist eher für den erfahreneren Literatursucher konzipiert. Es bietet eine einfache und fortgeschrittene (advanced) Suchoption. Natürlich lassen sich Referenzen nach Autorennamen, Artikeln, Zeitschriften usw. suchen. Im erweiterten Modus lassen sich verschiedene «Limits» einstellen. Pull-Down Menüs führen den Benutzer durch verschiedene Suchoptionen inklusive MeSH-Begriffe und selbst Bool'sche Operationen (UND, ODER, NICHT) sind möglich. PubMed besitzt noch einige andere sinnvolle Optionen, so lassen sich im Journal Browser Zeitschriftentitel suchen, Abkürzungen oder ISSNs. Mithilfe des »Citation Matcher« kann man Zitate verifizieren, und ein »clinical query form« erlaubt die Suche nach Diagnostik, Ätiologie und Therapie bestimmter Erkrankungen. Insgesamt lässt sich festhalten, dass PubMed v. a. für komplexe Suchvorgänge geeignet ist, jedoch auch an den konzeptionellen Schwächen von MEDLINE leidet.

Eine Neuerung von PubMed ist die Möglichkeit, sich nach Einrichten eines persönlichen Accounts die neuesten Publikationen i.S. einer Auflistung passend zu bestimmten Stichworten per Email zuschicken zu lassen. Ob man Zugriff auf die entsprechende Zeitschrift hat, hängt von der jeweiligen Universität hat. Limitiert wird die Auswahl dadurch, dass PubMed eben nicht alle Zeitschriften indiziert.

5.3.2.5 PubMedCentral

PubMed Central (*www.pubmedcentral.nih.gov*), PMC, ist ein relativ neuer Service der National Library of Medicine. Prinzipiell handelt es sich um ein digitales Archiv verschiedener Verlage, die einige Zeitschriften kostenfrei online anbieten. Schwerpunkt des Angebots liegt auf den life sciences. So lassen sich z. B. die Zeitschriften PNAS oder das EMBO-Journal durchsuchen und die Volltexte der Artikel herunterladen. Momentan sind 49 Zeitschriften gelistet. Allerdings ist nicht das komplette Archiv der letzten Jahre erreichbar, sondern meist nur die letzten drei bis vier Jahrgänge. Artikel aus älteren Jahrgängen sucht man vergeblich.

Grundsätzliches Ziel von PubMedCentral ist der kostenfreie Zugang zu wissenschaftlich hochwertigen Zeitschriften, insbesondere unter der Prämisse, dass immer mehr Verlage nur noch Online-Journals anbieten werden.

5.3.2.6 Evaluated MEDLINE

Evaluated MEDLINE findet sich auf der Homepage von BioMedNet (*www.bmn.com*), einem kommerziellen Anbieter verschiedener Dienstleistungen für Mediziner, Biologen, Chemiker usw. Aufgrund der komfortableren Bedienung und aufwendigeren Software kann man eine ausgezeichnete Literatursuche betreiben. MeSH, Textfelder, Autorennamen usw. können mit BOOL'schen Operatoren verknüpft werden, und es besteht weiterhin die Möglichkeit, die Suchanfragen zu speichern und mit neuen Suchstrategien zu kombinieren. Zur Suche in den Datenbanken von BioMedNet muss man sich mit Benutzernamen und Passwort registrieren lassen, um anschließend die gelisteten Journals zu durchsuchen.

Meist bietet BioMedNet für registrierte Nutzer einen kostenlosen Zugang zu einer ganzen Reihe hochwertiger Zeitschriften (z. B. *Current Opinion in* ... Reihe) für einen begrenzten Zeitraum an. In diesen kann man dann nach Literatur suchen und sich die gewünschten Artikel als PDF-Datei auf den Rechner laden. Evaluated MEDLINE heißt übrigens deshalb so, weil viele der in MEDLINE gelisteten Zeitschriften von dem BioMedNet-Team auf ihre Relevanz hin durchforstet werden und meist nur hochwertige Zeitschriften und deren Artikel gelistet werden. BioMedNet sollte man sich v. a. wegen der kostenlosen »Sonderangebote« auf jeden Fall mal ansehen. Die sind aber in den letzten beiden Jahren auch knapper geworden.

5.3.2.7 EMBASE-DATENBANK

EMBASE (*www.embase.com*) ist eine komplett aus privaten Mitteln finanzierte Datenbank des weltweit größten wissenschaftlichen Verlagshauses Elsevier, das seinen Stammsitz in den Niederlanden hat. EMBASE listet mehr als 4.000 biomedizinische Zeitschriften aus mehr als 70 Ländern und hat seinen besonderen Schwerpunkt auf den Gebieten Pharmazie und Pharmakologie sowie seiner verwandten Gebiete Medikamentendesign und Pharmakoökonomie. EMBASE enthält mehr als 8 Millionen Einträge seit 1974, etwa 445.000 Referenzen und Abstracts werden jährlich hinzugefügt. Wie bereits erwähnt, werden v. a. diejenigen fündig, die sich für die o. g. Gebiete besonders interessieren. Im Allgemeinen werden neue Referenzen etwa zehn Tagen nach Erscheinen der gedruckten Ausgabe neu in die Datenbank aufgenommen, abhängig allerdings von der Geschwindigkeit, mit der die Zeitschrift erscheint. EMBASE bietet ebenfalls eine hervorragende, fast intuitive Suchmaske, die es ermöglicht, auch komplexe Suchvorgänge zu steuern. Volltext-Dokumente bekommt man gegen eine Gebühr vom firmeneigenen EMDOCS Document Delivery Service oder von Science@Direct, einem weiteren Datenbankservice von Elsevier, der mehr als 1.700 Elsevier-Zeitschriften aus 16 Fachgebieten listet (*www.sciencedirect.com*).

Elsevier betreibt noch weitere, für medizinische Promotionen wahrscheinlich eher uninteressante, Datenbanken. BIOBASE, BIOTECHNOBASE, GEOBASE, FLUIDEX und World Textiles richten sich an sehr speziell interessierte Literatursucher. BIOBASE dürfte für Mediziner noch am interessantesten sein, sie enthält mehr als 1,3 Millionen Einträge aus 1.800 Zeitschriften seit 1994; jährlich werden etwa 262.000 neue Zitate hinzugefügt. Wer Referenzen auf dem Gebiet der Biotechnologie sucht, wird sehr wahrscheinlich in BIOTECHNOBASE fündig werden.

Die Benutzung von EMBASE ist kostenpflichtig. Viele Universitäten bieten einen Zugang, zumindest zu EMBASE selbst, die anfallenden Gebühren richten sich allerdings nach dem individuellen Subskriptionstyp. Für aufwendige Literaturrecherchen sollten daher immer vorab die Kosten ermittelt werden. Es können sich schnell einige hundert Euro für die Bestellung von Artikel ansammeln. Gerade Direktbestellungen erweisen sich als kostspielig.

5.3.2.8 Current Contents & Datenbanken des Institutes of Science

Current Contents (*www.isinet.com*) ist neben MEDLINE und EMBASE einer der Klassiker, und viele Wissenschaftler auf der ganzen Welt setzen auf diese Datenbank, die vom Institute of Scientific Information in Philadelphia herausgegeben wird. Besonders wichtig für Promovenden sind die Current Contents selbst und das ISI Web of Science. Current Contents indiziert, im Gegensatz zu EMBASE und MEDLINE, neben Zeitschriftenartikeln auch Editorials, Konferenzabstracts, Briefe und Bücherrezensionen in den mehr als 8.000 erfassten Zeitschriften und mehr als 2.000 Büchern. Die Datenbank wird wöchentlich aktualisiert, und momentan deckt Current Contents sieben verschiedene Fachbereiche ab, z. B. Agriculture, Life Science, Biology & Environmental Sciences, Art & Humanities und Clinical Medicine. Das ISI stellt auf seiner Homepage einige Diagramme und Handbücher im PDF-Format zum Download bereit, in denen sich jeder Anwender vorab über die Vielzahl der möglichen Suchoptionen informieren kann.

Das Web of Science ist als Schnittstelle zwischen der ISI Citation Database und größeren Forschungseinrichtungen gedacht. Es ermöglicht den Zugriff auf Volltext-Zeitschriften, genetische Informationen und Daten über biomedizinische Patente. Etwas mehr als 3.500 Zeitschriften aus 150 Fachgebieten werden gegenwärtig gelistet. Eine spezielle Form des Web of Science, der Science Citation Index Expanded, listet mehr als 5.700 Zeitschriften inklusive des ChemScience Citation Index, Clinical Medicine Citation Index und BioScience Citation Index. Alle Daten werden wöchentlich aktualisiert, und der Zugang sowie die Kosten hängen vom individuellen Subskriptionstyp ab. Die Suchmaschine von ISI besitzt eine einzigartige Suchfunktion, die cited reference search. Das bedeutet, man kann diejenigen Autoren bzw. Artikel suchen, die eigene Artikel zitieren und dabei erfahren, wie eigene Arbeiten zur Unterstützung momentaner Forschungshypothesen genutzt werden. Außerdem lassen sich historische Hintergründe einer Idee oder Methode verfolgen. Zitierte Arbeiten sind in Current Contents direkt mit dem Volltext verbunden, der gegen eine Gebühr heruntergeladen werden kann. Eine »related record«-Schaltfläche kann man zur Suche nach verwandten Dokumenten benutzen, eine Funktion, die ebenfalls nur in Current Contents vorhanden ist.

Viele Universitäten bieten mittlerweile einen Zugang zu dieser Datenbank an. Für eine relevante Literatursuche sollte Current Contents auf jeden Fall mit durchforstet werden.

5.3.2.9 Die Cochrane-Library

In den letzten Jahren hat sich der Term »Evidence Based Medicine« auch im deutschen Sprachgebrauch zunehmend eingebürgert. Damit wird der Nutzen und Einfluss bestimmter Therapien und Diagnoseverfahren evaluiert, um Aussagen zur Wirksamkeit am einzelnen Patienten bzw. an Patientenkollektiven zu treffen. Die Cochrane Library ist die weltgrößte Datenbank, die Literatur zum Thema »Evidence Based Medicine« anbietet. Sie besteht aus mehreren (Unter-)Datenbanken. Die Cochrane Database of Systematic Reviews, CDSR, ist ein Volltext-Archiv mit Literatur über die Auswirkungen von klinischen Maßnahmen. Die Übersichtsartikel sind sehr strukturiert und systematisch, Vor- und Nachteile werden durch explizite Qualitätskriterien definiert, um methodische Fehler zu vermeiden. Oft werden auch Metaanalysen mit der angesammelten Literatur eines Themas durchgeführt, um die Power der einzelnen Studienergebnisse zu erhöhen, die für sich genommen keine verlässlichen Aussagen liefern würden.

Die Database of Abstracts and Reviews of Effectiveness, DARE, enthält strukturierte Abstracts von systematischen Übersichtsarbeiten, die kritisch von den Mitarbeitern des NHS Centre for Reviews and

Dissemination der Universität York auf ihre Methodik und Aussagen hin überprüft worden sind. DARE enthält außerdem eine ganze Reihe an Verweisen auf Übersichtsartikel, die als Hintergrundinformationen sehr nützlich sein können.

Das Cochrane Controlled Trials Register, CCTR, ist eine bibliographische Datenbank, die die Ergebnisse vieler kontrollierter klinischer Studien enthält. CCTR enthält Konferenzbände, Meeting-Reports und viele andere Quellen, die momentan nicht in MEDLINE oder anderen bibliographischen Datenbanken gelistet sind. Die »Netting the Evidence«-Sektion der Cochrane Library ist für diejenigen gedacht, die Evidence based medicine in der täglichen Praxis einsetzen möchten.

Die Cochrane Library ist sowohl auf CD-ROM als auch online erhältlich. Die meisten deutschen Universitätsbibliotheken bieten einen Zugang zu dieser Datenbank.

5.3.2.10 PsycLIT & PsycINFO

Beide Datenbanken werden von der American Psychological Association, APA (*www.apa.org*), herausgegeben und decken den Bereich Psychologie und verwandte Gebiete einschließlich Neuropsychologie ab. Seit 1974 werden Artikel aus etwa 1.300 Zeitschriften und seit 1987 auch aus Büchern abgedeckt. Die Suchmaschine dieser Datenbanken enthält den APA Thesaurus of Psychological Index Terms and Finder Access Tools (einschließlich BOOL'scher Operatoren) und ermöglicht somit ein relativ einfaches Suchen nach bestimmten Artikeln. Leider sind auch hier nicht alle relevanten Begriffe enthalten, und manchmal werden daher viele irrelevante Dokumente angezeigt. Volltext-Artikel kann man über einen der bekannteren Dokumentenlieferdienste wie Infotrieve, UnCover oder DocDeliver bekommen.

5.3.3 Open Access Publikationen

In den letzten Jahren hat sich die Open Access-Publikation stetig weiterentwickelt und stellt aktuell eine interessante Alternative zu den Publikationen in kostenpflichtigen Zeitschriften dar. Im Prinzip bieten die Zeitschriften im Open Access Verfahren alle Artikel zum kostenfreien Download an. Die Autoren leisten im Gegenzug einen einmaligen finanziellen Beitrag für das Lektorat und die Herstellungskosten.

Ein interessanter Anbieter vieler Open Access Zeitschriften ist BioMedCentral (*www.biomedcentral.com*). Dort finden sich mehrere Zeitschriften aus dem medizinischen Bereich, ein Blick lohnt sich auf jeden Fall. Es gibt sogar eine Zeitschrift, die nur medizinische Fallberichte veröffentlicht.

5.3.4 Precision & Recall einer Literaturrecherche

Wer Informationen in einer Datenbank oder einem Karteikasten abgelegt hat, der möchte bei Bedarf diese Informationen wieder abrufen können. Im Idealfall findet man genau das, was man sucht. Während einer Literaturrecherche kommt es trotzdem immer wieder vor, dass neben den relevanten und interessierenden Dokumenten auch irrelevante Artikel gefunden werden.

Es haben sich zwei Parameter etabliert, die gern als Gütekriterien für eine Literaturrecherche benutzt werden. Zur Veranschaulichung kann man sich eine Vierfeldertafel vorstellen. Der Quotient $a/(a+c)$ wird als Recall bezeichnet und gibt die Anzahl der gefundenen relevanten Dokumente aus allen relevanten Dokumenten an (vgl. auch Sensitivität eines diagnostischen Tests).

Tab. 5.3 — Precision & Recall			
	Relevanz		
	Ja	Nein	Σ
Gefunden +	a	b	a+b
Gefunden -	c	d	c+d
Σ	a+c	b+d	

Precision gibt die Genauigkeit eines Suchvorgangs an. Sie ist definiert als der Quotient a/(a+b) und gibt den Anteil derjenigen Dokumente an, die tatsächlich von Interesse sind (vgl. auch positiver Vorhersagewert eines diagnostischen Tests).

5.4 Literaturlieferdienste

Viele wissenschaftliche Bibliotheken in Deutschland mussten aufgrund finanzieller Engpässe (stetig steigende Subskriptionsraten und verringerte staatliche Subventionierung) die Zahl der abonnierten Zeitschriften reduzieren. Dadurch können viele im Internet gefundenen Artikel nicht mehr in der Bibliothek kopiert werden und es gilt, andere Wege der Literaturbeschaffung zu beschreiten.

Ein beliebter Ansatz ist die Bestellung bei einer großen nationalen Bibliothek wie der Deutschen Zentralbibliothek für Medizin Köln (*www.zbmed.de*) oder über subito (*www.subito-doc.de*). Diese Bestellungen kosten Geld, und kaum ein Institut bezahlt 50 und mehr Artikel für einen Doktoranden.

Ein anderer, leider aber noch weitaus teurerer, Ansatz ist die Bestellung bei einem Literaturlieferdienst (*engl.* document delivery service). Eine ausführliche Liste kann unter der Adresse *www.netins.net/showcase/trhalvorson/g-stuff* angesehen werden. Ich möchte aus Platzgründen hier lediglich drei bedeutende internationale und einen nationalen Lieferdienst vorstellen.

UnCover (*www.ingenta.com*) indiziert etwa 18.000 Zeitschriften in seiner Datenbank, 5.000 Zitate werden täglich neu hinzugefügt. Die Artikel sind in UnCover zur gleichen Zeit wie in der Bibliothek verfügbar. Damit ist UnCover der schnellste Literaturlieferdienst überhaupt. Die Suche in dieser Datenbank ist kostenlos, bezahlt werden muss nur für bestellte Dokumente. Ein Artikel kostet US$ 10,00 plus US$ 4,25 Copyright-Gebühr. Für Bestellungen außerhalb der USA und Canada kann zusätzlich eine Fax-Gebühr anfallen.

INFOTRIEVE (*www.infotrieve.com*) ist ein Verband aus akademischen Bibliotheken an der US-Westküste und staatlichen Bibliotheken. Bei ausgefalleneren Bestellungen werden auch ausländische Bibliotheken benutzt. Ein bestellter Artikel kostet US$ 9,75 plus Copyright-Gebühr. Ein RUSH-Service ermöglicht gegen eine Gebühr eine Lieferung der bestellten Artikel noch am gleichen Tag.

Viele deutsche Wissenschaftler vertrauen auf subito (*www.subito-doc.de*), ein Dokumentenlieferdienst, bei dem man ebenfalls Artikel bestellen kann. Ein Artikel kostet in der Normalversion etwa 2,50 €. Wer einen Artikel schneller haben will, muss extra zahlen.

6 Elektronische Literaturverwaltung – gewusst wie

Wie bereits im vorigen Kapitel dargestellt, stellen Online-Literaturdatenbanken heutzutage die primäre Quelle wissenschaftlicher Literatur dar. In diesem Kapitel werden einige nützliche Computerprogramme zur schnellen und effizienten Literaturverwaltung vorgestellt.

Wer während seiner Dissertation einmal eine Publikation geschrieben hat – oder wer für eine aufwendige Promotion etliche hundert Referenzen verwalten musste –, wird um die Vorteile eines Literaturverwaltungsprogramms wissen. Im Prinzip dienen diese Programme zur komfortablen Literatursuche in selbst erstellten bibliographischen Datenbanken und zum Verwalten der gefundenen Referenzen während einer Manuskripterstellung.

Der momentane Markt wird nach wie vor von drei Produkten dominiert. EndNote, ProCite und Reference Manager werden zu akzeptablen Preisen für Studenten im Online-Buchhandel bzw. im Online-Shop (*www.adeptscientific.com*) angeboten. Am meisten verbreitet dürfte wohl im deutschsprachigen Raum EndNote, mittlerweile in der Version 10 (Vista-fähig), sein. Alle drei Programme kommen mit guten Handbüchern daher und erfüllen perfekt ihren eigentlichen Zweck, die Literaturverwaltung. Darüber hinaus werden noch einige andere nützliche Tools geboten.

Es gibt zwei Möglichkeiten, sich eine eigene bibliographische Datenbank zu erstellen. Entweder man sucht regelmäßig in den elektronischen Datenbanken wie Network Entrez und exportiert die gefundenen Referenzen im MEDLINE-Format in das jeweilige Programm, oder man nutzt die in den aktuellen Versionen eingebauten Suchfunktionen aus und recherchiert mit dem Literaturverwaltungsprogramm in den einzelnen Datenbanken selbst. Jedes der aufgeführten Programme besitzt so genannte Connect-Filter, die automatisch zu den verschiedenen Literaturdatenbanken kompatibel sind. Möchte man in EndNote beispielsweise Referenzen in PubMed suchen, klickt man auf den Connect-Filter PubMed(NLM).enz, und das Programm loggt sich nach Herstellung einer Internetverbindung automatisch in PubMed ein und ermöglicht mit Hilfe einer Suchmaske, die gewünschten Referenzen direkt in das Programm zu übernehmen. So lässt sich Schritt für Schritt eine individuelle Literaturdatenbank erstellen. Alle importierten Referenzen sind natürlich mit allen bibliographischen Daten (Autorennamen, Adressen, Titel, Volume, Zeitschrift, Keywords, MeSH usw.) gespeichert. Ein Abstract wird, falls vorhanden, ebenfalls importiert. Es ist sogar möglich, mehrere Datenbanken simultan zu durchsuchen. Durch das Setzen von so genannten Filterregeln kann man z. B. den Import identischer Referenzen verhindern.

Bestehende Literaturdatenbanken mit aktueller Literatur können ebenfalls einfach erweitert werden, um sich somit im Lauf der Zeit eine umfangreiche Literatursammlung über ein bestimmtes Thema anzulegen. In EndNote kann beispielsweise eine Datenbank mit bis zu 32.000 Referenzen gefüttert werden, und das Erstellen von mehreren Datenbanken zu verschiedenen Themen ist ebenfalls möglich. Alle Programme liefern komfortable Funktionen zur Verwaltung der Dokumente und auch zur Suche bestimmter Referenzen innerhalb der Datenbank. Sucht man z. B. einen bestimmten Artikel des Autors Smith JC über das Paarungsverhalten der Nacktmäuse, genügen der Aufruf der Suchmaske, die Eingabe des Autorennamens sowie des Themas, und es werden alle passenden Literaturstellen angezeigt. Dieses System ist nicht nur schneller als die klassischen Verfahren zur Dokumentation, es erlaubt auch ein schnelleres Screening nach relevanter Literatur in der eigenen Datenbank.

Der Hauptvorteil dieser Programme wird allerdings erst beim Schreiben von eigenen Texten ersichtlich. Es ist normalerweise sehr mühevoll, die Zitate an der richtigen Stelle im Text zu platzieren, dabei die von der Zeitschrift geforderte Zitierweise zu beachten und nach einer Korrektur alle Referenzen neu zu nummerieren, wenn einige Literaturstellen neu hinzugekommen sind. Mit EndNote, ProCite und dem Reference Manager ist diese Tätigkeit (fast) zu einem Kinderspiel geworden. Schreibt man beispielsweise ein Paper für *Nature*, sucht man sich aus den mitgelieferten Journal Styles denjenigen für *Nature* per Mausklick heraus, und nach einem Formatierungsvorgang erscheinen alle zitierten Literaturstellen im *Nature*-Stil. Wer den gewünschten Stil nicht findet, kann sich auf sehr einfache Art und Weise einen individuellen Stil selbst erstellen. Die Handbücher aller drei Programme sind dabei sehr umfangreich, und selbst wenig Computererfahrung reicht aus, um mit den Programmen zurechtzukommen. Neben der einfachen Literaturverwaltung haben die neueren Versionen einige sehr nützliche Zusatzfunktionen eingebaut. So stellt EndNote fertige Word-Dokumentenvorlagen für viele Zeitschriften zur Verfügung. Nach entsprechender Auswahl sind Schriftart, Zeilenabstand, Gliederung usw. bereits fertig gestaltet, lediglich der Text muss noch eingegeben werden. Selbst die Legenden für Abbildungen, Tabellen oder Anhänge sind vorgefertigt. Leider bedürfen die neueren Versionen einer etwas längeren Einarbeitungszeit, erweisen sich dann aber als ausgesprochen nützlich.

Das praktische Arbeiten mit EndNote, ProCite oder dem Reference Manager ist dabei ganz einfach. Alle hier vorgestellten Programme installieren sich so, dass sie entweder separat und/oder aus einem Textverarbeitungsprogramm heraus geöffnet werden können. EndNote ruft man beispielsweise unter dem Menüpunkt »Extras«/ »Go to EndNote« auf. Soll an eine bestimmte Stelle im Text eine Referenz eingefügt werden, wechselt man zu EndNote, wählt das Zitat per Mausklick aus und drückt die Schaltfläche »Insert Citation«. Das Programm kehrt automatisch zu Word zurück und hat an die Stelle ein Feld mit der Nummer der Referenz eingefügt. Sind alle Zitate eingefügt, ruft man in Word die Funktion »Format Bibliography« im Menü »Extras« auf und alle Referenzen werden entsprechend dem gewählten Stil formatiert. Am Ende des Dokuments erscheint eine Liste mit allen Literaturstellen, die man noch individuell bearbeiten kann. Alternativ steht die so genannte »Cite-while-you-write«-Funktion zur Verfügung. Während des Schreibens wird automatisch die eingefügte Referenz am Ende des Dokuments im ausgewählten Stil eingefügt.

Die Rechnerleistung heutiger Heimcomputer reicht aus, um selbst Bibliotheken mit einigen tausend Referenzen schnell verwalten zu können. Allerdings kann dann die Suche etwas länger dauern.

Für Studenten, die weniger investieren möchten, bietet die Firma Bibliographix (*www.bibliographix.de*) ein brauchbares deutsches Programm an. Insbesondere Promovenden, die keine akademische Laufbahn einschlagen wollen und solcherart Software nur selten nutzen werden, sei dieses Programm empfohlen. Die Basisversion ist kostenlos, bietet aber auch nur zehn Bibliothekszugriffe. Die Pro-Version kostet regulär 98 €, für Hochschulangehörige (inkl. Promovenden, einfach Institutsadresse angeben) nur 49 €. Neben der recht geringen Rechneranforderung ist dieses Programm eigentlich intuitiv zu bedienen. Während der Eingabe werden vom Autor temporäre Zitate eingefügt, die vom Programm in feste Zitate umgewandelt werden. Es funktioniert damit so wie EndNote oder Reference Manager. Die Datenbank kann mehrere tausend Einträge verwalten. Testen Sie dieses Programm doch einfach mal.

Wer mit Scientific Word schreibt, kann auf das eingebaute Referenzprogramm bauen. Es ist allerdings nicht so komfortabel wie EndNote. Dieses wiederum stellt einen Exportfilter im passenden Format zur Verfügung, so dass mit beiden Programmen gearbeitet werden kann.

7 Ein Wort zu Studien & Statistik

Wer ernsthaft wissenschaftliche Studien betreibt, benötigt statistisches Wissen, um grundlegende Zusammenhänge zu verstehen. Für einen medizinischen Doktoranden, der ganz am Anfang seiner wissenschaftlichen Ausbildung steht, sollte eigentlich der Biomathematik-Kurs einen Einstieg in die schwierige Materie der Biostatistik liefern. Die meisten dieser Kurse sind leider völlig unbrauchbar, weil erstens Mediziner keine Mathematiker sind, die statistischen Tests zugrunde liegende mathematische Modelle im Detail verstehen müssen; und weil es zweitens diese Kurse meist versäumen, konkretes biostatistisches Wissen anhand praktischer und im Alltag auftretender Situationen zu vermitteln. Jeder Doktorand, der in einer klinischen Studie involviert ist oder der Versuchsreihen im Labor auswerten soll, steht vor der Frage, was für eine statistische Methode geeignet ist, um die Daten korrekt auszuwerten. Wird Rat bei Kollegen eingeholt, ist die Verwirrung dann meist völlig perfekt, denn schnell wird man mit fünf verschiedenen Meinungen konfrontiert (die alle richtig sein können) – wobei man dennoch keinen Schritt weiter ist.

Da Biostatistik richtig Spaß machen kann, wenn man einmal ein bisschen Durchblick bekommen hat und Freude am logischen Denken besitzt, sollte man sich ruhig ein praxisorientiertes Biostatistikbuch kaufen und gründlich durcharbeiten. Wer eigene Ergebnisse publizieren möchte, deren statistische Verfahren und die daraus gezogenen Schlüsse anschließend von den Gutachtern angezweifelt werden, für den ist das nicht nur peinlich, sondern wird auch als Zeichen von wissenschaftlicher Inkompetenz gewertet. Verlassen Sie sich auch nicht nur auf Kollegen, die schon ein paar Jahre länger als Sie dabei sind. Deren Wissen um statistische Zusammenhänge ist meist auch nur rudimentär. Studien zeigten, dass (leider) immer noch 30 bis 40 % aller veröffentlichen klinischen Studien mit statistischen Fehlern behaftet sind. Wenn zwei ganz ähnliche Arbeiten zu völlig unterschiedlichen Ergebnissen kommen, so wird meist (vorschnell) eine Manipulation der statistischen Daten und Analysen vermutet, obwohl vielleicht nur eine nicht passende Methode angewandt wurde. Wenn solche Fehler z. B. in Studien passieren, die wesentliche Neuerungen in der Therapie von bestimmten Erkrankungen beschreiben, kann das bei unwissenden Lesern zu völliger Fehleinschätzung führen.

Die meisten Leser wissenschaftlicher Zeitschriften vertrauen allzu sehr den publizierten Daten und hinterfragen diese nicht. Da nur selten die Rohdaten der Studien bzw. Experimente veröffentlicht werden, kann der Leser nicht beurteilen, ob die Schlussfolgerungen des Autorenteams aufgrund der gefundenen Daten richtig sind. In der Realität sind es meist kleinere Fehler, die Probleme bereiten können: es fehlt die passende Kontrollgruppe, die Behandlungsgruppen werden nicht randomisiert, Hypothesentests werden falsch eingesetzt. In der Gesamtheit führen diese Fehler oft zu einer Verzerrung der Daten zugunsten der untersuchten Therapie. Wenn diese Probleme bei klinischen Studien auftauchen, werden Forschungsgelder sinnlos verschwendet und Probanden bzw. Patienten Risiken ausgesetzt, die sich in der Folge als unnötig erweisen. Der Grund, weshalb immer noch ein recht hoher Prozentsatz nicht korrekt ausgewerteter Studien publiziert wird, liegt einfach darin, dass die wissenschaftliche Gemeinschaft zu wenig Druck auf den einzelnen Wissenschaftler ausübt, statistische Verfahren sorgfältig und situationsgerecht einzusetzen. Verlassen Sie sich also nicht zu sehr auf Zeitschriften.

Um sich einen guten Überblick über Biostatistik zu verschaffen, d. h. einen praxisgerechten Ansatz bei einem realen Problem zu finden, empfiehlt sich die Lektüre des Buches von S. A. GLANTZ, Biostatistik, McGraw-Hill, 1997 (ISBN 3-89028-410-8). Es kostet etwa 30 € und liefert einen wirklich exzellenten Beitrag zur Bewältigung der anfallenden biostatistischen Probleme. In deutscher Sprache ist dieses Buch momentan leider nur gebraucht zu bekommen. Die englische Ausgabe dagegen wurde aktualisiert. Auf der dem Buch beiliegenden Diskette findet man ein Computerprogramm, mit dem sich sehr viele statistische Auswertungen durchführen lassen (leider nur bis Win 95 bzw. 98) und in das alle im Buch beschriebenen Verfahren integriert sind. Fragen am Ende der jeweiligen Kapitel dienen der Verständniskontrolle.

Weitere, leider nur englischsprachige Bücher, sind ebenfalls sehr empfehlenswert:

1. J.H. ZAR, *Biostatistical Analysis*, Prentice-Hall, ISBN 0-13-081542-X, etwa 80 €. Liefert einen exzellenten Überblick über die mathematischen Grundlagen vieler statistischer Verfahren. Ist als studentisches Lehrbuch für amerikanische Studenten im Fach Biomathematik gedacht und trägt viel zum Verständnis mathematischer Verfahren bei. Dieses Buch ist recht mathematisch orientiert und erfordert schon etwas Zeit. ★ ★ ★

2. J.C. BAILAR und F. MOSTELLER (eds), *Medical Use of Statistics*, Marcel Dekker, ISBN 0-910133-36-0, etwa 70 €.★ ★

3. S.A. GLANTZ und B.K. SLINKER, *Primer of Applied Regression and Analysis of Variance*, McGraw-Hill, ISBN 0-07-023407-8, etwa 80 US$. Im ähnlichen Stil wie das allgemeine Statistikbuch von Glantz gehalten und sehr verständlich. Benötigt nur der, der größere Studien auswerten muss.

4. H. MOTULSKY, *Intuitive Biostatistics*, Oxford University Press, ISBN 0-19-508607-4, etwa 25 €. ★ ★ ★

5. R. H. Riffenburgh, Statistics in Medicine, Elsevier Academic Press, ISBN 0-12-088770-3, etwa 50 €. ★ ★ ★. Ebenfalls exzellenter Überblick über moderne medizinische Statisitik. Liest sich sehr gut.

6. D.G. ALTMAN, *Practical Statistics for Medical Research*, Chapman & Hall, ISBN 0412276305, etwa 74 €, recht teures, sehr detailliertes Buch.

7. M. BLAND, *An Introduction to Medical Statistics*, Oxford University Press, ISBN 0192632698, etwa 39 €, ★ ★ ★, exzellente Einführung, super Erklärungen.

8. J. BORTZ UND G.A. LIENERT, *Kurzgefasste Statistik für die klinische Forschung*, Springer, ISBN 3-540-00069-0, 39,95 €. Dieses exzellente, deutschsprachige Buch wurde 2003 neu aufgelegt und aktualisiert. Primär geht es um die Anwendung statistischer Verfahren, die keine Normalverteilung voraussetzen (häufig klinische Fragestellungen). Eine ausgezeichnete Darstellung auch weniger bekannter statistischer Verfahren. ★ ★ ★

Kaufen kann man bei Online-Buchläden, aber auch natürlich direkt in den Lehmanns Fachbuchhandlungen. Die Preise in Deutschland unterscheiden sich mittlerweile kaum mehr von den Preisen in den USA.

Ein weiterer Punkt, der bereits vor der Mitarbeit an einer klinischen Studie geklärt sein sollte, sind Art und Umfang der Dokumentation. Sehr oft gibt es standardisierte, extra für die Studie entworfene Fragebögen, die vom Promovenden auszufüllen sind. Empfehlenswert ist die frühzeitige elektronische Erfassung der erhobenen Daten, idealerweise mit einem Statistikprogramm. Eine sorgfältig angelegte *Excel*-Tabelle kann ebenfalls gute Dienste leisten und als Grundlage für die Arbeit mit einem Statistikprogramm dienen. Welche Parameter in einer Studie erfasst werden sollten, wird meist vom Betreuer vorgegeben. Je mehr Variablen erfasst werden, desto umfangreicher und komplexer wird natürlich auch die statistische Auswertung. Planen sie für die Auswertung mindestens ein Drittel Ihrer gesamten Promotionszeit ein. Eine Beratung beim Statistiker kann auch hier hilfreich sein.

Biostatistik führt leider allzu oft zu Verständnisschwierigkeiten, nicht nur bei Promovenden, sondern auch bei den Biostatistikern selbst, denen der klinisch-wissenschaftliche Hintergrund klar gemacht werden muss. Je genauer der Biostatistiker versteht, um was es geht, desto besser kann er seine mathematischen Modelle auswählen und Ergebnisse produzieren, die ein einigermaßen vernünftiges Abbild der Realität darstellen. Das bedeutet, dass eine statistische Auswertung nur so gut ist, wie das zugrunde liegende mathematische Modell der Wirklichkeit nahe kommt. Wird das vergessen, werden manchmal recht obskure Ergebnisse erzielt.

Um statistische Stolpersteine während der Dissertation zu vermeiden, ist es von Beginn an notwendig, eine genaue Versuchsplanung aufzustellen (ich kann es nicht oft genug wiederholen). Erfahrene Statistiker behaupten sogar, dass 50 % einer klinischen Studie für die Versuchsplanung verwendet werden sollten. Der Statistiker sollte von Beginn an in diese Planungen einbezogen werden und nicht erst, wenn die Daten erhoben worden sind. Die Ergebnisse dieser Planung müssen in einem Studienprotokoll festgehalten werden. Es enthält:

1. Eine präzise Formulierung der Fragestellung und natürlich die zu prüfenden Hypothesen (inkl. Störgrößen, Zielgrößen, Einflussgrößen)

2. Art der durchzuführenden Studie (randomisiert, doppelblind, Cross-over, klinisches Experiment, epidemiologische Studie)

3. Auswahl und Rekrutierung der Patientenstichprobe, Zuordnung zu Kontroll- oder Experimentalgruppe usw., Muss ggf. ein so genanntes matching stattfinden, d. h. müssen beide Gruppen sich prinzipiell nur in einem Punkt unterscheiden (z. B. Medikamenteneinnahme)

4. Zeitliches Vorgehen, d. h. wann sind welche Kontrolluntersuchungen notwendig, wie und wann finden ggf. Behandlungen statt

5. So genannte Operationalisierung der untersuchungsrelevanten Merkmale (Labortests, Experten-Ratings, Indikatoren für Behandlungserfolge)

6. Angaben zur Durchführung (genügend Personal, Labortechnik, ethische Probleme, Belastbarkeit der Patienten)

7. Angaben zur statistischen Auswertung (z. B. welche Tests)

7.1 Skalierung von Merkmalen

Nominalskala. Dient nur der qualitativen Klassifizierung (z. B. Ja/Nein). Die Messung an mehreren Studienobjekten lässt nur eine Aussage über die Häufigkeit dieses Merkmals in der Studienpopulation zu. Daher relativ geringer Informationsgehalt. Beispiel: Häufigkeit der Schrittmacherträger in einem Studienkollektiv. Bekannte Analyseverfahren für Daten einer Nominalskala sind Chi-Quadrat-Tests oder Berechnung der Poisson-Verteilung.

Ordinalskala (Rangskala). Ebenfalls qualitative Merkmale werden in eine bestimmte Reihenfolge (Rangfolge) geordnet. Es sind keine Messeinheiten definiert. Die mathematischen Operatoren »gleich/ungleich« und »größer/kleiner« sind aber zulässig. Beispiel: Klassifizierung nach Papanicolaou. Pap 4 zeigt einen ernsteren und fortgeschritteneren Befund als Pap 2 an, doch ist dieser Zustand nicht unbedingt doppelt so ernst. Ordinal skalierte Daten werden häufig mit nichtparametrischen Verfahren ausgewertet.

Intervallskala. Die maßgebliche Variable erfasst quantitative Änderungen und ist stetig. Eine Intervallskala lässt sich in konstante Intervalle einteilen. Beispiel: Temperaturskala mit Grad Celsius (Unterschied zu einer Ordinalskala).

Verhältnisskala (Rationalskala). Skala mit definierten Differenzen und Nullpunkt. Gleiche Differenzen zeigen einen gleichen Merkmalsunterschied an. Sowohl reelle als auch rationale Zahlen können in dieser Skalierung verwendet werden. Beispiel: Temperaturskala mit Kelvin, Längenmaße. Rational skalierte Daten lassen sich z. B. mit parametrischen Tests wie der Varianzanalyse auswerten.

Häufig wird von kontinuierlichen bzw. diskreten Daten gesprochen. Diese Begriffe sollen anhand eines Beispiels verdeutlicht werden. Stellen Sie sich vor, Sie sollen die Höhen chinesischer Vasen ermitteln. Sie wissen, dass die Vasen immer zwischen 33 und 37 cm hoch sind. Dementsprechend messen Sie einmal 33,3 cm, 35,7 cm usw. Das bedeutet, dass im o. g. Messbereich alle möglichen Zahlen vorkommen können. Auch wenn Sie mit Ihrer Messapparatur nicht 35,5678 cm messen können, ist dieser Wert möglich. Solche Daten heißen auch *kontinuierlich* oder *stetig*. Im Gegensatz zu diesen sind bei *diskontinuierlichen* oder *diskreten* Daten bestimmte Messwerte ausgeschlossen. Wenn Sie an einem Tomatenstrauch die Anzahl der in einem Jahr geernteten Früchte zählen, kommen Sie vielleicht auf eine Zahl zwischen 30 und 50. Sie werden aber niemals 33,5 Früchte in einem Jahr ernten können.

Welche Berechnungen mit unterschiedlich skalierten Daten lassen sich nun durchführen? Nachfolgende Tabelle gibt einen kurzen Überblick (*nach Harms, 1998*).

Tabelle 7.1 – Skalierung von Merkmalen

Lage- und Streuungsmerkmale	Nominal	Ordinal	Intervall	Verhältnis
Häufigkeit	+	+	+	+
Modalwert	+	+	+	+
Summenhäufigkeit	-	+	+	+
Median	-	+	+	+
Arithmetischer Mittelwert	-	-	+	+
Standardabweichung	-	-	+	+
Variationskoeffizient	-	-	-	+

7.2 Statistische Grundbegriffe

7.2.1 Statistische Hypothesen

Eine präzise Fragestellung muss für die korrekte statistische Auswertung in so genannte Hypothesen »verpackt« werden. Bei Forschungshypothesen wird zwischen gerichteten und ungerichteten Hypothesen unterschieden. Wird beispielsweise angenommen, ein Antibiotikum A führt schneller zur Symptomfreiheit als Antibiotikum B, handelt es sich um eine gerichtete Hypothese. Sind Unterschiede in der Wirksamkeit nicht bekannt oder schlecht untersucht, wird die Hypothese latent: Die Präparate wirken unterschiedlich und es ist völlig offen, ob Präparat A den anderen Präparaten überlegen ist (ungerichtete Hypothese). Die Art der Hypothese muss vor Beginn der Studie festgelegt werden. Durch Einbringen von so genannten Populationsparametern kann die Forschungshypothese präzisiert werden und heißt dann Alternativhypothese.

Unter der Nullhypothese versteht man, dass das, was mit der Alternativhypothese behauptet wird, nicht zutrifft, also »null und nichtig« ist. Für den obigen Fall gilt dann, dass Präparat A nicht überlegen ist, sondern gleich oder schlechter wirksam.

Häufig liest man von einseitigen bzw. zweiseitigen Tests. Im Folgenden sei kurz erklärt, was es damit auf sich hat. Bei gerichteten Alternativhypothesen wird ja ein bestimmtes Ergebnis erwartet (z. B. schnellere Symptomfreiheit). Dafür kommt ein einseitiger Test zum Einsatz. Sind dagegen die Resultate völlig offen (ungerichtete Alternativhypothese), kommt ein zweiseitiger Test zum Einsatz. Für die meisten biologischen bzw. biomedizinischen Fragestellungen sollte der zweiseitige Test benutzt werden.

7.2.2 Grundgesamtheit, Merkmale, Stichproben

Medizinische Hypothesen gelten meist für eine sehr große Anzahl an Individuen. Man kann sich leicht vorstellen, dass es unmöglich ist, z. B. die gesamte deutsche Bevölkerung hinsichtlich der Wirkung eines Medikaments zu untersuchen. Daher wird stellvertretend für die Grundgesamtheit (hier deutsche Bevölkerung) eine Anzahl von Probanden (Stichprobe) als Modell für die zu prüfende Hypothese verwendet. Die zu untersuchenden Eigenschaften, z. B. tägliche Diuresemenge, ist ein untersuchtes Merkmal (Skalierung von Merkmalen s. o). Werden an ein- und derselben Person mehrere Therapien getestet oder eine potenzielle Medikamentenwirkung gegen ein Placebo, spricht man von verbundenen Stichproben. Werden lediglich zwei Gruppen verglichen (z. B. Kontrolle versus Patienten) handelt es sich um eine unverbundene Stichprobe.

7.2.3 Median oder Mittelwert?

Statistische Daten sollen ausgewertet werden. Sehr bekannte statistische Kenngrößen sind Mittelwert (engl. *mean*) und Median (engl. *median*). Bei intervall- und verhältnisskalierten Merkmalen berechnet sich der Mittelwert als Quotient aus der Summe der Messwerte und der Anzahl der Messwerte. Der Median teilt eine Stichprobe in zwei gleiche Hälften. Im Unterschied zum Mittelwert wird der Median praktisch nicht von Extremwerten beeinflusst. Er ist daher besonders bei schiefen und unsymmetrischen Verteilungen einsetzbar. Mittelwert und Median sollten mit Sorgfalt eingesetzt und interpretiert werden. Wenn Sie z. B. in einer Notfallaufnahme die Troponin-Werte aller Patienten mit retrosternalem Schmerz messen, werden viele Werte im Normbereich und einige mäßig erhöhte Werte auftauchen. Daneben wird es auch Patienten mit sehr stark erhöhten Werten geben. Unabhängig von der Interpretation der jeweiligen Werte vermittelt Ihnen der Mittelwert einen ungenauen Eindruck der Messungen. Der Median hingegen wird Ihnen ein besser interpretierbares Ergebnis liefern. Der Mittelwert wird in der Regel mit der Standardabweichung aufgeführt, der Median mit dem Range (25. bis 75. Quantile).

7.2.4 Quantilen, Box Plots und weitere Streuungsmaße

Neben Median und Mittelwert interessieren meist noch andere Lagemaße, um eine adäquate Beschreibung der Daten zu gewährleisten. Quantilen unterteilen die Daten in bestimmte Abschnitte. Das 25 %-Quantil markiert einen Punkt, unterhalb dessen mindestens 25 % und darüber höchstens 75 % der Werte liegen. Das 25 %-Quantil und das 75 %-Quantil werden auch als Quartile bezeichnet, da sie die Messwerte in annähernd vier gleich große Bereiche unterteilen. Nach diesem Schema werden auch Quintilen und Perzentilen gebildet. Die meisten Statistikprogramme können anhand der Messwerte die Quantilen berechnen. Eine komfortable grafische Darstellung der Quantilen gelingt mit einem so genannten Box-and-Whisker-Plot. Die Box wird durch das 25 %- und das 75 %-Quantil begrenzt (d. h da liegen 50 % der beobachteten Werte drin = Interquartilsabstand), der Median wird in der Mitte eingezeichnet und die Whiskers (engl. für Schnurrhaare) begrenzen z. B. das 10 %- und das 90 %-Quantil. Der Mittelwert muss übrigens nicht innerhalb der Box liegen. Als Range wird der Abstand zwischen 25ster und 75ster Quantile bezeichnet.

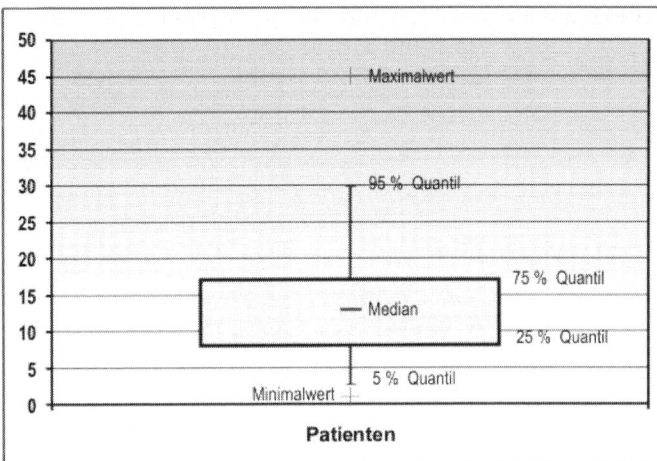

Abb. 7.1 — Box-and-Whisker-Plot, eine sinnvolle Darstellung beobachteter Häufigkeiten.

Weitere Streuungsmaße sind nachfolgend aufgelistet (Auswahl).

- Spannweite. Differenz zwischen größtem und kleinstem Wert einer Stichprobe. Häufig bei ordinalskalierten Merkmalen.

- Varianz. Durchschnittliches Abstandsquadrat der Messwerte vom Mittelwert.

- Standardabweichung (engl. *standard deviation – SD*). Wurzel der Varianz. Je näher die Standardabweichung bei 0 liegt, desto homogener ist die Stichprobe.

- Standardfehler des Mittelwerts (engl. *standard error of the mean – SEM*). Quotient aus Standardabweichung und Wurzel der Anzahl der Messwerte. Häufig anstelle der SD angegeben, da viel kleiner. Nur sinnvoll, um die Güte einer Messmethode zu bestimmen.

- Variationskoeffizient. Nur bei rationalskalierten Merkmalen möglich. Quotient aus Standardabweichung und Mittelwert. Liegt der Wert (keine Einheit bzw. %) über 50 %, kann dies einerseits an einer unsymmetrischen Verteilung oder aber andererseits an inhomogenen Gruppen liegen.

7.2.5 Regression/Korrelation

Werden mehrere Merkmale in einer Studie auf einen Zusammenhang hin untersucht, spricht man von bivariaten (zwei Merkmale) oder multivariaten Analysen. Grafisch lässt sich z. B. der Zusammenhang zwischen Körpergewicht und systolischem Blutdruck in einer Punktwolke (engl. *scatter* plot) darstellen. Jedes Wertepaar wird in ein Diagramm eingetragen und es ist sofort ersichtlich, ob ein Zusammenhang besteht. Die unabhängige Variable wird auf der x-Achse, die abhängige Variable auf der y-Achse dargestellt. Eine statistische Methode, um den Zusammenhang zwischen Merkmalen zu beschreiben, ist die Regressionsanalyse. Bei der linearen Regression kann anhand einer Geradengleichung die Vorhersage von Werten einer abhängigen Variablen aus den Werten einer unabhängigen Variablen erfolgen. Die Steigung der Geraden wird als Regressionskoeffizient bezeichnet. Je näher die Punkte an der Regressionsgerade liegen, desto stärker ist der Zusammenhang. Bei starker Streuung ist der Zusammenhang schwach.

Neben dem Regressionskoeffizient wird sehr häufig der Korrelationskoeffizient r nach Pearson benutzt. Er kann nur Werte zwischen −1 und +1 annehmen. Je näher r bei −1 bzw. +1 liegt, desto stärker ist der Zusammenhang. Bei positivem Korrelationskoeffizient liegt ein gleichsinniger Zusammenhang vor, bei negativen Werten ein gegensinniger. Wenn Korrelationskoeffizienten benutzt werden, sollten einige Punkte zur Interpretation berücksichtigt werden.

- Aussagen bezüglich eines kausalen Zusammenhangs sind nicht möglich.

- Extremwerte beeinflussen den Korrelationskoeffizienten sehr stark.

- Der Koeffizient ist kein Maß für eine Übereinstimmung.

- Sehr unterschiedliche Gruppen, die innerhalb der jeweiligen Gruppe eine geringe bzw. gar keine Korrelation aufweisen, können trotzdem eine hohe Korrelation aufweisen (Heterogenitätskorrelation).

- Die gefundenen Zusammenhänge sind nicht über den Beobachtungsbereich hinaus extrapolierbar. Wenn beispielsweise Medikamente an Erwachsenen geprüft und anschließend zugelassen worden sind, bedeutet das nicht, dass auch Säuglinge von diesem Medikament profitieren. Die meisten in Deutschland erhältlichen Medikamente sind übrigens nicht für Kinder geprüft und zugelassen.

Ist der Zusammenhang nicht linear, aber monoton (steigende x-Werte führen auch zu steigenden y-Werten), eignet sich der Korrelationskoeffizient nach Spearman. Er benutzt Rangzahlen, nimmt ebenfalls Werte zwischen −1 und +1 an und kann zum Koeffizient nach Pearson inkl. der o. g. Einschränkungen interpretiert werden.

7.2.6 Logistische Regression

Genau wie bei einem linearen Regressionsmodell dreht es sich bei der logistischen Regression um die Herstellung einer Beziehung zwischen einem Outcome (abhängige Variable) und mehreren unabhängigen Variablen (auch Kovariaten genannt). Der Unterschied zur linearen Regression besteht darin, dass das Outcome meist zwei Werte (diskret) annehmen kann, also binär oder dichotom ist. Bei der linearen Regression könnte die abhängige Variable mehr oder weniger intervallskaliert sein. Ein Beispiel für die logistische Regression ist das Vorhandensein einer Krankheit (kann entweder vorhanden sein oder nicht) durch andere Kovariaten. Eine einfache Studie könnte so aussehen, dass das Alter der Studienteilnehmer notiert wird und ob eine koronare Herzkrankheit (0 = Nein, 1 = Ja) vorliegt oder nicht. Zusätzlich könnte man noch bestimmte Laborparameter wie Serumcholesterol, CRP usw. notieren. Die eigentliche Fragestellung lautet: Hängt das Auftreten der KHK mit dem Alter und/oder bestimmten Laborparametern zusammen oder nicht?

Zur quantitativen Beschreibung zwischen der Zielvariable und der Kovariaten benutzt man in der logistischen Regression das Risiko p, das prinzipiell jeden Wert zwischen 0 und 1 annehmen kann. P wird im Englischen auch als Odds (Chance) bezeichnet und errechnet sich mit p/(1-p). Der Logarithmus der Odds, ln(odds) besitzt die ganze reelle Zahlenmenge als Wertebereich einschließlich negativer Werte. Im Allgemeinen gehorcht ein logistisches Regressionsmodell folgender Gleichung

$$\ln(\text{odds}) = \beta_0 + X_1\beta_1 + X_2\beta_2 + X_3\beta_3 + \dots + X_n\beta_n$$

Eine logistische Regression beruht auf folgenden drei Annahmen:

- Zufällige Auswahl der untersuchten Individuen.

- Jedes Individuum ist unabhängig vom anderen ausgewählt, d. h. Kenntnis des Outcomes eines Individuums lässt keine Rückschlüsse auf das Outcome eines anderen Individuums zu.

- Keine Wechselwirkungen oder Beeinflussungen der Kovariaten untereinander. Das heißt, der Einfluss einer Kovariaten wirkt sich auf alle Individuen gleich stark aus.

Bei der Interpretation der Daten sollten ebenfalls einige Gesichtspunkte beachtet werden. Vor allem sollte darüber nachgedacht werden, ob das Modell einen biologischen bzw. medizinischen Sinn ergibt. Bei genügend großer Zahl untersuchter Kovariaten finden sich immer zufällige Einflussfaktoren, die nichts bedeuten müssen.

Ähnlich wie bei einem linearen Regressionsmodell, muss auch bei einem logistischen Modell die Modellgüte untersucht werden. Als brauchbarer Test hat sich der Hosmer-Lemeshow-Test herausgestellt. P-Werte < 0,05 sprechen für eine schlechte Modellgüte, Werte weit darüber lassen eine gute Modellgüte erwarten.

In der Regel wird nach einer logistischen Regressionsanalyse noch ein so genannter ROC-Plot gezeigt. In einem ROC-Diagramm kann man sehen, wie gut das gefundene logistische Modell zwischen den beiden Zuständen der Outcome-Variablen (hier Ja/Nein) diskriminieren kann. Im nachfolgenden Diagramm wird einmal das Ergebnis eines Modells gezeigt, das zur Untersuchung der postoperativen Mediastinitis nach Herzoperationen entwickelt wurde.

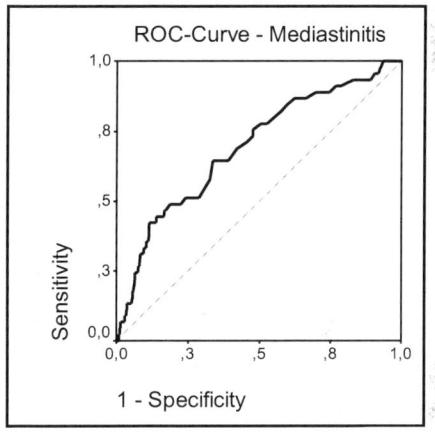

Abb. 7.2 – ROC-Diagramm zur Darstellung der Diskriminierung zwischen dem Auftreten einer postoperativen Mediastinitis nach Herzoperation.

Im oben gezeigten Diagramm zeigt die gerade, das Quadrat teilende Linie die 50 %-Wahrscheinlichkeit an, dass ein bestimmtes Ereignis auftritt. Sie entspricht damit einer Münzwurfwahrscheinlichkeit. Die Fläche unter dieser Linie beträgt 0,5. Die schwarze, gezackte Linie stellt das Ergebnis des Modells dar, die Fläche unter dieser Linie (Area under the curve, AUC) beträgt 0,73. Bei Werten größer als 0,7 spricht man von einer akzteptablen Diskriminierung. Je mehr sich die Kurve der linken oberen Ecke annähert, desto besser wird die Fähigkeit, zwischen dem Auf- bzw. Nichtauftreten einer Mediastinitis zu unterscheiden, denn die Kurve nähert sich dem Wert 1,0. In der klinischen Forschung sind Modelle mit Werten über 0,9 eher selten.

ROC-Analysen werden sehr häufig auch zur Beurteilung von klinischen Labortests oder zum Vergleich verschiedener Messmethoden eingesetzt, bei entsprechender Optimierung sind dann AUCs > 0,9 möglich. Promovenden, die z. B. einen Methodenvergleich bearbeiten, sollten sich aber, falls ROC-Analysen durchgeführt werden sollen, auf jeden Fall an einen Statistiker wenden und mit ihm im Vorfeld genau besprechen, welche Daten erfasst und wie sie ausgewertet werden sollen.

7.2.7 Klassifizierung von Studien

Studien lassen sich sowohl nach der Art als auch nach den Zielen klassifizieren. Falls während der Promotionszeit an einer klinischen Studie gearbeitet wird, sollte das Studiendesign schon feststehen und ein Studienprotokoll durch die Ethikkommission genehmigt worden sein. Es ist unsinnig, einen Doktoranden mit der Erstellung eines Studiendesigns zu beauftragen. Es empfiehlt sich sogar, die Arbeit abzulehnen, falls der Wunsch nach Planung und Durchführung an einen Doktoranden herangetragen wird bzw. bereits bei Beginn der Arbeit mangelnde und insuffiziente Vorarbeit geleistet wurde. Die zeitliche Belastung ist in einem solchen Fall nicht mehr kalkulierbar und steht meist in keinem Verhältnis zu den erzielten Ergebnissen.

Noch zwei Begriffe. Die Zielgröße bzw. Zielgrößen sind Merkmale, die man in der Studie näher untersuchen möchte. Einflussgrößen sind Merkmale, die die Zielgröße(n) beeinflussen bzw. mit ihnen in einem Zusammenhang stehen.

Folgende Studienarten werden sehr häufig in Zeitschriften publiziert:

Epidemiologische Studien. Sie untersuchen die Ausbreitung und die Häufigkeit von Krankheiten in einer Population in einem definierten Zeitraum. Meist sehr große untersuchte Populationen.

Kontrollierte klinische (Therapie)Studien. Meist werden Krankheitsverläufe mit und ohne Therapie verglichen oder die therapeutische Wirksamkeit zweier oder mehrerer Therapiealternativen. Die zufällige Zuteilung zu einer Therapiegruppe oder einer Kontrollgruppe heißt *Randomisation* und dient der besseren Vergleichbarkeit der gewonnenen Ergebnisse. Dieser Studientyp ist prospektiv und longitudinal. Alle Länder der Europäischen Union, die solche Studien durchführen, müssen bei der Durchführung die Richtlinien der *Good Clinical Practice* einhalten und der Deklaration von Helsinki entsprechen. Kontrollierte klinische Studien sind der höchste Standard medizinischer Studien zur Evaluierung therapeutischer Konzepte.

Beobachtungsstudie. In diesen Studien werden Merkmale von Personen in einem definierten Zeitraum auf ein bestimmtes Zielergebnis hin untersucht. Sowohl prospektive als auch retrospektive Designs sind möglich. Der Untersucher beobachtet die Probanden, ohne selber einzugreifen. Primärer Nachteil dieses Studientyps sind Unterschiede in den einzelnen Studiengruppen, die das Ergebnis ursächlich erklären können. Die Gesamtheit dieser Einfluss nehmenden Störgrößen heißt *confounder*. Kausale Zusammenhänge lassen sich mit diesem Studientyp nicht erklären. Vorteil dieser Studien sind die geringen Kosten und der relativ kurze Zeitraum, in dem sich die Daten für eine sinnvolle Analyse sammeln lassen, z. B. bei seltenen Erkrankungen. Ethische Überlegungen lassen manchmal ebenfalls nur einen solchen Studientyp zu.

Retrospektive Studie. Die Datenanalyse erfolgt mit bereits vorhandenen Datensätzen. Ziel ist oftmals die Überprüfung von Therapien oder ein möglicher Zusammenhang zwischen Krankheit und Ursache. Allerdings gelingt dies nur mit Einschränkungen. Es lassen sich Hinweise für mögliche Ursachen finden, d. h. man kann bestenfalls eine Arbeitshypothese generieren, aber keineswegs verifizieren. Unvollständige Krankenakten (daher die stets geäußerte Forderung nach Standardisierung) bereiten bei der Datenanalyse große Probleme. Vorteil dieses Studientyps ist die sofortige Verfügbarkeit der Daten.

Fall-Kontroll-Studie (case control study). Im Prinzip ist dieser Studientyp eine retrospektive Studie, bei der erkrankte Personen gesunden Kontrollen gegenübergestellt werden. Meist wird untersucht, ob ein ätiologischer Faktor in beiden Gruppen unterschiedlich verteilt ist. Die Daten werden in einer Kontingenztafel angeordnet und anhand der Daten die so genannte Odds-Ratio errechnet (s. u.). Sie ist ein Näherungswert für das relative Risiko, an einer Krankheit zu erkranken. Wichtig ist, dass Patietengruppe und Kontrollen nicht zu stark divergieren. Sinnvolle Studien bei geringer Inzidenz einer Krankheit.

Tabelle 7. 3 – Odds Ratio		
	Patient	Kontrolle
exponiert	a	b
nicht exponiert	b	d

$$\omega = \frac{a \cdot d}{b \cdot c}$$

Prospektive Studien. Nach der Studienplanung wird mit der Datensammlung unter standardisierten Bedingungen begonnen. Je besser die Studie geplant wird, umso mehr brauchbare Daten können gesammelt werden. Eine Auswertung erfolgt dann, wenn bei allen Probanden die Daten erhoben worden sind. Ein Sonderfall der prospektiven Studie ist eine so genannte historische Studie. Dabei wird der Anfangszeitpunkt der Studie zurückverlegt. Die Nachteile sind der einer retrospektiven Studie ähnlich. Im Gegensatz zu retrospektiven Studien lassen sich mit prospektiven Studien Hypothesen verifizieren.

Kohortenstudie (cohort study). Diese Studien sind prospektiv und beobachtend. Zumeist werden recht große Populationen untersucht, die in unterschiedlicher Ausprägung einem Risikofaktor ausgesetzt sind. Die gewonnenen Daten werden in einer Vierfeldertafel geordnet, wobei sich anhand der Häufigkeiten das relative Risiko berechnen lässt.

Tabelle 7.4 – Relatives Risiko		
	Risikofaktor exponiert	Risikofaktor $\varnothing$ exponiert
Krankheit	a	b
keine Krankheit	c	d

Kohortenstudien sind sehr zeit- und kostenaufwendig, denn das untersuchte Kollektiv muss über einen langen Zeitraum beobachtet werden. Wenn Probanden das Studienkollektiv vorzeitig verlassen, spricht man vom *Drop out.* Das relative Risiko berechnet sich nach

$$RR = \frac{a \cdot (b+d)}{b \cdot (a+c)}$$

Längsschnittstudien (Longitudinalstudien). Bei ein- und demselben Probanden werden die interessierenden Merkmale bzw. deren Ausprägung im zeitlichen Verlauf beobachtet. Ebenfalls retrospektive und prospektive Studiendesigns sind denkbar.

Querschnittstudien (Transversalstudien). Zu einem definierten Zeitpunkt werden an verschiedenen Probanden die interessierenden Merkmalsausprägungen untersucht.

Metaanalyse. Existieren einige Studien, die sich mit der gleichen bzw. sehr ähnlichen Fragestellung beschäftigt haben, so können meist die Rohdaten oder publizierten Daten in einer gemeinsamen Analyse ausgewertet werden. Die Cochrane Library beispielsweise nutzt dieses statistische Verfahren, um die Aussagekraft einzelner, nicht statistisch verwertbarer Studien, in ihrer Gesamtheit aufzupeppen.

7.2.7.1 (Noch) ein paar Bemerkungen zu Vierfeldertafeln

In obigen Abschnitten zu verschiedenen Studientypen wurde schon auf Vierfeldertafeln (engl. *2 x 2 table*) hingewiesen. An dieser Stelle möchte ich noch einige allgemeine Ausführungen zu dieser Form der statistischen Analyse vorbringen, denn neben relativem Risiko und Odds Ratio lassen sich noch einige andere nützliche Parameter berechnen. Prinzipiell eignen sich Merkmale, die nur in zwei möglichen Ausprägungen vorkommen (z. B. Krankheit ja/nein).

In manchen Studien wird die so genannte relative Risiko-Reduktion (RRR) gegenüber einer Kontrollgruppe genannt. Berechnet wird es durch (q-p)/q, wobei q die Wahrscheinlichkeit ist, dass in der Kontrollgruppe ein Ereignis auftritt und p die Wahrscheinlichkeit, dass in der Behandlungsgruppe ein Ereignis auftritt. Die Wahrscheinlichkeiten lassen sich leicht über einen Dreisatz errechnen. Wenn beispielsweise 50 Patienten in der Kontrollgruppe einen Schlaganfall bekommen und 300 nicht, dann ist q = 50/(50+300) = 14,2 %. Wenn in der Behandlungsgruppe 20 Patienten einen Schlaganfall und

330 keinen bekommen, ist p = 20/(20+330) = 5,7 %. Wenn der absolute Effekt einer Behandlung gering ist, lassen sich mit diesem relativen Maß noch eindrucksvolle Zahlen erzielen. Sehen Sie daher genau hin, wenn Sie ein Paper lesen.

Um einen absoluten Effekt zu beschreiben, eignet sich die so genannte absolute Risiko-Reduktion (ARR). Berechnet wird sie einfach durch q-p. Werden schädliche Einflüsse untersucht, z. B. eine Toxinwirkung im Abgas einer Verbrennungsanlage, nennt man die ARR auch attributales Risiko (engl. *attributable risk*). Im obigen Fall ist die ARR 14,2 % - 5,7 % = 8,5 %.

Eine ebenfalls wichtige Maßzahl ist die so genannte number needed to treat (NNT). Sie gibt an, wie viel Patienten einer Behandlung/Intervention unterzogen werden müssen, um ein unerwünschtes Ereignis zu verhindern. Sie ist der Kehrwert der AAR. NNT = 1/AAR. Für obigen Fall ergibt sich NNT = 1/0,085 = 12 Patienten. Es müssen folglich 12 Patienten über einen definierten Zeitraum behandelt werden, um einen Schlaganfall zu verhindern. Je höher die NNT ist, desto schwieriger ist deren klinische Umsetzung. Angesichts der steigenden Kosten sind NNTs von 30 und mehr Patienten oft nicht tragbar. Fragen Sie daher bei einem Meeting nach der NNT, wenn Ihnen neue (und damit meist teure) Therapien vorgestellt werden.

7.2.7.2 Arzneimittelstudien

Diese Studien werden nur selten im Rahmen einer Promotion bearbeitet. Das deutsche Arzneimittelgesetz schreibt die Prüfung von Arzneimitteln in vier Phasen vor. In Phase I werden gesunde Probanden mit dem Medikament behandelt, um Eindrücke von Wirkung(en), Pharmakokinetik und Nebenwirkungsprofil zu bekommen. In Phase II werden einige Patienten mit dem Medikament behandelt, um Wirkungen der Substanz auf kranke Menschen zu testen. In Phase III werden Patienten randomisiert. Ein Teil bekommt das neue Medikament, ein anderer eine Standardtherapie oder ein Placebo. Wenn keine ethischen oder andere Bedenken bestehen, wird Phase III doppelblind durchgeführt. Sind Phasen I bis III erfolgreich verlaufen, wird meist die Zulassung beantragt. Ist die erteilt, beginnt nach Markteinführung die Phase IV, die solange besteht, wie das Medikament auf dem Markt ist.

7.2.8 Beurteilung klinischer Studien

Die tägliche Arbeit mit Patienten in Funktionslabors und Operationsräumen erfordert ein effizientes und auf wissenschaftlichen Erkenntnissen beruhendes Handeln, aber auch, dass neue Erkenntnisse für die eigene Tätigkeit aufgenommen werden und eine ständige Auseinandersetzung mit dem aktuellen Wissensstand erfolgt. Auch wenn vielen Promovenden das Lesen der Literatur, neben der sowieso schon enormen Belastung durch Studium und Examina, viel Mühe und Zeit abverlangt, so ist doch der daraus zu ziehende Gewinn weitaus wichtiger als vielleicht ein Punkt mehr in einer Klausur. Durch das Lesen soll das Hinterfragen eines Problems erlernt werden, der Umgang mit Scores und statistischen Daten kann in einer spielerischen Art und Weise erlernt werden. Wer promoviert, sollte neben den wichtigsten Zeitschriften seines Fachgebietes zusätzlich fachübergreifende Zeitschriften lesen. *Nature*, *Science*, *JAMA* oder *The Lancet* seien Beispiele dafür. Ein Jahresabo des *Lancet* kostet für Studenten etwa 70 €, und das ist wirklich nicht viel Geld für den Informationsgewinn. Lesen sollte man primär englischsprachige Literatur, sie ist meist qualitativ besser als deutschsprachige und wird von mehr Wissenschaftlern weltweit gelesen.

Übrigens, nur etwa 2 bis 4 % aller veröffentlichten klinischen Studien haben auch eine klinische Relevanz. Viele der in der täglichen Praxis benutzten Methoden haben keine gesicherte wissenschaftliche Grundlage, sie werden vielmehr aus traditionellen Gründen benutzt. Angesichts der ungefähr jährlich 9.000 veröffentlichten klinischen Studien in mehr als 10.000 Zeitschriften kann sich jeder Leser vorstellen, wie schwierig es ist, die für den Klinikalltag relevanten Literaturstellen zu finden. Die Aussagekraft wissenschaftlicher Evidenz lässt sich in fünf Grade mit abnehmender Bedeutung einteilen:

Grad I. Auf der Basis mindestens eines systematischen Reviews, der die Ergebnisse mehrerer methodisch hochwertiger, randomisierter, klinischer Studien zusammenfasst. Stärkste Evidenz.

Grad II. Es liegt mindestens eine hinreichend große randomisierte Studie vor.

Grad III. Eine methodisch hochwertige, nicht-randomisierte bzw. nicht prospektiv durchgeführte Studie.

Grad IV. Es liegt mehr als eine methodisch hochwertige, nicht-experimentelle Studie vor.

Grad V. Auffassungen und Meinungen von Expertenkommissionen, Autoritäten des jeweiligen Gebiets, beschreibende Studien.

Während der letzten drei Jahrzehnte hat es einen Umschwung im medizinischen Denken gegeben. Der Begriff Evidence-Based Medicine, EBM, wird häufig verwendet, um eine effektive und rationale Therapie zu betreiben. Einige Quellen informieren umfassend über dieses neuartige Denken. Die Cochrane Library unterhält eine stattliche Sammlung von Übersichtsartikeln zu Evidence-Based Medicine (siehe auch Kapitel 5). Die meisten Universitätsbibliotheken bieten einen Zugang an, entweder online oder über eine entsprechende CD-ROM-Datenbank. Allgemeine Informationen über EBM erhält man unter *http://hiru.mcmaster.ca.* – oder man sucht einfach in einer der Suchmaschinen wie Google (*www.google.de*), Lycos (*www.lycos.com*) oder Yahoo (*www.yahoo.de*) einige online-Angebote über EBM heraus. Nützlich sind auch Informationen über derzeit laufende Studien, um ggf. die Resultate für die eigene Forschung zu verwenden. Erhältlich sind diese Informationen z. B. unter *www.centerwatch.com.* Allerdings werden nicht alle laufenden Studien aufgeführt.

Zur Beurteilung klinischer Studien sind auch Checklisten entwickelt worden, die einen ganzen Fragenkatalog enthalten. Damit soll sichergestellt werden, dass Studien immer nach einem gleich bleibenden Schema und damit gleich »objektiv« beurteilt werden, was in der Praxis allerdings nicht immer der Fall sein wird. Es lohnt sich allemal, solche Checklisten einmal anzusehen, um ein Gefühl für die Beurteilung klinischer Studien zu bekommen.

7.2.9 Diagnostische Tests

Laborwerte und deren Normbereiche präsentieren gewöhnlich den Mittelwert $\pm$ 2 Standardabweichungen, d. h. 95 % aller untersuchten Probanden haben Werte, die innerhalb des so genannten »Normbereiches« liegen. Da es sich um normalverteilte (Gauß-verteilte) Werte handelt, besitzen 2,5 % der Probanden einen höheren und 2,5 % der Probanden einen niedrigeren Normwert, ohne dass deshalb ein krankhafter Befund vorliegt. Das bedenke man immer bei der allzu strikten Beurteilung der Laborwerte.

Die Wahrscheinlichkeit, dass gesunde Probanden bei einer Untersuchung von 12 Parametern, einer so genannten sequential multiple Analysis SMA-12, stets normale Befunde aufweisen, ist relativ gering. Etwa 50 % der Patienten weisen einen abnormen Wert auf, und bei einem SMA-20 zeigen sogar zwei Drittel der Probanden einen abnormen Wert, ohne dass deshalb ein krankhafter Befund vorliegen muss. Zusätzlich beeinflussen u. a. Geschlecht, Alter, Diät, Medikamente und Position des Patienten die ermittelten Werte. Daher sollte idealerweise eine Bestimmung immer zur gleichen Tageszeit in der gleichen Patientenlage, z. B. liegend, erfolgen. Wer während seiner Doktorarbeit auf die Auswertung von Laborbefunden angewiesen ist, sollte versuchen, Änderungen der Gewohnheiten des Patienten (z. B. neues Medikament) zu erfassen und zu notieren. Hilfreich ist auch die elektronische Erfassung der Werte in einem Programm, z. B. Excel.

Viele Statistiker geben drei Hauptgütekriterien für diagnostische Tests an: Objektivität, Reliabilität, Validität.

Objektivität. Grad der Unabhängigkeit des Testergebnisses jener Personen, die an der Durchführung, Auswertung und Interpretation beteiligt sind. Die Objektivität ist eine notwendige, aber nicht hinreichende Voraussetzung der Validität.

Reliabilität. Grad der Genauigkeit, mit der ein Test ein Merkmal erfasst (unabhängig davon, ob es auch das Merkmal ist, was er zu messen vorgibt). Die Reliabilität ist eine notwendige, aber nicht hinreichende Voraussetzung der Validität.

Validität. Grad der Genauigkeit, mit der ein Test das misst, was er zu messen vorgibt.

Vier weniger wichtige Nebengütekriterien werden ebenfalls häufig erwähnt:

Normierung. Anhand einer Normierung kann man Testrohwerte Standardwerten zuordnen. Je nachdem, was man bezweckt, gibt es Gesamtnormen oder Gruppennormen.

Wirtschaftlichkeit. Soll bedeuten, dass ein Test schnell durchgeführt werden kann, einen geringen Materialverbrauch hat und eine einfache und schnelle Auswertbarkeit ermöglichen soll.

Vergleichbarkeit. Bedeutet, dass mehrere Tests parallel als auch validitätsähnlich vorhanden sind und zum gleichen Ergebnis kommen.

Nützlichkeit. Bedeutet, dass ein Test nur dann sinnvoll ist, wenn es keinen anderen, billigeren und weniger invasiven Test gibt. Der Informationsgehalt muss natürlich der gleiche sein.

7.2.9.1 Sensitivität & Spezifität eines Tests

Die beiden in der Überschrift genannten Parameter werden häufig für die Beschreibung eines Tests verwendet. Um den relativ einfachen mathematischen Hintergrund zu verstehen, sollte man sich Tabelle 7.1 vor Augen halten. Im Prinzip handelt es sich um eine Vierfeldertafel, in die die Häufigkeiten positiver und negativer Testergebnisse bei Gesunden und Kranken eingetragen wurden. Da es sowohl falsch-positive als auch falsch-negative Testergebnisse gibt, ergeben sich vier Felder. Als Sensitivität ist der Quotient $a/(a+c)$ definiert, d. h. die Wahrscheinlichkeit, mit der ein Test bei Vorhandensein einer Krankheit diese auch erkennt = Positives divided by number of all people with the disease. PID = Positive in Disease. Screeningtests sollten eine hohe Sensitivität haben.

Die Spezifität ist definiert als der Quotient $d/(d+b)$ und gibt die Wahrscheinlichkeit an, mit der ein Gesunder als gesund erkannt wird. NIH = Negative in Health. Eine hohe Spezifität wird für einen konfirmativen Test benötigt.

Tab. 7. 5 – Sensitivität & Spezifität			
		Krankheit	
		Ja	Nein	Σ
Test	+	a	b	a+b
	-	c	d	c+d
	Σ	a+c	b+d	

Sensitivität und Spezifität sind für sich allein genommen nicht sehr aussagekräftig. Wenn die Summe der Wahrscheinlichkeiten beider Parameter größer als 1 ist, ist der Test besser als ein zufälliger Zusammenhang. Zusätzlich hängt natürlich die Güte eines solchen Tests auch vom Schwellenwert ab (auch *cutoff* genannt), ab dem ein Wert als pathologisch zu bewerten ist. Wird der Normbereich, d. h. die zweifache Standardabweichung verkleinert, so erhöht sich die Sensitivität auf Kosten der Spezifität. Beide Parameter sind für die Validität eines Tests geeignet, helfen aber in der konkreten Situation bei der Bewertung der Laborwerte eines einzelnen Patienten wenig.

7.2.9.2 Positiver und negativer Vorhersagewert

Positiver Vorhersagewert (positive predictive value, PPV). Wahrscheinlichkeit, mit der ein testpositiver Patient auch tatsächlich krank ist. Definiert als Quotient a/(a+b).

Negativer Vorhersagewert (negative predictive value, NPV). Wahrscheinlichkeit, mit der ein testnegativer Patient tatsächlich gesund ist. Definiert als Quotient d/(c+d).

Beide Werte sind von der Prävalenz einer Krankheit abhängig. Je höher die Prävalenz einer Erkrankung, desto höher auch der positive Vorhersagewert.

7.2.9.3 Power eines Tests

Man sollte immer die Power eines Tests erfragen. Wird sie z. B. mit 0,60 angegeben, heißt das, dass die Wahrscheinlichkeit bei 60 % liegt, einen statistisch signifikanten Unterschied zu berichten, wenn er denn vorhanden sein sollte. Die Power eines beliebigen Tests hängt von drei Faktoren ab:

I. Dem Stichprobenumfang (je größer desto besser)

II. Der tolerierbaren Wahrscheinlichkeit des Irrtums, die Nullhypothese fälschlich abzulehnen

III. Dem Verhältnis des kleinsten Unterschieds, den man zu entdecken hofft, zur Streubreite in den Grundgesamtheiten.

Die Power klärt die Frage, wie viele Messungen man braucht, um ein signifikantes Testergebnis bei einem vorgegebenen Wert für den Fehler der 1. und 2. Art zu erhalten. Im WWW gibt es eine sehr gute nichtkommerzielle Seite über die Möglichkeiten der Power-Analyse: *www.mp1-pwrc.usgs.gov/powcase/powlinks.html.*

7.2.9.4 Was drückt der p-Wert eigentlich aus?

P-Werte werden gern und häufig in Zeitschriften publiziert, um »signifikante« Unterschiede zu berichten. Den P-Wert zu verstehen, setzt schon einiges an statistischem Verständnis voraus. Der P-Wert ist die Wahrscheinlichkeit, fälschlich einen Unterschied anzunehmen, wenn es ihn in Wirklichkeit nicht gibt, d. h. man akzeptiert die experimentelle Hypothese und verwirft die Nullhypothese. Diese besagt ja, dass es keinen Unterschied z. B. zwischen einem Placebo und einem Medikament gibt. Meist wird $P < 0.05$ als »signifikant« angegeben. Das bedeutet, die Wahrscheinlichkeit ist kleiner als 5 %, Daten zu beobachten, die zu dieser Teststatistik führen, wenn kein Effekt vorhanden ist. Das bedeutet allerdings nicht, dass die Wahrscheinlichkeit, wahre Unterschiede in den verglichenen Gruppen zu messen, größer als 95 % ist. Alles was man sagen kann, ist, dass »random sampling« aus identischen Populationen in mehr als 95 % der Experimente zu kleineren als den beobachteten Unterschieden führt und in weniger als 5 % zu größeren als den beobachteten Unterschieden. Der am häufigsten angegebene p-Wert von 0,05 ist übrigens auf den Statistiker Ronald Fisher zurückzuführen, der aufgrund seiner Erfahrung diesen Wert rein empirisch festgelegt hat.

Denken Sie bitte auch nicht, dass ein P von 0,001 statistisch signifikantere Daten als ein P von 0,01 liefert. Hat man einmal ein bestimmtes Signifikanzniveau eingeräumt, d. h. die Wahrscheinlichkeit von α festgelegt, dann sind alle Daten mit einem P kleiner als α gleich signifikant (manche Statistiker lehnen diese Sichtweise allerdings ab).

Der P-Wert quantifiziert damit auch die Wahrscheinlichkeit, einen Fehler der 1. Art zu machen, d. h. Unterschiede zu sehen, wo es keine gibt. Daher wird P sehr häufig mit dem Symbol α gleichgesetzt.

Längerfristig bedeutet das allerdings auch, dass fünf auf 100 Entscheidungen falsch sein werden (frequentistischer Ansatz). Bedenken Sie bitte auch, dass statistische Relevanz nichts mit klinischer Relevanz zu tun hat.

7.2.9.5 Fehler der 1. und 2. Art

Fehler der 1. Art (Type I error). Symbol α. Wahrscheinlichkeit, Unterschiede zu sehen, wo es keine gibt.

Fehler der 2. Art (Type II error). Symbol β. Wahrscheinlichkeit, irrtümlich zu behaupten, dass es keine Unterschiede zwischen Gruppen, z. B. Verum- und Placebogruppe, gibt, d. h. man akzeptiert die Nullhypothese, obwohl sie falsch ist. Die Differenz $1-\beta$ ist die Power.

7.2.9.6 Parametrische versus nicht-parametrische Tests

Die Varianzanalyse ist ein Beispiel für einen parametrischen Test, weil sie mit den beiden Parametern der Grundgesamtheit arbeitet, die eine Normalverteilung komplett beschreiben: Mittelwert und Standardabweichung (bzw. Varianz). Biologische Daten folgen nie einer idealen Normalverteilung, sondern sind nur ungefähr normalverteilt. Ein gutes Statistikprogramm kann berechnen, ob Daten normalverteilt sind oder nicht und schlägt anschließend einen entsprechenden Test vor.

Nicht-parametrische Tests setzen eine Rangfolge der Daten voraus und analysieren daraus die Häufigkeiten der Ränge. Insgesamt muss man allerdings sagen, dass die Meinungen der Statistiker bezüglich der Anwendung von parametrischen und nicht-parametrischen Verfahren gespalten sind. Einige sind der Ansicht, dass man parametrische Tests einsetzen sollte, wenn es Anzeichen für eine normalverteilte Population gibt, da parametrische Tests effizienter und verbreiteter sind. Die anderen weisen darauf hin, dass nicht-parametrische Verfahren etwa 75 bis 90 % der Effizienz parametrischer Tests erbringen und verlässlicher sind, wenn die Daten nicht aus einer normalverteilten Grundgesamtheit stammen. Steht man als Promovend vor der Entscheidung, einen parametrischen oder einen nicht-parametrischen Test anzuwenden, sollte man einen Biostatistiker konsultieren und vorher beide Verfahren ausprobieren.

Was bringen die Tests? Nachfolgende Tabelle soll einen Überblick geben.

Tabelle 7.2 – Parametrische und nicht-parametrische Tests		
	Große Populationen (n > 100)	Kleine Populationen (n < 12)
Parametrische Tests	Verlässlich. Der P-Wert wird fast korrekt berechnet, selbst wenn die Populationen nicht exakt normalverteilt sind.	Unzuverlässig. Ist die Population nicht Gauß-verteilt, gibt der P-Wert ein falsches Bild wieder.
Nicht-parametrische Tests	Verlässlich. Liegt eine Normalverteilung vor, ist der errechnete P-Wert fast mit dem P-Wert eines parametrischen Tests identisch. Bei sehr großen Populationen sind nicht-parametrische Tests fast genauso zuverlässig wie parametrische Tests.	Unzuverlässig. Liegt eine Normalverteilung vor, ist der P-Wert größer als der eines t-Tests. Bei sehr kleinen Gruppen ist es fast unmöglich, P-Werte < 0.05 zu erzielen, egal wie groß die Gruppenunterschiede sind.
Tests auf Normalität*	Nützlich. Ein solcher Test wird eine klare Aussage bezüglich der Normalität liefern.	Nicht nützlich. Eine zu kleine Population liefert nicht genügend Daten für einen solchen Test.

* Die meisten Statistikprogramme benutzen eine modifizierte Form des Kolmogorov-Smirnov-Tests oder eine modifizierte Lilliefors-Methode, um Messwerte auf eine Normalverteilung hin zu prüfen. Allerdings sei kritisch angemerkt, dass diese Tests häufig selbst an parametrische Voraussetzungen geknüpft sind und damit fragwürdige Ergebnisse liefern können.

Es ist ebenfalls möglich, mit Hilfe bestimmter mathematischer Prozeduren nicht-normalverteilte Daten in normalverteilte Daten umzuwandeln.

Aus obiger Tabelle ist auch ersichtlich, dass kleine[1] Studienpopulationen immer ein statistisches Problem darstellen können, denn unabhängig, ob parametrisch oder verteilungsfrei getestet werden kann, liefern die Ergebnisse nicht unbedingt eine klare Aussage. Allerdings gibt es für kleinere Stichproben häufig keine Alternative zu den verteilungsfreien Tests. Diese Tests sind voraussetzungsärmer als die parametrischen Testverfahren und kommen immer dann zum Einsatz, wenn es sich um Rangdaten oder um Häufigkeitsverteilungen nominal oder ordinal skalierter Daten handelt.

7.2.9.7 Wann kann man welchen Test anwenden?

Die nachfolgende Tabelle zeigt eine sinnvolle Auswahl möglicher statistischer Tests. Das bedeutet jedoch nicht, dass nicht andere Verfahren ebenso eingesetzt werden können.

Tabelle 7.3 – Sinnvolle statistische Tests in der Biomedizin (nach Glantz, 1997)			
	Intervallskala * (normalverteilt)	Nominalskala	Ordinalskala
2 (unverbundene) Stichproben mit verschiedenen Individuen	t-Test für unverbundene Stichproben	Chi-Quadrat Test, Fisher-Test	Mann-Whitney-Rangtest
3 oder mehr Stichproben mit verschiedenen Individuen	Varianzanalyse	Chi-Quadrat Test, Fisher-Test	Kruskal-Wallis-Test
2 verbundene Stichproben (vor und nach Therapie an denselben Individuen)	t-Test für verbundene Stichproben	McNemar-Test	Wilcoxon-Rangtest
Mehr als 2 verbundene Stichproben (mehrere Therapien an denselben Individuen)	Varianzanalyse	Q-Test nach Cochrane	Friedman-Test
Zusammenhang zweier Variablen	Lineare Regression	Kontigenzkoeffizient	Spearman-Rangkorrelation
Überlebenszeit	Logrank-Test, Gehan-Test		

*Liegt keine Normalverteilung vor, können den Werten Ränge zugeordnet und die Methoden für ordinal skalierte Daten verwendet werden. Streng genommen dürfen Variationskoeffizienten nur für rational skalierte Daten (feste Intervalle und Nullpunkt) berechnet werden. Manche amerikanische Lehrbücher schließen Intervall-skalierte Daten mit eine Rationalskala ein, ohne das besonders zu erwähnen.

Im Buch von Bortz und Lienert findet sich im inneren Deckblatt eine ebenfalls sehr brauchbare Tabelle mit möglichen Testverfahren.

---

[1] Klein ist immer vom benutzten Test abhängig und kann nicht verallgemeinert werden.

7.2.10 Überlebenszeitanalysen und Vergleich zweier Überlebenszeitkurven

Überlebenszeitanalysen spielen in der klinischen Forschung eine wichtige Rolle, da bei vielen Studien Patienten entweder versterben, wegziehen oder aus anderen Gründen aus dem untersuchten Kollektiv herausfallen. Oft ist es auch so, dass eine Studie nicht ewig dauern kann, um ein erwartetes Ereignis zu beobachten (z. B. das Auftreten eines Bronchialkarzinoms nach Inhalation eines Karzinogens am Arbeitsplatz). Es ist sofort klar, dass bei stetig reduzierter Fallzahl im Kollektiv herkömmliche statistische Methoden nicht zur Anwendung kommen können. Andererseits benötigt man bei kompletten Patientenkollektiven, d. h. Kollektiven, in denen keine Patienten versterben, wegziehen usw., auch keine statistischen Methoden zur Analyse der Überlebenszeiten.

Der Studientyp, bei dem es am häufigsten zu unvollständigen Endpunkten kommt, ist die klinische Studie oder die Überlebensstudie. Während eines Studienzeitraumes werden die Probanden so lange beobachtet, bis ein bestimmtes Ereignis (oft Tod oder Erkrankung) eintritt. Zu bestimmten Zeitpunkten während der Studie werden die Probanden untersucht. Da gibt es dann Teilnehmer, die bereits verstorben sind, Teilnehmer, die noch leben und Teilnehmer, von denen wir nicht wissen, was passiert ist (z. B. Umzug). Diese Probanden sind verschollen, »lost to follow up«, und die Daten gelten als zensiert. Zensierte Daten sind bei klinischen Studien häufig. Merkmale einer klinischen follow-up Studie sind:

- Jeder Proband hat einen definierten Startpunkt.
- Es gibt einen definierten Endpunkt (Tod, Rezidiv usw.) oder ein definiertes Ende der Beobachtungszeit.
- Die Versuchspersonen werden zufällig aus einer bestimmten größeren Population ausgewählt.

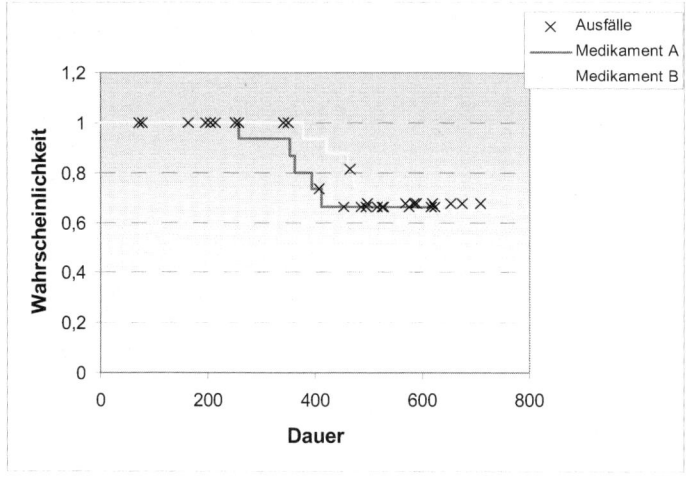

Abb. 7.3 – Beispiel einer Survivalanalyse. Zwei Medikamente wurden miteinander in einem vergleichbaren Kollektiv untersucht. Wie auch schon ersichtlich, zeigt sich kein Unterschied hinsichtlich eines Überlebensvorteils. In diesem Fall kam der Logrank-Test zum Einsatz, der mit einem p = 0,57 nicht signifikant ausfiel.

Die meisten statistischen Programme bringen Werkzeuge zur Analyse der Überlebenszeiten mit. Im Prinzip eignen sie sich für eine gute Basisanalyse, sind aber bei umfangreicheren Analysen oder gar bei Vergleichen mehrerer Überlebenszeiten schnell überfordert.

Ich möchte hier noch einige statistische Begriffe erklären, weil sie oft fälschlich interpretiert bzw. verstanden werden. Die *Überlebenswahrscheinlichkeit* S(t) ist die Wahrscheinlichkeit, dass ein Individuum der Grundgesamtheit den Zeitpunkt t überlebt. Mathematisch lautet die Formel dafür:

S(t) = Anzahl der Individuen, die den Zeitpunkt t überleben/Anzahl der Individuen aus der Grundgesamtheit

Der Zeitpunkt, zu dem eine Hälfte der Grundgesamtheit lebt und die andere Hälfte verstorben ist, heißt mediane Überlebenszeit. Die am häufigsten benutzte Methode, um die Überlebenszeit zu analysieren, ist als Schätzmethode nach Kaplan-Meier bekannt. Sie ist Bestandteil fast aller statistischen Programme.

7.2.11 Der Biometriker. Dein Freund und Helfer

Biomathematik ist für viele Studenten nicht unbedingt ein beliebtes Fach. Mag sein, dass der Stoff nicht praxisrelevant vermittelt wird oder den meist jüngeren Semestern einfach der Bezug dazu fehlt. Wer promovieren wird, der benötigt zumindest einige Grundkenntnisse in diesem Fach. Und glauben Sie mir, Biomathematik bzw. Statistik schärft die eigene Logik ungemein und hilft, eigenes Denken zu verbessern. Viele Promotionen, gerade im klinischen Sektor, sind an einer unzulänglichen Statistik gescheitert, und die Ergebnisse waren eigentlich wertlos bzw. reichten nicht aus, um eine Hypothese zu beweisen.

Um solchen Problemen ganz aus dem Weg zu gehen, gibt es ja an allen Universitäten Biomathematiker und Epidemiologen. Viele Statistiker bieten ihre Dienste auch freiberuflich und gegen Entgelt an. Allerdings kostet die Dienstleistung eines brauchbaren Statistikers schon mal schnell ein- bis zweitausend Euro (Stundensätze zwischen 50 € und 100 € sind keine Seltenheit). Daher sollte die erste Adresse immer die der Universität sein. Mit den Biostatistikern dort können alle während der Promotion anfallenden biomedizinischen Probleme besprochen werden. Bereits im Vorfeld ist es ratsam, Kontakt mit einem Biomathematiker aufzunehmen. Fragen der Studienplanung, der Datenaufzeichnung usw. können gerade im Hinblick auf die Auswertung geklärt werden. Wenn Sie das erste Mal zu einem Biostatistiker gehen, sollten Sie auf folgende Punkte achten:

- Fragestellung kurz und knapp aufschreiben. Die müssen Sie unbedingt vorher mit dem Betreuer besprochen haben. Fragen Sie niemals den Biostatistiker, was denn ausgewertet werden soll bzw. was man auswerten könnte. Das ist peinlich und sehr unhöflich.

- Benutzen Sie, soweit möglich, keine medizinischen Fachausdrücke, denn Biomathematiker sind meist keine Mediziner.

- Studiendesign, Studienprotokoll, Datenmaterial (bei retrospektiven Studien) müssen vorhanden sein.

- Die zu untersuchenden Merkmale sollten klar und klassifizierbar sein.

- Besprechen Sie bei klinischen Studien auch Stichprobenumfänge.

- Seien Sie motiviert und statistischen Problemen gegenüber offen. Wenn Sie gelangweilt und frustriert wirken, ist das sicher keine große Hilfe für den Biomathematiker.

- Zum ersten Gespräch immer den Betreuer mitnehmen.

- Fragen Sie nach statistischer Software und ggf. nach einer Möglichkeit, sie zu erwerben. Wenn Biostatistiker z. B. SPSS empfehlen, ist es hilfreich, bereits die Daten in diesem Programm zu erfassen. Manche Statistiker benötigen oft nur eine Excel-Tabelle, aus denen die Daten übernommen werden. Klären Sie das vorher unbedingt.

- Erwarten Sie nicht, dass der Biostatistiker mit Ihnen Daten in eine Software eintippt, Ihnen die Funktionsweise von Programmen erklärt usw. Das ist immer Ihre Aufgabe.

- Wenn Ihr Projekt abgeschlossen ist, sollten Sie sich als dankbarer Kooperationspartner erweisen. Ein Exemplar Ihrer Arbeit ist dabei das mindeste, was Sie Ihrem statistischen Berater zukommen lassen sollten, und bei einer Publikation gehört der Statistiker nach entsprechender Zuarbeit selbstverständlich in die Autorenliste.

8 Ein paar Brocken Bioinformatik

8.1 Bioinformatik für wen und für was?

Viele Medizinstudenten arbeiten während ihrer Promotion an einer molekular-/zellbiologischen Fragestellung. Während dieser Arbeit müssen häufig spezifische Informationen z. B. über Gene, Restriktionsschnittstellen, Proteinsequenzen oder PCR-Primer eruiert werden. In heutigen Zeiten stehen dafür leistungsfähige Computer und Software im Internet zur Verfügung. Das Gebiet der Bioinformatik gehört prinzipiell zur Molekularbiologie und beschäftigt sich eben mit genau den o. g. Fragestellungen. Craig Venter, einer der (nicht ganz unumstrittenen) Vorreiter des humanen Genomprojekts und ehemaliger Teilhaber einer der leistungsfähigsten Sequenzierfabriken der Welt, hat für seine Projekte Dutzende von Bioinformatikern beschäftigt, die aus den sequenzierten Bruchstücken eine lesbare DNA-Sequenz bastelten. Die dafür notwendigen Computer gehörten ebenfalls zum Besten, was man damals kaufen konnte.

Glücklicherweise braucht nicht jeder Bioinformatik zu studieren, um einfache Aufgaben wie die Suche nach geeigneten PCR-Primern oder eine Analyse von Restriktionsschnittstellen zu bewältigen. Empfehlenswerte Literatur ist hierbei »*Bioinformatics for Dummies*« von Jean-Michel Claverie und Cedric Notredame. Erschienen ist es bei Wiley-Publishing (ISBN 0-7645-1696-5) und kostet rund 35 €. Allein schon der sehr lockere englische Sprachstil und die vielen praktischen Beispiele machen dieses Buch zum Muss.

Auf den folgenden Seiten finden sich nützliche Tipps und Websites zum Thema Bioinformatik. Besonders eingegangen wird

- wo man bioinformatisch relevante Daten findet
- wie DNA/RNA-Sequenzen analysiert werden
- wie Protein-Sequenzen analysiert werden

Die Suche nach Literatur wird im Kapitel 6 genauer beschrieben. Die Homepage des NIH, des National Institute of Health in Bethesda ist übrigens eine der ersten Adressen nicht nur für die Suche nach Literatur, sondern auch nach Gen- und Proteinsequenzen, genetischen Erkrankungen oder nach Ähnlichkeiten zwischen Proteinen.

8.2 Suche der »richtigen« Daten

Es ist nicht immer einfach, im Internet die richtigen Informationen aus der Vielzahl der Websites herauszufiltern. Im Laufe der Jahre haben sich allerdings einige Sites unter den Molekularbiologen etabliert und werden sehr häufig als erste Anlaufstelle besucht. So wie man relevante Literatur in der Datenbank PubMed findet, gibt es auch weitere Datenbanken z. B. für eine spezifische Suche nach Proteinen oder DNA-Sequenzen. Die folgende Tabelle enthält einige nützliche Adressen zur Suche nach Nukleotid-Sequenzen, Protein-Sequenzen, Protein-Domänen, genetischen Erkrankungen, Enzymen, metabolischen Wegen sowie zum humanen Genomprojekt.

Es empfiehlt sich, die entsprechenden Websites in Ruhe anzusehen und die meist guten Hilfefunktionen auszuprobieren.

Tabelle 8.1 – Internetadressen für die Suche nach relevanten molekularbiologischen Daten

Name	Adresse	Beschreibung
Ensembl	www.ensembl.org	Informationen zum humanen Genomprojekt
GenBank/DDBJ/EMBL	www.ncbi.nlm.nih.gov	Unter den verschiedenen Rubriken (Nukleotid, Protein, Structure) finden sich die entsprechenden Informationen. Die Adresse ist eine der besten.
Swiss-Prot	www.expasy.ch	Hervorragende Seite für Proteininformationen
InterProScan	www.ebi.ac.uk	Suche nach Proteindomänen
OMIM	www.ncbi.nlm.nih.gov	Informationen über genetische Erkrankungen
Enzymes	www.chem.qmul.ac.uk	Suche nach Enzymen und deren Bedeutung, Funktionsweise usw.
PDB	www.rscb.gov/pdb	3D-Protein-Strukturen
KEEG	www.genome.ad.jp	Stoffwechselwege

8.3 Analyse von RNA/DNA-Sequenzen und MicroArrays

Die Entdeckung des genetischen Codes und die Möglichkeit der Sequenzierung von DNA hat die moderne Biologie grundlegend verändert. Nachfolgend aufgeführt sind einige nützliche Websites mit den dazugehörigen Funktionen. Bei geduldiger Suche im Internet finden sich viele weitere nützliche Adressen.

Tabelle 8.2 – Internetadressen für die Analyse von RNA/DNA-Strukturen

Name	Adresse	Beschreibung
Webcutter	www.firstmarket.com/cutter	Online-Software zur Bestimmung von Restriktionsschnittstellen
New England Biolabs	www.neb.com	NEB-cutter, ebenfalls zur Bestimmung von Restriktionsschnittstellen geeignet
PCR	biotools.umassmed.edu/bioapps	PCR-Primer Design
blastn, tblastn, blastx	www.ncbi.nlm.nih.gov	Suche nach Ähnlichkeiten von DNA-Sequenzen, so genannte Alignments
The Genome Browser	genome.cse.ucsc.edu	Aktuellste Daten zu Gensequenzen
Mfold	www.bioinfo.rpi.edu	Vorhersage von RNA-Strukturen
Stanford MicroArray Database	www.stanford.edu/pbrown	hervorragende Dokumentation über die Array-Technologie
MicroArray-Protokolle, Tools usw.	www.dev.nhgri.nih.gov/DIR/Microa rray/main.html	Detaillierte Protokolle, Software und wertvolle Links
Affymetrix	www.affymetrix.com	Website des führenden kommerziellen Anbieters von MicroArrays

8.4 Analyse von Proteinsequenzen

Proteine lassen sich ein bisschen einfacher analysieren als Nukleotidsequenzen. Wenn immer machbar, sollte daher mit Aminosäuresequenzen gearbeitet werden.

Tabelle 8.3 – Internetadressen für die Analyse von Protein-Strukturen

Name	Adresse	Beschreibung
BLAST	www.ncbi.nlm.nih.gov	Datenbanksuche
SRS	www.ebi.ac.uk	Datenbanksuche
InterProScan	www.ebi.ac.uk	Suche nach Proteindomänen
ExPASy	www.expasy.ch	Hervorragende Tools zur Proteinanalyse
Dotlet	www.ch.embnet.org	Tool zum Erstellen eines DotPlots
ClustalW	www.ebi.ac.uk	Software zum Erstellen eines multiplen Alignments von Proteinsequenzen
T-Coffee	igs-server.cnrs-mrs.fr/TCoffee	etwas präziseres Tool zum Erstellen eines multiplen Alignments von Proteinsequenzen
JalView	www.es.embnet.org	Editor zum Bearbeiten eines Alignments
PSIPRED	bioinf.cs.ucl.ac.uk/psipred	Editor zur Vorhersage der Sekundärstruktur von Proteinen
Cn3D	www.ncbi.nlm.nih.gov/Structure	Editor zur Darstellung der 3D-Struktur von Proteinen
Phylip	bioweb.pasteur.fr/into-uk.html	Tool zur Erstellung phylogenetischer Stammbäume

Wie in den einzelnen Datenbanken jeweils gesucht werden muss und welche Parameter einzustellen sind, kann in den meist reichhaltigen Hilfefunktionen nachgelesen werden. Das hier zu erörtern, würde den Rahmen dieses Buches übersteigen.

9 Abbildungen und Grafiken

Fast keine medizinische Doktorarbeit wird ohne Abbildungen und Grafiken auskommen. Viele Promovenden möchten die Ergebnisse ihrer experimentellen Arbeiten einfügen, andere benötigen für die Einleitung noch ein aussagefähiges Bild aus einem Buch oder einer Zeitschrift. Wer mit Bildern bzw. Abbildungen arbeiten will, wird eine Menge Geduld aufbringen müssen, denn Bildbearbeitung ist eine Wissenschaft für sich, die viel Erfahrung benötigt und dem Promovenden nicht nur Sorgfalt, sondern auch eine Menge Frustrationstoleranz abverlangt. Nachfolgend sollen ein paar Tipps zur erfolgreichen Bewältigung dieses Problems gegeben werden.

Als erstes sollten Sie für ausreichend Rechenleistung und Platz auf der Festplatte Ihres Rechners sorgen (bei relativ neuen Rechnern sicher kein Problem), denn meist werden mehrere Versionen der Abbildungen gespeichert. Verzichten Sie von vornherein auf farbige Bilder bzw. Abbildungen – oder setzen Sie diese nur ein, wo es sich nicht vermeiden lässt. Farbige Bilder nehmen sehr viel Speicherplatz auf der Festplatte in Anspruch und benötigen aufgrund ihrer Größe viel Rechenleistung. Der Druck des Dokuments wird meist sowieso nur in S/W erfolgen. Überlegen sollte man vorher genau, welche Grafiken man benötigt und wie sie grob aussehen werden. Informationen, die in Textform leichter ausgedrückt werden können, sollten auch in Textform ausgedrückt werden. Andererseits werden gerade in wissenschaftlichen Arbeiten Originaldaten verlangt, daher sollten die schwer erarbeiteten Ergebnisse auch hübsch verpackt werden. Flussdiagramme über den Ablauf einer Studie oder den experimentellen Ablauf lassen sich in jede Arbeit integrieren. Wer während seiner Promotion eine klinische Studie bearbeitet hat, muss eine Abbildung über das Studiendesign in seine Arbeit aufnehmen. Im *NEJM* oder im *Lancet* finden sich sehr gute Beispiele, anhand derer man seine eigenen Grafiken planen kann.

Moderne Softwarepakete leisten bei der grafischen Ausgestaltung von Diagrammen eine Menge. Allerdings sollte stets die wissenschaftliche Information an erster Stelle stehen. Mehrere Farben oder ständig wechselnde Füllmuster sind nicht zu empfehlen. Besser ist da schon, ein- und dasselbe Layout für einen Diagrammtyp über die gesamte Arbeit hinweg einzuhalten.

9.1 Statistische Grafiken

Wissenschaftliche Daten werden in verschiedenen Formen präsentiert. In einer Promotion kommen dabei unterschiedliche Abbildungsarten vor. Das Programm Excel bietet bereits einige Vorlagen für brauchbare Grafiken. Wer nur wenige Abbildungen in seine Arbeit integrieren wird, ist mit diesem Programm gut bedient. Wer allerdings anspruchsvolle Grafiken benötigt und die Abbildungen individuell bearbeiten möchte, ist bei Excel schnell am Ende seiner Möglichkeiten angekommen. Für professionelle Zwecke gibt es entweder eigenständige Softwarelösungen, wie z. B. Origin, SigmaPlot – oder die Statistiksoftware liefert die Module zur Erzeugung der Abbildungen mit. Häufigkeiten bzw. nominal skalierte Merkmale lassen sich leicht in einem Kreisdiagramm darstellen. Balkendiagramme sind wesentlich universeller einsetzbar. Alle qualitativen und quantitativ-diskreten Daten können mit einem solchen Diagramm dargestellt werden. Histogramme dienen der Darstellung eines quantitativen Merkmals in einer Häufigkeitsverteilung. Die Balken liegen dabei dicht nebeneinander. Bei der Erstellung eines Histogramms sollte man einen Punkt besonders beachten: Die Häufigkeit eines Merkmals ist durch das Produkt aus Säulenbreite und Höhe definiert. Wenn also beispielsweise Altersklassen nicht nur in Zehnjahresabstände eingeteilt werden, sondern weitaus größere Abstände aufweisen (Bsp. 30-60 Jahre), wird die Höhe der Säule berechnet, indem man die Häufigkeit durch die Anzahl der Jahre teilt.

Neben diesen häufig benutzten Diagrammtypen kommen auch noch weitere Diagramme zum Einsatz. Beispielsweise sind Verteilungskurven, Liniendiagramme, Dosis-Wirkungs-Kurven und Skalen mit logarithmischer Einteilung für den Leser immer schwerer verständlich als normale Skalierungen.

Achten Sie beim Erstellen der Diagramme auf eine korrekte und ausreichend gute Lesbarkeit der Achsentitel. Stimmen die Werte, sind die Fehlerbalken korrekt eingetragen und was repräsentieren sie (SD oder SEM)? Sind alle Signifikanzen eingetragen? Denken Sie auch an eine passende Größe. Die Diagramme werden meist verkleinert, und auch dann müssen alle Daten lesbar bleiben. Daher ist eine etwas höhere Strichstärke zu bevorzugen.

9.2 Strichzeichnungen

Bei der Erstellung von Strichzeichnungen mit den entsprechenden Programmen, z. B. CorelDraw, ClarisDraw oder Freehand, sollte man auf eine ausreichende Strichstärke und gut lesbare Texte achten (man kann es immer nur wiederholen). Eine Dissertation wird meist im Format DIN A5 hergestellt, und der Verkleinerungsfaktor sollte bereits bei der Erstellung berücksichtigt werden. Gerade bei Verkleinerungen verschwinden oft zu dünne Linien, es empfiehlt sich daher, mindestens 0,2 bis 0,5 mm starke Linien zu zeichnen. An den Texten sollte vor Fertigstellung der endgültigen Fassung ein bisschen herumgespielt werden, um optimale Proportionen zwischen Text- und Grafikelementen herauszufinden. Grafiktext sollte meist fett erscheinen, um die Lesbarkeit zu erhöhen. Man sollte auch auf eine vernünftige Informationsdichte achten, denn zu viele Linien und Texteinheiten verwirren den Leser mehr, als dass sie ihm helfen. Wenn alle Elemente der Grafik erstellt und positioniert sind, sollten diese gruppiert werden, um ein unbeabsichtigtes Verschieben und Verrutschen zu verhindern. Wissenschaftliche Zeitschriften (empfehlenswert z. B. die *Current Opinion in ...* Reihe und die *Annual Reviews in ...* Reihe) veröffentlichen eine Vielzahl an Übersichtsartikeln, die einen aktuellen Stand der Forschung in einem bestimmten Gebiet vermitteln. In den Reviews enthalten sind oft ausgezeichnete Zeichnungen, die eine Grundlage für eigene Abbildungen darstellen können. Bevor die endgültigen Fassungen der Grafiken in die Promotion eingefügt werden, sollten diese den anderen Mitgliedern der Arbeitsgruppe und dem Arbeitsgruppenleiter zur Ansicht vorgelegt werden. Nicht selten kommt noch eine wertvolle Idee von einem Kollegen, die die Zeichnungen aufpeppt. Und haben Sie keine Angst vor einer eventuellen Blamage, jeder Professor war auch mal Doktorand und hat zu der Zeit kleine Brötchen gebacken. Die meisten Dozenten sind in dieser Hinsicht sogar sehr hilfsbereit und freuen sich, dass ihr Rat gefragt ist.

9.3 Herzkatheterfilme als spezielles Videomaterial

Doktoranden in der Kardiologie oder Herzchirurgie müssen häufig Patienten mit einer koronaren Herzerkrankung untersuchen. Eindrucksvolle Befunde würde man gern in die Promotion aufnehmen. Es ist gar nicht so einfach, Herzkatheterfilme auf einem PC oder Laptop zu betrachten und einige Sequenzen oder ein Standbild aus diesen Sequenzen als Bilddatei in eine Promotion zu integrieren. Pfiffige Wissenschaftler aus dem Universitätsklinikum Genf haben eine spezielle, Plattform-unabhängige Software entwickelt, mit der man Herzkatheterfilme auf jedem PC anschauen und obendrein die Videos als .avi-File abspeichern kann. Dieser File-Typ kann auch von PowerPoint erkannt werden. Einzelne Standbilder aus der Videosequenz können ebenfalls exportiert werden. Das Programm heißt Osiris und ist als Shareware kostenlos im WWW erhältlich (*http://expasy.hcuge.ch/www/UIN/UIN.html*). Besonders praktisch ist, dass man jede Teilsequenz einer Koronarangiographie einzeln laden und bearbeiten kann. Unbedingt empfehlenswert.

9.4 Scannen von Grafiken

Scannen von Bildern ist eine andere Möglichkeit, Abbildungen für die Promotionsarbeit zu gewinnen. Scannen und die nachfolgende Bildbearbeitung sind aber auch sehr zeitaufwendige Tätigkeiten, und Studenten, die vorher noch nie gescannt haben, wundern sich immer, wie lange und mit welchem erheblichen Aufwand die Erstellung eines Bildes betrieben wird.

In vielen Fällen wollen Doktoranden Röntgenfilme scannen, entweder, weil die Western- oder Dot-Blots mit Röntgenfilmen detektiert wurden, oder aber um beispielsweise einen wichtigen radiologischen Befund aus der Klinik einzufügen. Leider besitzen nur hochpreisige Scanner eine ausreichend große Durchlichteinheit, die zum Scannen von größeren Röntgenbildern geeignet ist. Um einen Röntgenfilm zu scannen, benötigt man einen Scanner mit einer Durchlichteinheit (*engl.* transparency unit) – je größer, desto besser. Die meisten Scanner ermöglichen heute Farbtiefen von 36 Bit und Auflösungen von mehr als 1200 x 1200 dpi. Soviel benötigt man aber eigentlich nicht. Gut ausgestattete Kliniken besitzen spezielle Röntgenfilmscanner, die ebenfalls sehr gut zum Scannen geeignet sind.

Für einfache Western-Blots benötigt man lediglich einen Durchlichtaufsatz und ein Bildbearbeitungsprogramm für die später vorzunehmende Feinabstimmung. Die Röntgenfilme werden unter dem Durchlichtaufsatz platziert und eine Einstellung 150 x 150 dpi eingestellt. Eine höhere Auflösung von 300 x 300 dpi kommt nur bei sehr hochwertigen Scans in Frage, denn der Platzbedarf und die Dateigröße steigen um den Faktor 4 an. Die meisten Scan-Programme bieten noch die Option »Negative Film« (ein Röntgenfilm ist im Prinzip ein Negativ), und nach Einstellung dieses Parameters kann schon mit dem Scannen begonnen werden. Scanner benötigen eine gewisse Zeit, bis die Lampen für die Ausleuchtung des Scanfeldes die richtige Temperatur haben. Warten Sie unbedingt solange. Zuerst wird immer eine Vorschau (*engl.* Preview) des zu scannenden Bildes erstellt. In ihr sieht man die korrekte Lage des Bildes und bekommt einen ersten Eindruck des Ergebnisses. Mittels Lassofunktion oder eines Rechtecks kann nun der eigentlich interessierende Bereich des Bildes markiert werden. Mit der Zoom-Funktion vergrößert man den ausgesuchten Bereich, und der Betrachter sieht, ob das Bild seinen Wünschen entspricht. Viele Programme bieten noch einige Optionen zur Einstellung der Helligkeit und des Kontrastes. Probieren Sie die Wirkungen dieser Hilfsmittel aus. Nachdem alle Einstellungen vorgenommen sind, beginnt der eigentliche Scanvorgang, der ein bisschen länger dauert als die Erstellung des Vorschaubildes. Nach der Speicherung des Bildes (z. B. im *.tiff*-Format) beginnt nun die eigentliche Bildbearbeitung. In dieser Phase werden Helligkeit und Kontrast fein eingestellt, die meisten Programme wie Corel PhotoPaint oder Adobe PhotoShop bieten diese Option an. In PhotoPaint kann man in einem Vorschaubild sehen, wie sich die geänderten Einstellungen auswirken. Mit der Erhöhung der Hintergrundhelligkeit kann man so störende Hintergrundsignale ausschalten. Die Nachbearbeitung hängt ganz von den Wünschen und Kenntnissen des Benutzers ab, es verbietet sich jedoch von selbst, wissenschaftliche Daten auf diesem Weg zu manipulieren. Empfehlenswert ist die Speicherung mehrerer Varianten des gescannten bzw. nachbearbeiteten Bildes. Aktuelle Scannerbaureihen z. B. der CanoScan Lide 500F (ein sehr flacher Scanner) ermöglichen per Software auch ein Entfernen kleiner Staubpartikel, Fliegendreck usw. Wenn Sie sich für den Kauf eines Scanners entscheiden, suchen Sie möglichst hochwertige Geräte aus. Es kommt dabei weniger auf die mögliche optische Auflösung an, sondern mehr auf den mechanisch hochwertigen Eindruck. Da sollten keine Deckel klappern, die Scharniere sollten sauber funktionieren und keine scharfen Kanten hervorstehen. Microsoft liefert ab Office 97 übrigens mit dem Photo Editor eine einfache Software zur Bearbeitung von Bildern und gescannten Vorlagen mit. So lassen sich Helligkeit und Kontrast einstellen und ggf. störende Bildpunkte entfernen. Auch die direkte Ansteuerung eines Scanners funktioniert aus dem Photo Editor heraus.

Eine andere Möglichkeit zur Erstellung eines brauchbaren Röntgenbildes ergibt sich aus dem Einsatz einer Digitalkamera. Dabei wird das Röntgenbild auf einer normalen Durchlichteinheit für Röntgenbilder platziert und mit einer Digitalkamera werden die interessierenden Abschnitte aufgenommen. Die Kamera sollte für diese Aufnahmen mehr als 4 Megapixel Auflösung mitbringen.

Oftmals werden Kombinationen aus Strichzeichnungen und gescannten Vorlagen für die Erstellung von Abbildungen benutzt. Wer so etwas noch nie gemacht hat, findet sicher im Kollegenkreis jemanden, der einem weiterhilft. Zuerst sollte eine Skizze angefertigt werden, um sich das fertige Bild vorzustellen. Anschließend kann man aus dem Bildbearbeitungsprogramm das nachbearbeitete Bild in das Grafikprogramm importieren und die Abbildung fertig stellen. Das Vorgehen hängt ganz von den individuellen Vorlieben ab. In Promotionen von Vorgängern kann man sich ja anschauen, welche Grafiken bisher immer gut angekommen sind.

Buchtexte zu scannen bereitet mitunter – trotz guter Software – einige Schwierigkeiten. Nach dem ersten Scannen ist die Schrift noch leicht verschwommen und der Hintergrund von einem Grauschleier überzogen. Es empfiehlt sich, hier ebenfalls unterschiedliche Scannereinstellungen auszuprobieren. Bei dem einen Scanner ist der Typ »Strichzeichnung«, beim anderen »S/W-Foto« besser geeignet. Da die Nachbearbeitung von solchen Scans sehr zeitaufwendig sein kann, sollte man sich vorher genau überlegen, ob man Texte wirklich scannen möchte. Obwohl dies manchmal die schnellste Methode ist, etwas komplizierter anzuordnende Texte (wie z. B. quer liegende Texttabellen) in ein (Word-) Dokument zu integrieren. Im Kapitel »Software« wurde bereits auf die OCR-Software verwiesen. Neuere Versionen liefern auch eine bessere Erkennung als frühere Versionen.

Wer in seiner Promotion Bilder/Abbildungen oder Texte per OCR einbinden muss, dem sei die Anschaffung eines guten Handbuches des jeweiligen Programms empfohlen. So mancher Trick findet sich einfacher im Buch als durch endloses Herumprobieren.

10 Wissenschaftlicher Formelsatz

10.1 Chemische Formeln

Chemische Formeln sind oftmals notwendiger Bestandteil vieler medizinischer Dissertationen. Gerade in vorklinischen und klinisch-wissenschaftlichen Instituten, z. B. in pharmakologisch-toxikologischen Instituten, werden medizinische Promotionen angeboten, die die Untersuchung der Wirkung einer bestimmten Substanz zum Ziel haben. Die meisten Studenten möchten oft nur Strukturformeln einer bestimmten Substanz einfügen oder eine einfache chemische Gleichung in die Arbeit integrieren. Trotz vielfältiger – oft kostenlos im Internet erhältlicher – Programme sieht man häufig immer noch von Hand gezeichnete Formeln mit ungleichen Bindungslängen und wechselnder Buchstabengröße. So etwas sieht unschön aus und stört das Gesamtbild einer Promotion erheblich. »Das Auge liest mit«, und so mancher Gutachter benotet – bewusst oder unbewusst – auch das Äußere einer Arbeit.

Ein einfaches Zeichenprogramm für chemische Formeln reicht für das Gros der medizinischen Doktorarbeiten völlig aus. Weltweit schätzen viele Studenten z. B. ISIS/DRAW der Firma MDL Information Systems, das nunmehr kostenlos für den akademischen und privaten Gebrauch unter *http://www.mdli.com* erhältlich ist. Die Installationsroutine ist entweder Windows basiert oder Macintosh gesteuert und gestaltet sich sehr einfach. Man wählt ein Verzeichnis aus, und das Programm installiert sich automatisch. Über das START-Menü kann ISIS/DRAW aufgerufen werden oder aber man zieht mit der Maus die Datei IDraw32.exe aus dem Programmordner auf den Arbeitsbildschirm (Desktop). Ein einfacher Doppelklick auf das Icon genügt und das Programm ist einsatzbereit.

ISIS/DRAW erfüllt die allermeisten Wünsche, die an ein einfaches Zeichenprogramm für chemische Strukturen gestellt werden. Es weist die typische Windows-Benutzeroberfläche (in englischer Sprache) auf, und man findet sich – mit etwas Windows-Routine – recht schnell zurecht. Die nötigen Zeichenwerkzeuge, z. B. für Ringstrukturen oder Heterozyklen, befinden sich übersichtlich in so genannten Paletten angeordnet. Vielfach benötigte Strukturen lassen sich als Vorlagen (Templates) speichern, oder aber man modifiziert bereits die reichhaltig vorhandenen Vorlagen (z. B. Aminosäuren, Basen, Zuckermoleküle). Viele funktionelle Gruppen sind ebenfalls als Template erhältlich. Es lassen sich (fast) alle Strukturformeln zeichnen, einfache chemische Gleichungen sind ebenfalls kein Problem. ISIS/DRAW hat sogar eine eingebaute »Rechtschreibkontrolle« für chemische Gleichungen. Der Benutzer kann zusätzlich Text in/an die Strukturen anfügen oder bestimmten Atomen in der Struktur einen bestimmten Schriftfont oder ein Zeichenformat (fett, kursiv usw.) zuweisen.

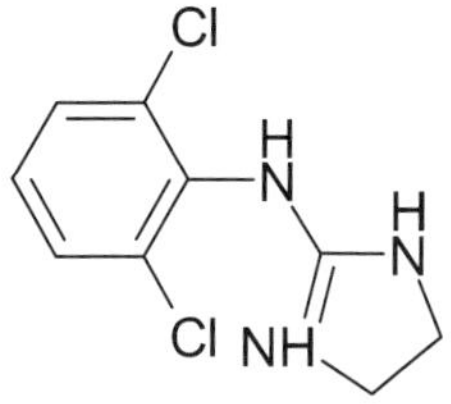

Abb. 9.1 Struktur von Clonidin (mit ISIS/DRAW)

ACDLabs (*www.acdlabs.com*) bietet aktuell das Programm ChemSketch 10.0 an, das kostenlos zum Download von der Firma bereitgestellt wird. Dieses Programm besitzt ebenfalls eine Vielzahl von Funktionen und eignet sich hervorragend zur Erstellung einfacher bis komplexer chemischer

Strukturen. Selbst chemische Laborgeräte sind als Vorlage enthalten, so dass sich chemische Reaktionsaufbauten zeichnen lassen. Eine Vielzahl von Export- und Importfunktionen ist nützlich, um die erstellten Dateien evtl. in einem professionellen Zeichenprogramm weiter zu bearbeiten. Ein Highlight von ChemSketch 5.0 ist zweifelsohne die Möglichkeit der 3D-Darstellung gezeichneter Moleküle. Kugel- oder Stäbchenmodelle lassen sich von allen Seiten betrachten, selbstverständlich kann man diese 3D-Ansicht auch in einen Text einfügen. Organische Moleküle werden vom Programm gemäß der gültigen IUPAC-Nomenklatur benannt, und vice versa kann durch Eintippen des Namens die Struktur automatisch gezeichnet werden. Gegenüber der kommerziellen Version bietet die kostenlose Freeware akzeptable Einschränkungen: kein technischer Support, kein Export der Zeichnungen als pdf-Datei und kein Wörterbuch mit 85.000 Strukturen.

Cambridgesoft (*www.cambridgesoft.com*) bietet mit ChemDraw ein professionelles Werkzeug für die Erstellung chemischer Strukturen. Neben Professional-Varianten gibt es auch Standardvarianten, und die letzte Version (ChemDraw 9.0) ist für knapp 50 € als Lizenz im online-Shop zu kaufen. Im ChemOffice-Paket sind noch viele weitere Programme aus dem Bereich Chemie integriert. Sie sind allerdings eher für Chemiker gedacht.

Alternativ und v. a. für Nutzer, die lediglich ein paar Summenformeln in den Text integrieren möchten, seien die »Chemie-Makros« von Pascal Dietzel empfohlen. Die Word-Makros sind Shareware – und beispielsweise dem Buch von Natascha Nicol und Ralf Albrecht auf CD beigelegt. Im Netz sind sie auf der Homepage des Autors zu finden.

10.2 Mathematisch/Physikalische Formeln

Physik- und Mathematikstudenten werden wahrscheinlich weitaus mehr mathematische Formeln in einer Diplom- oder Promotionsarbeit verwenden als Medizinstudenten, aber auch diese bearbeiten nicht selten Themen, die sich durch einen starken mathematisch/physikalischen Hintergrund auszeichnen, z. B. in der Radiologie, Strahlentherapie oder in der Physiologie.

Wer die Formeleditoren der meisten Textverarbeitungen kennt, weiß um die Schwächen vor allem der Layoutfunktionen der einzelnen Produkte. Meist handelt es sich nämlich um ältere, abgespeckte Versionen professioneller Programme, die sich die Hersteller der Textverarbeitungen einkaufen. Immerhin merkt man aber, dass in den neuen Office-Paketen von Microsoft und von Sun deutliche Verbesserungen eingebaut wurden. In MS Word wird der Formel-Editor im Menü »Einfügen« »Formel-Editor« aufgerufen. Um einen schnelleren Start des Editors zu erreichen, hilft Folgendes: Im Menü »Extras« »Anpassen« findet sich die Karteikarte »Befehle«. Suchen Sie in der linken Spalte die Option »Einfügen« und wählen Sie in der rechten Spalte durch Scrollen den Formel-Editor aus (erkennt man am Wurzelzeichen über einem Buchstaben). Ziehen Sie mit gedrückter linker Maustaste das Symbol in die oberste Menüzeile von Word und legen es hinter das Fragezeichen (Hilfesymbol) ab. Der Cursor wird dabei, wenn sie diese Zeile erreicht haben, zu einem Strich.

Es gibt mehrere Möglichkeiten, trotz einiger Einschränkungen einen professionellen Formelsatz in einer Dissertation zu erzielen. Entweder man arbeitet mit einem Programm, das speziell für den Formelsatz konzipiert wurde, oder man schreibt seine Doktorarbeit mit einem Textverarbeitungsprogramm, das deutlich bessere Möglichkeiten zum Formelsatz bietet als Word & Co.

MathType 5.2 ist im Grunde ein eigenständiges Programm, erinnert allerdings sehr an die bekannten Formeleditoren aus den herkömmlichen Textverarbeitungen, jedoch mit erheblich erweitertem Funktionsumfang. Nach der Installation kann man MathType direkt über einen Menüpunkt aufrufen und in einem eigenen Fenster den gewünschten mathematischen Ausdruck aus mehreren hundert Formelsymbolen auswählen. Das Arbeitsprinzip ist dabei das gleiche wie bei dem

Editor in Word & Co. Der gesamte mathematische Ausdruck wird wie mit einem Baukasten zusammengebaut. Zuerst wird aus den Vorlagen der passende Term ausgesucht, anschließend kann man den Variablen eigene Werte zuweisen. Ebenfalls möglich ist die Erstellung häufig verwendeter Ausdrücke als benutzerspezifische Vorlage, was enorm viel Zeit sparen kann. Mit MathType lassen sich auch mathematische Ausdrücke für Webseiten und andere Präsentation erstellen. Das Programm (Version 5.2) kostet in der Unilizenz um die 60 € und ist für PC- und Macintosh erhältlich (z. B. bei *www.softline.de, www.additive-net.de*). Aktuell ist Version 6.0 für Windows erschienen.

Wer sehr viele Formeln in seinem Text verarbeiten muss, sollte über das Schreiben der Promotion in T$_E$X nachdenken. Scientific Workplace ist ein kommerziell erhältliches Programm, das von vielen wissenschaftlichen Vielschreibern weltweit sehr geschätzt wird, da es sehr stabil arbeitet und satztechnisch von keinem der konventionellen Textverarbeitungsprogramme geschlagen werden kann. Leider ist die Bedienung dieses Programmpakets etwas komplizierter und gewöhnungsbedürftig und schreckt daher viele potenzielle Anwender ab. In Kapitel 4 wurde dieses Programm genauer beschrieben.

11 Der schwerste Teil – Das Schreiben

11.1 Allgemeines

Viele Promovenden denken, dass die Schreibarbeit genauso schnell wie der experimentelle Teil erledigt sein wird. Das ist ein Irrtum. Planen Sie ein Drittel der gesamten Arbeit für die Schreiberei ein.

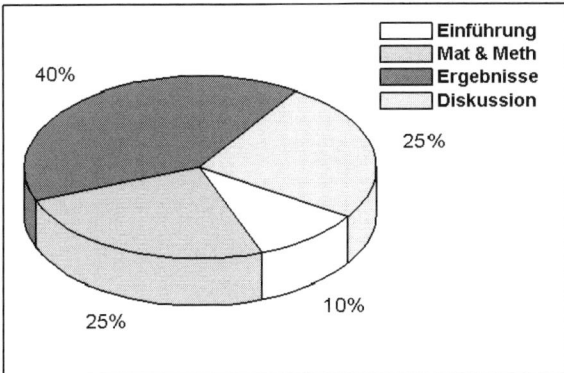

Abb. 11.1 — Prozentuale Aufteilung der einzelnen Manuskriptteile. Je nach Art der Arbeit können kleinere Abweichungen in der Gewichtung auftreten.

Wenn Sie bereits vor Beginn der eigentlichen Promotion diesen Rat beherzigen, erspart Ihnen das viel Frust. Sie sind mental auf einen bestimmten Zeitrahmen eingestimmt. Sind Sie schneller, umso besser. Brauchen Sie aber länger, kommt der Frust. Daher lieber großzügig planen. Bevor Sie nun wild drauflos schreiben, einige Praxistipps:

- Besorgen Sie sich eine aktuelle Promotionsordnung bzw. ein Merkblatt mit den Anforderungen. Entweder gibt es die schon im Internet der einzelnen Fakultäten oder ein Gang zum Dekanat ist unausweichlich. In den Promotionsordnungen ist genau geregelt, wie eine Promotion zu erstellen ist (Schriftgröße, Zeilenabstand, Deckblatt, Gliederung, Zitierweise usw.). Halten Sie sich exakt an diese Vorgaben, die Bürokratie kann grausam sein. Bei Problemen oder im Zweifel ist eine Nachfrage im Dekanat bzw. Promotionsbüro immer hilfreich.

- Besorgen Sie sich eine oder mehrere (medizinische) Promotionen aus dem gleichen Institut bzw. vom gleichen Doktorvater. Sie haben damit eine Vorlage, an der man sich orientieren kann. Zusätzlich kann man eine grobe Orientierung über den Umfang und Stil der bisherigen Arbeiten bekommen.

- Legen Sie in Ihrem Textverarbeitungsprogramm eine Formatvorlage mit den geforderten Angaben an. Wenn Sie schon wissen, auf welchen Drucker Sie die Arbeit ausdrucken, sollten Sie den entsprechenden Treiber bereits installiert haben. So passiert es nicht, dass die Formatierung bei der Anwendung eines anderen Treibers plötzlich verändert wird.

- Erstellen Sie eine grobe Gliederung der Arbeit, d. h. welche Methoden sollen beschrieben werden, wie ist die Anordnung der Ergebnisse, welche Abbildungen sollen angefertigt werden. Wenn Sie beim Schreiben anfangen, über solche Dinge nachzudenken, kommen Sie nicht richtig voran. Wenn Ihre Promotionsordnung ein definitives Seitenlimit vorgibt, ist eine Gliederung vorab unerlässlich.

- Stellen Sie sich einen Zeitplan auf. Versuchen Sie, ihn einzuhalten. Allzu leicht kommt man mit anderen Dingen in Versuchung, aber die Rückkehr zum Schreibtisch ist notwendig. Zwingen Sie sich zur Schreibarbeit.

Mittlerweile gibt es einige Softwarepakete, die es auf dem Bildschirm ermöglichen, Konzepte und Gliederungen aufzuzeichnen. Ein Beispiel dafür ist der MindManager von Mindjet, aktuelle Version 7.0.

11.2 Gliederung

Die Doktorarbeit wird ähnlich einer wissenschaftlichen Publikation gegliedert. Im Vergleich zu dieser kommen jedoch noch einige Textabschnitte hinzu (z. B. Inhaltsverzeichnis, Lebenslauf, ggf. ehrenwörtliche Erklärung, Widmung). Gewöhnlich wird eine Promotion wie folgt aufgebaut:

1. Titelblatt
2. Blatt mit Angaben zu Prüfern
3. Evtl. Widmung
4. Inhaltsverzeichnis
5. Einführung mit Fragestellung
6. Material & Methoden
7. Ergebnisse
8. Diskussion
9. Zusammenfassung
10. Referenzen
11. Evtl. Anhang mit Publikationen
12. Lebenslauf
13. Evtl. ehrenwörtliche Erklärung

Wie Titelblatt, Lebenslauf und ehrenwörtliche Erklärung zu gestalten sind, ist der Promotionsordnung zu entnehmen. Weichen Sie von den dort gemachten Vorgaben niemals ab. Mit der Indexfunktion von Word & Co lassen sich sehr brauchbare Inhaltsverzeichnisse generieren. Nutzen Sie diese Funktion. Nicht passende Seitenzahlen sind peinlich und führen zu einer Abwertung.

11.3 Einleitung

Was gehört nun in die Einleitung? Drei Punkte müssen in einer Einleitung bearbeitet werden:

- Historischer Kontext der bearbeiteten Fragestellung (kurz & knapp)
- Aktueller Stand der Wissenschaft (ausführlicher, aber nicht zu lang)
- Fragestellung der Arbeit (max. 1 DIN A4-Seite)

Eine gute Einleitung führt auf wenigen Seiten den interessierten Leser in die Materie ein und vermittelt nicht den Eindruck der Langatmigkeit und Langeweile. Zu viele Fakten, Zitate und Ausführungen ermüden selbst professionelle Vielleser sehr schnell. Die Einleitung umfasst etwa 10 bis

15 % der gesamten Promotion. Für die Einleitung wird solides Literaturwissen verlangt. Bevor Sie loslegen, empfiehlt sich die Lektüre der drei neuesten Übersichtsarbeiten zu Ihrem Thema. In ihnen wird nämlich auch ein Thema in einen Kontext gestellt, viele nützliche Informationen lassen sich so für Ihre Einleitung verwenden. Die gelesene Literatur muss natürlich zitiert werden. Durch diesen Ansatz kommen Sie auch automatisch zum aktuellen Wissensstand und können z. B. verschiedene Theorien kurz aufzeigen. Werden recht komplexe Sachverhalte erforscht, kann die Anfertigung einiger Abbildungen, z. B. Flussdiagramme, sinnvoll sein. Der Leser entnimmt einer Abbildung meist mehr Informationen als reinem Text. Mathematische Hintergründe einer Formel oder eines komplizierten Messverfahrens sollten nicht in vollem Umfang in der Einleitung ausgeführt werden. Meist reicht ein kurzer Absatz aus und der Hinweis auf weiterführende Literatur.

Der letzte Abschnitt der Einleitung ist die eigentliche Fragestellung. Formulieren Sie diese Arbeitshypothese des bearbeiteten Themas genau. Ein Profi liest ohnehin erst die Fragestellung, dann die Ergebnisse und das war's meist schon. Manche lesen auch nur die Zusammenfassung und Ihre Publikationsliste. Das mag zwar enttäuschend sein, ist aber andererseits verständlich, denn es interessiert ja eigentlich auch nur das Ergebnis.

Bestimmte Promotionen, z. B. im Fach »Geschichte der Medizin« erfordern zwar manchmal einen etwas anderen Aufbau der Einleitung, da sich der historische Kontext natürlich umfangreicher gestaltet. Prinzipiell ist der Aufbau jedoch der gleiche wie bei einer experimentellen Arbeit.

11.4 Material & Methoden

Gewöhnlich wird dieses Kapitel zuerst geschrieben und bereitet die wenigsten Probleme. In diesen Abschnitt gehören folgende Themen:

- Chemikalien/Geräte (immer Hersteller und Modell angeben)
- Versuchstiere (auch Bakterien-/Virenstämme etc.)
- Methoden
- Auswerteverfahren inkl. der statistischen Methoden
- Spezielle Soft- und Hardwareangaben (z. B. Statistikprogramme, Grafikprogramme)

Für klinische Studien (retro- und prospektiv) unbedingt angeben:

- Ein- und Ausschlusskriterien
- Patientenangaben
- Studienbeschreibung inkl. der verschiedenen Studienarme.

Um sich das Schreiben etwas zu erleichtern, empfiehlt es sich, in den Labors zu fragen, ob nicht schon mal Texte zu Methoden erschienen sind. Diese kann man leicht modifizieren und in die eigene Arbeit aufnehmen. Wird ein Kit eines bestimmten Herstellers verwendet, ist auch die dem Test zugrunde liegende Methode aufzuführen. In den meisten Labors existieren bereits fertige Texte, bzw. kann man sie sich von anderen Promovenden besorgen.

Für klinische Studien gilt prinzipiell das Gleiche. Achten Sie hier genau darauf, dass immer *informed consent* eines Patienten vorliegt. Nur dann dürfen Sie dessen Ergebnisse überhaupt auswerten. Prüfen Sie, ob ein Ethikvotum vorliegt, und schreiben Sie das auch in die Arbeit. Manche Studien werden an relativ kleinen Kollektiven durchgeführt (n < 20). In Ihrer Arbeit dürfen niemals persönliche Angaben zu einem Patienten, z. B. in einer Tabelle, erscheinen. Am besten verwenden Sie eine interne Studiennummer oder höchstens die Initialen. Bilder eines Patienten dürfen nur maskiert publiziert werden, es sei denn, der Patient hat Ihnen schriftlich sein Einverständnis für eine unmaskierte Publikation gegeben. Das Studienprotokoll darf ebenfalls nicht fehlen. Als hilfreich hat sich die grafische Darstellung der Studie in Form eines Flussdiagramms erwiesen.

11.5 Ergebnisse

Dieser Teil erfordert eine gewisse Logik in Ihren Ausführungen. Es geht um eine leicht nachvollziehbare Darstellung Ihrer Forschungsergebnisse. In einer Diskussion mit Ihrem Betreuer werden Sie sicher auch festlegen, wie die Ergebnisse anzuordnen sind. Manchmal fällt dann auch auf, dass einige Experimente noch fehlen, die man für eine gelungene Darstellung benötigt. Wie bereits schon einmal erwähnt, kann es sehr hilfreich sein, die grobe Gliederung vorab zu erstellen. Unterschätzen Sie auch nicht den Aufwand für die Erstellung der Abbildungen, auf die Sie viel Geduld und Sorgfalt verwenden sollten. Geben Sie sich nicht mit qualitativ minderwertigen Grafiken zufrieden. Hilfestellungen sind in den meisten Instituten bei PostDocs und Doktoranden der naturwissenschaftlichen Fächer zu bekommen. Eingeklebte Fotos sind im modernen Computerzeitalter nicht mehr Stand der Technik. Die meisten Fotostellen fertigen Ihnen gute Scans an.

Neben der logischen und nachvollziehbaren Gliederung im Ergebnisteil sollten die Resultate in einem sachlichen, nicht wertenden Stil verfasst sein. Interpretationen sind in diesem Abschnitt obsolet. Literatur sollte nach Möglichkeit nicht zitiert werden. Tabellen, Abbildungen, Diagramme lockern den Text meist auf und helfen dem Leser, die Ergebnisse zu verstehen. Allerdings sollte man es vermeiden, jede Abbildung im Text nochmals genau zu beschreiben. Verwenden Sie genügend Sorgfalt bei der Erstellung der Legenden. Da gehören Färbemethoden, Maßstäbe, Erklärungen der verwendeten Symbole usw. unbedingt hinein. Kleine Ausführungen zu statistisch komplexen Berechnungen werden Ihnen vom Leser gedankt. Apropos statistische Daten bzw. Messwerte. Die Angabe einer Dezimalstelle hinter dem Komma ist meist ausreichend, Sie täuschen sonst Messgenauigkeiten vor, die es in Wirklichkeit gar nicht gibt. Wenn Sie die Rohdaten einer Messreihe nicht in die Arbeit aufnehmen wollen oder können, sollten Sie zumindest die Original-Tabellen gut aufbewahren. Oftmals benötigt man diese Daten für weitere Auswertungen. Rohdaten sind sehr wichtig und immer in Kopie aufzubewahren. Gewöhnlich nimmt der Ergebnisteil etwa 40 % der Arbeit ein.

11.6 Diskussion

Die Diskussion ist mit ihrem 25 % Anteil der schwierigste Teil der Arbeit. In ihm müssen, neben der Interpretation der eigenen Daten, auch Vergleiche zu anderen relevanten Publikationen durchgeführt werden. Selbstverständlich darf Kritik an der eigenen Arbeit nicht zu kurz kommen. Jedes wissenschaftliche Projekt besitzt auch Nachteile und Limits, die es korrekt aufzuzeigen gilt. Ein Beispiel aus der Statistik soll das verdeutlichen: Wenn zwei Variablen nicht linear korrelieren, sondern in einem anderen Zusammenhang stehen, können Sie mit einem Test auf Linearität nichts feststellen. Das bedeutet aber nicht, dass es keinen Zusammenhang gibt, sondern Sie andere Methoden hätten anwenden müssen. Am Ende der Diskussion steht eine Zusammenfassung, wobei diese auch gesondert dargestellt werden kann.

11.7 Interpretation der Daten

Um wissenschaftliche Daten korrekt zu interpretieren, bedarf es einer Menge Wissen. Glauben Sie nicht, dass die Expression eines bestimmten Proteins in einer Zelllinie unter bestimmten

Kulturbedingungen eine wissenschaftliche Sensation ist. Wenn man bedenkt, dass nur 4 bis 6 % aller klinischen Studien eine Bedeutung haben, d. h. auch tatsächlich zu therapeutischen Konsequenzen führen, werden Sie leicht verstehen, dass viele gewonnene Daten irrelevant sind. Ein sehr häufiges Problem bei der Dateninterpretation ist die statistische Signifikanz eines Messwertes. Wenn in einer Messreihe mit 10 Messungen 5 Ihrer Arbeitshypothese entsprechen, werden Sie wahrscheinlich Ihren Stichprobenumfang erhöhen müssen. Möglich ist natürlich auch, dass eine Hypothese verworfen werden muss und stattdessen die Nullhypothese zutrifft. Das kann passieren, Sie sollten das auch in Ihrer Arbeit erwähnen und entsprechend diskutieren. Nehmen Sie als Beispiel die Wirkung eines Medikaments bei einer seltenen Erbkrankheit. Wenn an Ihrem Institut nur 10 Patienten mit dieser Krankheit behandelt werden, kann es durchaus sein, dass Sie keine Wirkung des Medikaments feststellen. Das bedeutet aber eben nicht, dass dieses Medikament nicht wirkt, sondern Ihre Stichprobe evtl. zu klein ist. Von solchen Projekten sollten Sie am besten die Finger lassen.

Viele molekularbiologische und zellbiologische Arbeiten leiden unter genau diesem Problem. Meist werden drei Versuche durchgeführt und die resultierenden Ergebnisse als signifikant verkauft. Das kann manchmal zu falschen Schlüssen führen. Vergleiche zwischen Ergebnissen *in vitro* und *in vivo* sind auch nicht ohne Einschränkungen zulässig. Interpretieren Sie vorsichtig und lesen Sie lieber noch ein paar Artikel, um genau abzuwägen. Übrigens sind häufige Kritikpunkte an Studien die nicht korrekte Verblindung, die fehlende oder unpassende Kontrollgruppe, falsche Tests. Zusammengefasst alles Dinge, die im Vorfeld bereits hätten geklärt werden können.

Beim Vergleich mit der Literatur sollten Sie sehr gründlich sein. Wenn Autoren ein ähnliches Ergebnis wie Sie haben, ist das sehr erfreulich. Andererseits zeigen manchmal Reproduktionen eines Experiments dessen Limits deutlich auf. Verlassen Sie sich also nicht unbedingt auf alle Ergebnisse. Vergleichen Sie immer die Umstände, unter denen andere Autoren die Ergebnisse erzielt haben (Versuchstiere, Antikörper, usw.). Daher sind direkte Vergleiche oft nicht korrekt, sondern immer im Rahmen bestimmter Grenzen zu sehen.

Schwachpunkte einer Promotion sollten ruhig mitgeteilt werden. Wenn eine Methode trotz mehrfacher Optimierungen bei Ihnen und anderen Kollegen nicht funktioniert, kann das auch ein methodisches Problem sein. Dann ist diese Methode eben nicht so super, wie vielleicht Ihr Doktorvater glaubt. Schreiben Sie so etwas diplomatisch in die Arbeit. Auch Limitierungen hinsichtlich des Umfangs einer Stichprobe müssen erwähnt werden (ich weiß schon, immer die Statistik). Sie können z. B. von einer hochselektionierten Studienklientel meist nicht auf die Allgemeinheit schließen.

11.8 Zusammenfassung

Die maximal 1 bis 1,5 Seiten lange Zusammenfassung folgt gewöhnlich der Diskussion, entweder als eigenständiger Abschnitt oder als letzter Abschnitt der Diskussion. Hier sollten in komprimierter, leicht nachvollziehbarer Form die Ergebnisse der Promotion dargestellt werden. Eine Zusammenfassung lässt sich am ehesten mit einem etwas ausführlicheren Abstract für eine Publikation vergleichen. Es müssen also Ziel, Methodik, Ergebnisse und Folgerung knapp abgefasst sein. Keine Zitate verwenden. Die Zusammenfassung ist einer der am häufigsten gelesenen Abschnitte Ihrer Promotion, denn man kann sich schnell einen Überblick verschaffen. Sie sollten viel Sorgfalt auf den Text verwenden, jedes überflüssige Wort muss entfernt werden.

11.9 Literaturverzeichnis

Oftmals bereitet es Schwierigkeiten, ein konsistentes Literaturverzeichnis zu erstellen und in die Arbeit zu integrieren. Die meisten Promotionsordnungen geben die Art und Weise, wie etwas zitiert werden darf, genau vor. Im Haupttext werden die Referenzen entweder mit einer Nummer ([1]) oder dem Name des Erstautors und der Jahreszahl zitiert (Smith et al, 2000). Bei mehreren Referenzen wird wie folgt vorgegangen:

- [1-3, 45], bei numerischer Zitierweise
- (Smith et al, 2000; Johnson 1999; Kelly et al, 1975), bei alphanumerischer Zitierweise. Harvard-System.
- (Smith et al, 2000a; Smith et al, 2000b) bei Referenzen eines Autors aus dem gleichen Jahr.

Bei mehrfachen Zitaten steht das neueste Zitat immer am Anfang der Aufzählung.

In der eigentlichen Bibliographie müssen die Nummern den entsprechenden Zitaten zugewiesen werden. Bei bis zu 20 Referenzen mag das noch ohne Softwareunterstützung gehen. Wer mehr Referenzen in seiner Arbeit verwendet, sollte ernsthaft über den Einsatz eines Literaturverwaltungsprogramms nachdenken, mit dessen Hilfe der Zitierstil entsprechend den Vorgaben modifiziert und vereinheitlicht werden kann. Vorteil des numerischen Systems ist, dass es wenig Platz im Text benötigt. Das Harvard-System erfordert schon deutlich mehr.

11.10 Lebenslauf & Danksagung

Ein Lebenslauf ist meistens obligatorischer Bestandteil der Arbeit. Wie er gestaltet werden soll, hängt von der jeweiligen Promotionsordnung ab. Schreiben Sie aber bitte keinen Lebenslauf, mit dem Sie sich bewerben möchten. Eine kurze tabellarische Darstellung des Bildungsweges, einige persönliche Angaben und aktuelle Tätigkeit reichen völlig aus.

In die Danksagung gehören alle Menschen hinein, die Sie bei Ihrer Arbeit unterstützt haben. Vergessen Sie nicht, neben dem Doktorvater auch die vielen MTAs und Laboranten zu erwähnen. Am besten schaut man sich einige Danksagungen ehemaliger Promovenden an, um einen Anhalt zu finden, wie »dick aufgetragen« werden soll.

11.11 Orthographie und Grammatik

Nicht erst die Ergebnisse der PISA-Studie haben uns gezeigt, wie wichtig korrektes sprachliches Ausdrucksvermögen ist. Eine Promotionsschrift darf auf keinen Fall gehäuft orthographische Fehler enthalten, wozu auch die korrekte Kommasetzung gehört. Ein Buchstabendreher oder ein fehlender Punkt mögen verzeihlich sein. Mit elektronischer Hilfe kann meist schon beim Schreiben ein Großteil der Fehler gefunden werden. Sorgfältiges Korrekturlesen ist aber immer noch notwendig, um der Arbeit den letzten Schliff zu geben. Legen Sie die fertige Arbeit einigen Freunden zur Korrektur vor. Sie werden erstaunt sein, wie viele Fehler trotz mehrfacher eigener Korrektur noch gefunden werden. Medizinische Fachkenntnis ist übrigens für eine formale Korrektur nicht erforderlich. Oft hilft der unverstellte Blick, Verständnislücken zu schließen.

Die Rechtschreibreform hat, ähnlich einem politischen Wahlkampf, viel versprochen und wenig gehalten. Von einer Erleichterung spüren selbst Vielschreiber wenig, im Gegenteil, die eigene

Unsicherheit wächst, und wo die neue Logik geblieben sein soll, weiß so recht auch keiner. Die meisten Universitäten haben sich mittlerweile auf die *Neue deutsche Rechtschreibung* als Standard festgelegt. Damit ist der Kauf eines neuen Dudens unumgänglich. Die vom Duden empfohlenen – strittigen – Fälle sind dabei gelb unterlegt. Sie weichen in nicht unerheblichem Maße von der *Neuen Deutschen Rechtschreibung* (rot gekennzeichnet) ab, werden jedoch von den deutschen Buch- und Zeitungs-Verlagen und den Universitäten überwiegend favorisiert. Im Duden stehen auch die neuen Trennungsregeln. Artikel führen manchmal zu inkorrekten Ausdrücken (das Virus, nicht der Virus; das Femur, nicht der Femur). Die korrekte Trennung bzw. Schreibung von zusammengesetzten Substantiven findet sich ebenfalls im Duden oder dem Fremdwörterbuch. Beispiel: Blut-Hirn-Schranke, nicht Blut-Hirnschranke.

Hier noch ein paar weitere Regeln zur korrekten Orthographie:

- Umlaute werden, abgesehen von Ausnahmen, als solche geschrieben. Beispiele: ö, ä, ü

- Abweichend vom internationalen Sprachgebrauch werden Fremdwörter mit eingedeutschtem k und z geschrieben.

- Bindestriche sollten nur bei zusammengesetzten Substantiven verwendet werden, wenn sie sich auf ein Grundwort beziehen. Auch Namen, Begriffe oder Fremdwörter werden mit Bindestrich geschrieben.

- Bei klinischen Tests oder Zeichen wird »...sche« durch einen Bindestrich ersetzt. Beispiel: Fehling-Probe, nicht Fehlingsche-Probe oder Fehling'sche Probe.

- Zahlen bis zwölf werden ausgeschrieben, aber nicht in Verbindung mit einer Einheit. Beispiel: drei Hände, aber 30 mmHg.

- SI-Einheiten sind Standard. Allerdings sind im klinischen oder wissenschaftlichen Alltag die früheren Bezeichnungen noch weit verbreitet. Wenn man sich für SI-Einheiten entscheidet, dann sollte man es konsequent in der gesamten Arbeit durchhalten.

- Bindestriche können manchmal durch o ersetzt werden. Beispiel: ilioinguinal

- Abkürzungen sollten entsprechend dem Duden benutzt werden oder dem internationalen Sprachgebrauch entsprechen.

- Die neuen Trennungsregeln immer im Duden nachschlagen.

- Am Satzanfang sollten keine Zahlen oder Abkürzungen benutzt werden.

Besondere Vorsicht ist bei den eingebauten Rechtschreibkontrollen in den Textverarbeitungsprogrammen geboten. Nur sehr neue Produkte haben die neue Rechtschreibung integriert (z. B. Word 2002). Die korrekte Trennung von Fachwörtern oder zusammengesetzten Wörtern ist jedoch noch immer ein Problem. Vertrauen Sie daher diesen Funktionen nicht zu sehr, sondern lesen Sie selber nach. Im Internet gibt es vielfältige Hilfe zu Fragen der Orthographie und Grammatik. Bekannteste Adresse dürfte *www.duden.de* sein. Sinnvoll kann auch die Installation eines automatischen Korrektors in die Textverarbeitung sein, wobei die meisten Korrekturprogramme für Word für Windows erhältlich sind.

11.12 Stilistische Anmerkungen

Viele Promotionen langweilen die Leser schrecklich. Da werden Fachausdrücke, Zahlen, Fakten in unendlich lange Sätze gepackt. Kein persönliches Wort heitert die Leser auf, und am Ende fragt man sich, was denn die Hauptbotschaft dieser Arbeit sei. Wenn man bedenkt, wie viel Zeit, Frust und freudige Momente hinter Ihnen liegen, darf eine Arbeit ruhig etwas »farbenfroher« gestaltet sein.

Andererseits ist eine wissenschaftliche Arbeit kein literarisches Meisterwerk, sondern soll Ergebnisse und deren Interpretation sachlich aufzeigen.

Ähnlich wie bei der Abfassung eines Papers hilft eine klare Gliederung, unnötige Redundanz zu vermeiden. Variieren Sie die Satzlänge. Die meisten Autoren empfehlen eine durchschnittliche Satzlänge von 20 Worten. Wichtige Aussagen sollten in einem kurzen Satz aufgeschrieben werden. Vermeiden Sie den zu häufigen Gebrauch von wenig aussagenden Verben wie *machen, sein* usw. Der ständige Gebrauch des gleichen Fremdwortes kann durch ein Synonym vermieden werden. Wertende Worte wie *leider,* oder *meiner Meinung nach, unseres Erachtens* sollten nicht benutzt werden.

Passivsätze sind eine furchtbare Marotte, nicht nur in deutschen Manuskripten. In den angloamerikanischen Ländern hat sich in den letzten Jahren ein Wandel vollzogen, der die Verwendung von Personalpronomen erlaubt. Die Nutzung des Passivs erzeugt häufig umständliche, langatmige und schwer verständliche Sätze. Da viele Promotionsordnungen den Gebrauch von Personalpronomen verbieten und viele Doktorväter eher konservativ orientiert sind (zumindest sprachlich), wird es wohl in Deutschland noch einige Zeit bei der Benutzung des Passivs bleiben. Wenn Sie keinen Auflagen unterliegen, kann ich Sie nur ermuntern, das Aktiv anstelle des Passivs zu benutzen.

Achten Sie auf die einheitliche Benutzung der Zeitformen. Gewöhnlich werden selber durchgeführte Tätigkeiten im Imperfekt geschrieben, ebenso bei Bezug auf frühere Publikationen. Bereits bewiesene Theorien können im Präsens dargestellt werden. Ähnlich der Manuskriptabfassung im Englischen ist die Diskussion derjenige Teil, in dem mehrere Zeitformen benutzt werden müssen.

12 Wie schreibe ich ein Paper?

12.1 Einführung

Die Publikation wissenschaftlicher Ergebnisse ist wichtiger Bestandteil jeder wissenschaftlichen Arbeit. Hat also Ihr Doktorvater Interesse an der Publikation (Publish and Flourish) Ihrer Ergebnisse, wird auch an Sie irgendwann der Wunsch herangetragen werden, ein Manuskript zu erstellen. Prinzipiell ist es dabei egal, ob Sie in Englisch oder Deutsch schreiben, denn die Logik hinter einem Manuskript (und damit der wissenschaftlichen Arbeit) ist die gleiche. Lediglich die Verpackung sieht ein bisschen anders aus. Leider wird an deutschen Universitäten viel zu wenig das Handwerk und die Kunst des Schreibens gelehrt, demzufolge fehlt den meisten Studenten grundlegendes Wissen, wie wissenschaftliche Texte aufgebaut und zu verfassen sind. Bei vielen jüngeren Semestern macht sich zusätzlich ein gravierender Kenntnismangel der deutschen Sprache (und auch anderer Sprachen) bemerkbar. Viele Studenten sehen im Schreiben einer Promotion schon eine Hürde, im Erstellen eines wissenschaftlichen Manuskripts scheinen sich vor ihnen unüberwindliche Hindernisse aufzutürmen. Es gibt nur zwei Gründe, die für ein Scheitern akzeptabel sind:

1. Sie sind der englischen Sprache nicht mächtig.

2. Sie können nicht logisch denken.

Zum 2. Punkt nur soviel: Logisches Denken ist (meist) erlernbar, und möglicherweise zwingt Sie diese Arbeit, zum ersten Mal ernsthaft über Ihre Forschungstätigkeit nachzudenken. Das Fehlen suffizienter englischer Sprachkenntnisse ist heutzutage unverzeihlich. Dem sollten Sie schnellstens abhelfen (Sprachkurs an Uni, Volkshochschule). Verfassen Sie daher das erste klar gegliederte und in sich schlüssige Manuskript zuerst in Deutsch. Eine Übersetzung kann später immer noch durch Sie, Ihren Doktorvater oder einen Übersetzer erfolgen.

Ich will Ihnen an dieser Stelle keine Predigt über das Schreiben in englischer Sprache halten. Bedenken Sie aber, dass auch diese Herausforderung durch Sie bewältigt werden kann und ggf. nicht unerheblich auf die Note Ihrer Dissertation Einfluss hat. Wenn Sie die gedruckte Fassung Ihres Artikels in den Händen halten, werden Sie sehr stolz sein. Glauben Sie mir: Wenn Sie erst mehrere Manuskripte erstellt haben, werden Sie Routine bekommen und professioneller an das Schreiben herangehen.

Ich möchte in diesem Abschnitt einige allgemeine Grundsätze zum Schreiben eines Manuskripts geben. Da die meisten Manuskripte in englischsprachigen Zeitschriften veröffentlicht werden, wird der Schwerpunkt auch auf diesen liegen.

12.2 Vor dem Schreiben

Unabhängig davon, in welcher Sprache Sie schreiben, sollten Sie als unerfahrener Anfänger einige Punkte beachten.

- Sprechen Sie genau mit Ihrem Betreuer über das geplante Manuskript.
- Erstellen Sie mit wenigen Worten ein Konzept (auch graphisch), in dem folgende 4 Fragen beantwortet werden
    - Was ist das Ergebnis der Forschungsarbeit? (the message)
    - Was ist das richtige Format für mein Ergebnis? (the format)
    - Wer soll meine Ergebnisse lesen? (the audience)
    - Welche ist die richtige Zeitschrift für eine Publikation? (the journal)

- Kaufen oder leihen Sie sich ein gutes englisches Wörterbuch (z. B. Pons Globalwörterbücher) und einen englischen Thesaurus. Gibt es auch für den Computer in Universitätsbibliotheken.

- Kaufen oder leihen Sie sich ein englischsprachiges Buch über englischsprachiges Schreibens (z. B. »Successful scientific writing. A step-by-step guide for the biological and medical sciences«. J.R. MATTHEWS, J.M. BOWEN, R.W. MATTHEWS. Cambridge University Press, ISBN 0-521-55948-0, 35 €). Ebenfalls sehr empfehlenswert ist die Lektüre von M. SWAN »Practical English Usage«, Oxford University Press ISBN 0-19-431197-X, 30 €.

- Kaufen Sie sich ein Buch, wie englische Fachtexte gelesen und bewertet werden sollen. »How to read a paper«. T. GREENHALGH. Blackwell Publishing, ISBN 1-4051-3976-5, ≈ 25 €. Empfehlenswerte Lektüre zur Beurteilung von Artikeln.

- Planen Sie genügend Zeit für die Erstellung ein. Ein brauchbares Manuskript bedarf mindestens eine Woche täglichen Schreibens und Lesens. Realistischer sind allerdings zwei und mehr Wochen Schreib- und Lesearbeit. Schreibhemmungen gibt es wirklich.

- Nehmen Sie notwendige Korrekturen von Kollegen und Betreuern nicht persönlich. Je mehr an diesem Projekt beteiligt sind, desto umfangreicher werden die Korrekturen sein.

12.2.1 Die »Message« Ihrer Arbeit

Mal ehrlich, haben die meisten Doktoranden zu Beginn ihrer Arbeit eine verständliche Arbeitshypothese vorgestellt bekommen? Wohl eher nicht. Beim Abfassen eines Manuskripts kommt es aber darauf an, dass Sie die genau kennen, denn ein Paper soll ja eine Antwort auf eine Fragestellung geben. Es geht also nicht um den primären Zweck Ihrer Forschung, sondern um eine konkrete Aussage bezüglich einer wissenschaftlichen Fragestellung. Es gibt genügend Publikationen, die weder eine konkrete Fragestellung, noch eine konkrete Antwort darauf geben.

Nehmen Sie sich einmal die Zeit, um genau die von Ihnen erbrachten Ergebnisse in eine kurze, prägnante »Message«» zu verpacken und eine klare Aussage zu treffen. Das wird Ihnen anfangs gar nicht so leicht fallen.

12.2.2 Das richtige Format

Wissenschaftliche Ergebnisse lassen sich in verschiedenen Kategorien publizieren, abhängig davon, welcher Schwerpunkt dem Manuskript zugrunde liegt:

- Originalarbeit (Research article)
- Fallbericht (Case history oder Case report)
- Übersichtsarbeiten (Reviews)
- Metaanalysen
- Leitlinien (Guidelines)

Eine Originalarbeit in einer wissenschaftlichen Zeitschrift (primary journal) ist meist auf eine sehr spezielle Fragestellung ausgerichtet. Für einen Wissenschaftler ist es nicht nur wichtig, etwas zu untersuchen und zu entdecken, sondern es auch in einer angesehenen Zeitschrift als erster zu veröffentlichen. Eine Originalarbeit bringt Impact-Punkte bei Bewerbungen.

Fallberichte sind eigentlich selbsterklärend. Sie drehen sich gewöhnlich um bisher unbekannte klinische Entitäten, um ungewöhnliche bzw. seltene unerwünschte Effekte von Arzneimitteln oder um ungewöhnliche kausale Zusammenhänge von Krankheiten. Fallberichte erbringen keine Impact-Punkte.

Übersichtsarbeiten bzw. Metaanalysen sind primär Arbeiten für den langjährig erfahrenen Wissenschaftler, denn das Schreiben solcher Arbeiten setzt fundierte Kenntnisse des jeweiligen Wissensgebietes und der Literatur voraus. Für einen Promovenden sind diese Arten der Publikation sicherlich nicht erste Wahl. Allerdings kann es passieren, dass Ihr Betreuer auf Sie zukommt und bittet, relevante Literatur zusammenzusuchen und auszuwerten. Reviews sind in der wissenschaftlichen Welt recht angesehen, bringen aber für Sie keine Impact-Punkte. Eine bekannte Zeitschriftenreihe für Übersichtsartikel ist die *Annual Review of ...* Serie.

Populärwissenschaftliche Artikel, z. B. für Tageszeitungen oder Magazine, sind im eigentlichen Sinn keine wissenschaftlichen Artikel und erbringen natürlich auch keine Impact-Punkte. Trotzdem ist es sinnvoll, wissenschaftliche Ergebnisse auch der Allgemeinheit in Tageszeitungen und Magazinen zu präsentieren.

12.2.3 Die zukünftige Leserschaft

Alle wissenschaftlichen Autoren haben ein gesundes Ego und denken, dass die erbrachten Forschungsleistungen von wesentlich mehr Menschen beachtet und gelesen werden, als es dann tatsächlich geschieht. Dieses nahezu universelle Phänomen führt zu einer Flut an Manuskripten, die an die besten und angesehensten Zeitschriften geschickt werden. Aufgrund der harten Auslese dort hat jedoch nur ein Bruchteil der Arbeiten überhaupt eine Chance, in die engere Auswahl zur Begutachtung (peer review) zu kommen. Viele Autoren bekommen ihre Arbeiten abgelehnt oder mit dem Hinweis auf eine zu geringe wissenschaftliche Priorität zurück und fühlen sich erst einmal gekränkt.

Seien Sie daher realistisch und denken sie nicht, dass in unserer vor täglich neuen Informationen nur so strotzenden Welt genügend Raum für die eigenen Daten sein wird. Und das nur, weil Sie und ein paar andere Menschen sie noch nicht kennen. Je genauer Sie die Frage Ihrer Leserschaft beantworten und je genauer Sie ein damit verbundenes Journal einkreisen, desto besser stehen die Chancen, dass Ihr Manuskript akzeptiert wird: Man kann alles irgendwo publizieren (you can get anything published anywhere).

12.2.4 Das richtige Journal oder die »Nadel im Heuhaufen«

Die Auswahl des Journals ist ein kritischer Schritt. Manche Zeitschrift eignet sich eher zur Publikation als andere. Zeitschriften unterscheiden sich in vielen, auch sehr speziellen Punkten voneinander. *Nature* und *Science* publizieren keine klinischen Fallberichte, genauso wenig wird die *Zeitschrift für Kardiologie* eine Abhandlung über Regulationsmechanismen der Zellteilung bei Hefen zur Publikation vorsehen. Für den unerfahrenen Schreiber sollte die Wahl des Journals mit dem Betreuer diskutiert werden. Oft wurde aus einer Arbeitsgruppe schon ein Artikel in einer bestimmten Zeitschrift publiziert oder der Ordinarius ist selbst Editor. Das verbessert die Chancen ungemein.

Wenn Ihnen diese Optionen nicht zur Verfügung stehen, erwachsen sicher aus der Diskussion mit Kollegen weitere Möglichkeiten zur Journalsuche. Die meisten Wissenschaftler sehen im *Journal Citation Report* nach, welche Zeitschriften ein hohes Ansehen genießen. Auch wenn die Zitationsanalyse für deutschsprachige Zeitschriften nicht sehr gut anwendbar ist, ist die Häufigkeit, mit der ein Artikel einer Zeitschrift zitiert wird, ein guter Maßstab für die Beurteilung der Bedeutung einer Zeitschrift. Vergleicht man *Nature* mit der *DMW* wird das sofort klar. Ein sehr angesehenes Journal muss im Einzelfall aber nicht das »richtige« Journal für die eigene Publikation sein. Eine interessante Kasuistik wird sehr wahrscheinlich nicht in *Circulation* oder *Circulation Research* publiziert werden. Da würde ein eher klinisch orientiertes Journal viel besser passen. Da mittlerweile fast jedes Journal im Internet eine Homepage betreibt, schaut man am besten dort nach, um die Ziele (Scope) einer Zeitschrift zu erfragen. Viele potenzielle Journals sind auch in den Unibibliotheken vorrätig, und so kann ein Gang zur Bibliothek gleich zur Beurteilung der Publikationsqualität einiger Zeitschriften genutzt werden.

Beantworten Sie die folgenden zehn Fragen, um die passende Zeitschrift zu finden:

1. Ist die Zeitschrift eine primäre wissenschaftliche Zeitschrift?

2. Ist die von mir beabsichtigte Publikation in diesem Journal möglich (Scope of the journal)?

3. Sind ähnliche Forschungsarbeiten schon einmal dort veröffentlicht worden?

4. Wie viel Menschen lesen dieses Journal?

5. Wer liest dieses Journal?

6. Ist die Leserschaft des potenziellen Journals tatsächlich auch für meine Arbeit die passende?

7. Welche Formate lässt die Zeitschrift zu (z. B. Originalarbeiten, Kasuistiken)?

8. Hat die Zeitschrift eine »Information for Authors« Sektion?

9. Wie lang dauert es, bis ein Manuskript evaluiert und gedruckt wird?

10. Wie gut ist die Qualität der Abbildungen und Grafiken?

Wenn Sie die passende Zeitschrift gefunden haben, drucken Sie sofort die Autorenhinweise aus oder speichern die entsprechende Datei (meist als .pdf). So können Sie sich detailliert über Stilrichtung, Zitate, Gliederung usw. für ein Manuskript informieren.

Wenn Sie sich trotz Durchsicht der Verlagsunterlagen nicht sicher sind, ob eine bestimmte Zeitschrift Ihr Manuskript zum Review annehmen wird, besteht immer noch die Möglichkeit, den Editor der Zeitschrift zu fragen. Verpacken Sie ihre Frage aber in ein etwas diplomatischeres Englisch. Fragen Sie z. B. »Are you willing to consider for publication a 20-page article about a prospective study on the effects of…?«. Fragen Sie nie direkt »Will you publish…«. Auch wenn manche Editoren Ihrem Artikel ablehnend gegenüberstehen, erspart ihnen die klare Antwort eine Menge Zeit beim Suchen des passenden Journals.

12.2.5 Literatursuche

Noch vor dem eigentlichen Schreiben sollten Sie eine Literaturdatenbank anlegen. Benutzen Sie keine Karteikästen, benutzen Sie eine elektronische Literaturverwaltungssoftware wie z. B. EndNote und machen Sie regelmäßig Sicherungskopien ihrer virtuellen Bibliotheken. Suchen Sie in *Medline, PubMed* und einer weiteren Datenbank nach relevanten Artikeln. Für eine Kasuistik benötigen Sie weniger Literatur als für eine Originalarbeit. Drucken Sie von allen Arbeiten mindestens den Abstract aus und legen Sie einen Ordner für die Literatur an.

12.2.6 Abbildungen, Tabellen & Grafiken

Noch vor dem eigentlichen Schreiben sollten auf Papier die Abbildungen und Graphiken schematisch aufgezeichnet werden. Bereits im Vorfeld lassen sich bestimmte Diagrammtypen festlegen (macht ein Histogramm Sinn?) und auch die Anordnung von experimentellen Ergebnissen in einer logischen Reihenfolge erleichtert das Schreiben. Lassen sich vielleicht Ergebnisse in einer Abbildung kombinieren? Lassen sich Laborwerte in einer Tabelle darstellen?

Bei Tabellen sollte allerdings darauf geachtet werden, dass sie nicht zu groß und unübersichtlich geraten. Eine Tabelle, die eine oder mehrere A4-Seiten umfasst, ist schwierig zu erfassen und wirkt schnell unübersichtlich. Im Allgemeinen können 1.000 Worte Manuskript von 1 Tabelle begleitet sein, d. h. eine Tabelle pro 4 doppelzeilige Manuskriptseiten mit einem Rand von jeweils 2.5 cm. In Tabellen sollten nur Informationen stehen, die nicht schon im Text aufgeführt worden sind. Eine doppelte Darstellung der Daten ist auf jeden Fall zu vermeiden. Gute Tabellen können leicht und ohne Referenz zum Text verstanden werden. Alle Tabellen in einem Manuskript sollten ein ähnliches Erscheinungsbild haben, um Vergleiche zu erleichtern. Die Benutzung ähnlicher Terminologie und Tabellentitel ist dabei vorteilhaft. Zur Anordnung der Daten in Tabellen nur so viel: Unabhängige Variablen sollten nach Möglichkeit horizontal (in rows) und abhängige Variablen vertikal (in columns) angeordnet werden. Leser können z. B. Zahlen in vertikaler Anordnung besser verstehen als in horizontaler Anordnung.

Am besten ist es natürlich, wenn der Tabellenstil einer jeweiligen Zeitschrift genau eingehalten wird. Ein Blick in bisher erschienene Ausgaben lohnt sich auf jeden Fall. Die Verwendung mehrerer Einheiten sollte genauso vermieden werden wie die Angabe von Patientencodes (z. B. D-12). Geben Sie immer die Größe der untersuchten Population an (z. B. n=200). Angaben von Maßeinheiten sollten immer dem SI-System folgen. Statistische Daten in Tabellen enthalten meist eine Angabe des Testverfahrens (falls mehrere zum Einsatz kamen) und eine Angabe zum Signifikanzniveau (z. B. Students t-Test, $p< 0,05$). Vermieden werden sollte die Angabe so genannter pseudo-akkurater Werte, wie 0,003456. Dies verwirrt nur.

Wenn Sie Patientenfotos veröffentlichen wollen, müssen Sie die schriftliche Zustimmung des Patienten einholen. Das kann manchmal einige Zeit dauern, daher rechtzeitig den Patienten informieren und mit ihm sprechen. **Publizieren Sie niemals Patientenmaterial ohne Zustimmung des Patienten.** Das kann, neben einer Ablehnung des Manuskripts, auch üble Konsequenzen durch die Ethikkommission der Fakultät zur Folge haben. Mittlerweile lassen sich nämlich auch viele Verlage die schriftliche Zusage des Patienten zur Publikation vorlegen.

Viel Wert sollte auf die Erstellung einer aussagefähigen Legende gelegt werden. Neben einer kurzen Beschreibung der Daten müssen Legenden Informationen z. B. zu Färbetechniken, Maßstäben usw. geben. Die Abbildung muss nur durch Lesen der Legende verständlich sein. Allerdings neigen manche Autoren zu übertriebenen Darstellungen. Wenn Legenden mehr Platz beanspruchen als die eigentliche Tabelle, sollte schon überlegt werden, ob das eine sinnvolle Nutzung des Raumes ist.

12.2.7 Outlines

Immer dann, wenn ein Manuskript organisiert werden soll, ist die Erstellung eines roten Fadens (Outline) sehr sinnvoll. Das menschliche Denken läuft offensichtlich bei den meisten Menschen raster- bzw. schubladenförmig ab. Beim Schreiben ist es wichtig, dass Ideen, Fakten und Gedanken entweder chronologisch oder in anderen Reihenfolgen dargestellt werden. Outlines werden nicht von allen professionellen Schreibern als sinnvoll erachtet. Nur der, der genau weiß, was er sagen will, kann einen brauchbaren Outline schreiben. Aber wer weiß das immer am Anfang schon so genau? Für bestimmte Formate halte ich einen Outline für sinnvoll. Ein Fallbericht schreibt sich besser, wenn man alle Symptome chronologisch auflistet. Ein vollständiger Review über das Bronchialkarzinom sollte auch weniger häufige Metastasierungsorte nennen und die Überlebensraten verschiedener Therapieformen gegenüberstellen. Um das nicht zu vergessen, kann ein Outline helfen. Ob der Outline zunächst auf Papier oder elektronisch erstellt wird, bleibt dem persönlichen Geschmack überlassen. Word ist übrigens bestens dafür geeignet. Ein Beispiel für einen alphanumerischen Outline ist nachfolgend abgebildet:

1. Einführung
   a. Historische Aspekte der Tuberkulose
   b. Aktuelle Zahlen
2. Diagnostik
   a. Anamnese
   b. Bildgebung
      i. Konventionelles Röntgen
      ii. Computertomographie
   c. Laborchemische Untersuchung

Neben alphanumerischen Outlines gibt es eine ganze Reihe weiterer Möglichkeiten, Ergebnisse, Fakten etc. darzustellen. Häufig finden sich Darstellungen von Ursache-Wirkungsbeziehungen, Vor- und Nachteile z. B. eines bestimmten Medikaments, Reihenfolgen von Wichtigkeiten, funktionale Betrachtungen, z. B. stark vereinfachte versus komplexe Darstellungen biochemischer Prozesse. Je nachdem, welche Fragestellungen bearbeitet werden, kann die Auswahl einer Outline-Variante Vorteile bringen. Mit zunehmender Erfahrung wird dieser Prozess einfacher.

12.2.8 Brainstorming (Random topic lists)

Brainstorming gehört wie Concept maps oder pattern notes zur Gruppe der problem-solving-Strategies in englischen Schreibklassen (compositions). Wissenschaftliche Arbeiten sind im Prinzip eine formale Argumentation, in der die eingangs aufgeführte Fragestellung beantwortet werden soll. Daher werden diese Techniken v. a. im angloamerikanischen Sprachraum zur Vorbereitung von Seminaren, Konferenzen und eben auch wissenschaftlichen Artikeln verwendet.

Brainstorming ist eine Technik, bei der ein Einzelner oder eine Gruppe so viele Gedanken wie möglich zu einem bestimmten Problem aufzählen. Es geht dabei weniger um die Qualität als um die Quantität. Für wissenschaftliches Schreiben ist der Computerbildschirm optimal, um seine Gedanken untereinander aufzulisten. Beim Schreiben sollten Sie bewusst nicht auf die Wertigkeit der Gedanken eingehen, sondern einfach nur Ihre Ideen aufschreiben. Praktisch wird Brainstorming in einer Gruppe so durchgeführt, dass alle Teilnehmer in zwei Reihen mit dem Rücken zueinander gesetzt werden. Sie dürfen niemals das Gesicht eines anderen Teilnehmers sehen, um gegenseitig negative Reaktionen auf eine Idee nicht zu bemerken, was unweigerlich zu Hemmungen führen würde. Die Teilnehmer teilen auf ein bestimmtes Stichwort hin spontan ihre Gedanken mit, und der Gesprächsleiter notiert sie. Von keinem Teilnehmer werden Wertungen abgegeben. Zu einem Thema aufgeschriebene Gedanken werden sich oft überlappen oder können in Kategorien eingeteilt werden. Das ist der Punkt, an dem eine Evaluierung und Wertung der Daten erfolgen sollte. Zueinanderpassende Gedanken werden in Kategorien sortiert, ggf. zeitliche Bezüge hergestellt. Zum Schluss wird dann eine geordnete Liste ausgedruckt. Brainstorming ist, vorausgesetzt, die Teilnehmer akzeptieren die wenigen Regeln, eine effektive Quelle neuer Ideen und Möglichkeiten für die wissenschaftliche Arbeit.

12.2.9 Concept Map

Mitte der 80er Jahre wurde die Idee der Concept Map in England vorgestellt. In die Mitte eines Blatt Papiers schreibt man in einen Kreis oder eine Box einen Schlüsselbegriff. Ausgehend davon sollen alle Unterpunkte, die einem zu diesem Schlüsselbegriff einfallen, aufgeschrieben werden. Verbindungen werden durch Linien dargestellt. Besonders für visuell orientierte Menschen scheinen Concept Maps sehr effektive Darstellungsformen zu sein.

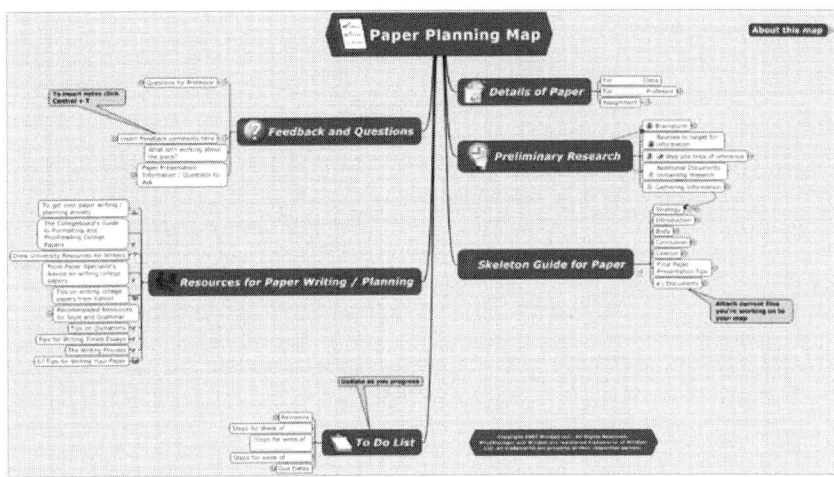

Abb. 12.1 – Symbolhaftes Beispiel für eine Concept Map (erstellt mit MindManager 7.0 Pro). Anhand dieser Karte ist sofort ersichtlich, an welchen Aufgaben noch gearbeitet werden muss. Ebenso sieht man, ob bestimmte Aufgaben noch delegiert werden müssen bzw. wer an bestimmten Punkten arbeiten kann.

12.2.10 Clustering & Issue Trees

Clustering ist eine wenig verbreitete Technik zur Darstellung von Ideen. Sie wurde unabhängig voneinander von vielen Informationswissenschaftlern entwickelt, um beispielsweise neue Computersoftware zu kreieren. Beim Clustering wird ähnlich wie bei der Concept Map ein Schlüsselbegriff zentral auf ein Blatt Papier geschrieben und eingekreist. Ausgehend davon werden weitere Unterpunkte um den Begriff geschrieben und ebenfalls eingekreist. Neben diese Unterbegriffe werden einige Stichworte zu den Details geschrieben und mit Linien bzw. Pfeilen zum Unterbegriff verbunden. Stehen alle Punkte auf dem Papier, werden die Unterbegriffe entsprechend dem logischen Muster nummeriert und mit Ziffern und Buchstaben versehen.

Issue Trees werden etwas anders strukturiert. Am oberen Rand eines Blatt Papiers wird ein Schlüsselbegriff geschrieben. Darunter werden die Unterbegriffe gesetzt, darunter die Unter-Unter-Begriffe. Die Begriffe werden mit Linien verbunden.

12.2.11 Das eigentliche Schreiben

Neben der Vorbereitungsphase ist das Schreiben des Manuskripts das eigentlich Spannende. Ein wissenschaftliches Manuskript eines Originalartikels ist zumeist in folgende Abschnitte gegliedert:

- Titelseite (title page)
- Zusammenfassung (summary) + Schlüsselwörter (key words)
- Einführung (Introduction)
- Material & Methoden (materials & methods)
- Ergebnisse (results)
- Diskussion (discussion)

- Schlussfolgerung (conclusion)
- Referenzen (references)
- Abbildungslegenden (figure legends)
- Abbildungen (figures)

Text und Abbildungen werden bei wissenschaftlichen Manuskripten meist nicht als eine Einheit geschrieben, sondern getrennt zu einer Zeitschrift geschickt. Kasuistiken folgen der o. g. Struktur in leicht abgewandelter Form. Reviews und Metaanalysen haben eine andere Struktur.

Passen Sie die Texterfassungssoftware vor dem Schreiben an den Stil der Zeitschrift an. Kleinigkeiten wie laufende Titel in der Kopfzeile, Seitennummern rechts unten usw. sollten einen Reviewer nicht ärgern. Sie wissen schon, Formalisten gibt's überall. Das angepasste äußere Erscheinungsbild ist bei einem wissenschaftlichen Artikel jedoch sinnvoll, denn der Verleger kann damit bei Umformatierungen ohne Aufwand einen Text setzen und drucken.

Ein Manuskript sollte kontinuierlich geschrieben werden. Dafür müssen Sie sich Zeit nehmen. Wem dies zu Hause besser gelingt, der sollte das Institut eben eher verlassen und dort arbeiten. Um einen guten Einstieg zu finden, eignet sich besonders der Material & Methoden Abschnitt. Oftmals liegen schon fertige Texte vor, die noch an die Zeitschrift angepasst werden müssen. Dieser Abschnitt ist somit schnell erstellt. Schreiben Sie in Blöcken und hören Sie nicht am Ende eines Blocks auf, sondern besser in der Mitte eines Satzes oder eines Gedankens. Das erleichtert den psychologischen Einstieg für eine Fortsetzung.

Wenn Sie eine heraufziehende Schreibblockade bemerken oder unkonzentriert werden, lockern Sie sich für ein paar Minuten mit Sport, Musik (klassisch oder Jazz wird von vielen professionellen Schreibern empfohlen) auf und schreiben dann an einem anderen Abschnitt weiter. Keinesfalls sollte Unkonzentriertheit zu einem Abbrechen der Schreibtätigkeit für den restlichen Tag führen. Achten Sie auf Ihre Nahrungsmittelzufuhr. Fetthaltige, salzige und schwer verdauliche Nahrungsmittel sind denkbar ungünstig, denn Sie werden müde und durstig. Fällt Ihnen einmal kein passendes Wort ein, dann lassen Sie einen Freiraum und schreiben einfach weiter. Schreibblockaden treffen jeden, sind normal und kein Grund zur Beunruhigung.

12.2.12 Wie präsentiere ich meine Daten?

Die meisten biomedizinischen und klinischen Publikationen enthalten mindestens eine Abbildung und eine oder mehrere Tabellen. Doch welche Daten kann man sinnvoll in einer Tabelle oder in einem Diagramm darstellen? Tabelle 12.1 vermittelt einen groben Überblick über die verschiedenen Möglichkeiten:

Beim Schreiben eines Manuskripts sollten Wiederholungen der Daten im Text oder in einer Grafik vermieden werden. Allerdings kann der zu häufige Einsatz von Grafiken und Tabellen die Lesbarkeit deutlich erschweren, denn man springt nur von Abbildung zu Tabelle, von dort zum Text und zurück.

Bei der Erstellung einer Tabelle müssen einige Punkte bedacht werden (s. u.). Eine Tabelle sollte abhängig von Leserkreis und Journal sorgfältig zusammengesetzt werden. Besonders komplexe Zahlen, z. B. Labordaten oder Ergebnisse klinischer Untersuchungen, lassen sich gut in Tabellenform darstellen. Es sollte pro 1.000 Worte Text nicht mehr als eine Tabelle verwendet werden (entspricht etwa einer Tabelle auf vier Manuskriptseiten). Wenn die Daten in einem Manuskript etwa dreimal so viel Platz wie in einer Tabelle benötigen, sollte die Tabellenform gewählt werden. Eine Tabelle sollte stets ein unabhängiger, aber integraler Bestandteil eines Manuskripts sein. Ein Leser sollte eine Tabelle verstehen, ohne den Text zusätzlich zu lesen. Alle Tabellen in einem Manuskript sollten in einem ähnlichen Format gestaltet werden. Ein logischer Aufbau ist selbstverständlich, d. h. jede Tabelle hat

Tabelle 12.1 – Die passende Darstellung von Daten	
Art der Daten	*Mögliche Darstellungsformen*
Rohdaten, exakte Messwerte	Tabelle, Liste
Trends, Beziehungen zwischen Variablen	Liniendiagramm (Line graph)
Unterschiede von Daten, Datenvergleiche	Säulendiagramm (Bar graph)
Komplexe Beziehungen, Signalwege, Prozesse	Diagramm
Sequenzielle Abläufe	Flussdiagramm (Flow chart)
Klassifizierung von Daten	Tabelle, Liste, Piktogramm
Beschreibung von Teilen	Schema (Schematic)
Beschreibung von Prozessen, Organisationen	Piktogramm, Flussdiagramm
Vergleiche/Kontraste	Piktogramm, Kreis-, Säulendiagramm (Pie chart)
Veränderungen eines Zustandes	Linien-, Säulendiagramm
Proportionen	Kreis-, Säulendiagramm
Beziehungen	Tabelle, Liniendiagramm
Kausalzusammenhänge	Flussdiagramm, Piktogramm
Objektbeschreibungen	Schema, Zeichnung, Photographie
Hierarchien	Fluss-, Blockdiagramm

eine Legende, die Spalten und Zeilen müssen beschriftet sein, und bei numerischen Daten sollten die Felder auch ausgefüllt sein. Schreiben Sie in einem Manuskript nie Sätze »Wie in obiger Tabelle…«, denn Sie können nicht wissen, an welche Stelle das Satzstudio die Tabelle in einem Manuskript legenwird. Achten Sie genau auf die Vorgaben des jeweiligen Journals, d. h. auch bei Tabellen wird normalerweise eine doppelzeilige Schreibweise gewünscht. Die Anzahl der untersuchten Population oder deren Anteil, z. B. n = 30, sollte stets angegeben werden. Die Verwendung von SI-Einheiten wird von vielen professionellen Autoren bevorzugt. Wenn Prozentangaben gemacht werden, sollte auch immer die Zahl, auf die sich die Prozente beziehen, angegeben werden. Zahlen wie 6 234 543 sollten möglichst gerundet und in einer sinnvollen Einheit aufgeführt werden, d. h. 6.2 Mio. Statistische Daten sind mit besonderer Vorsicht darzustellen. In Fußnoten sollten immer die statistischen Methoden angegeben werden oder beispielsweise bei Angaben wie 5,3 ± 0,3 (Mittelwert ± SD). Dabei sollte jedoch nicht jedes Detail eines statistischen Tests angegeben werden, d. h. bei einer Vierfelder-Tafel muss nicht der F-Wert angeführt werden.

Nutzen Sie den Raum in einer Tabelle sinnvoll, erstellen Sie jedoch keine überproportional großen Tabellen, denn die sind nicht übersichtlich. Ähnliche Prinzipien gelten für Abbildungen. Auch sie sollten integrale Bestandteile eines Manuskripts sein. Wenn professionelle Illustratoren zur Verfügung stehen, sollten diese für die Erstellung der Grafiken genutzt werden. Eine wissenschaftliche Abbildung sollte eine Information darstellen, sie ist kein Designobjekt und daher frei von Schnörkeln, Verzierungen, verschiedenen Schriftarten usw.

Liniendiagramme sind die am häufigsten verwendeten Diagramme in der wissenschaftlichen Schreiberei. Leider setzt die Interpretation der gezeigten Daten besondere Fähigkeiten voraus. Die meisten Leser bevorzugen Säulendiagramme. Wenn Liniendiagramme verwendet werden, sollten die Linien ausreichend stark gezeichnet und die Legende klar verständlich sein. Symbole wie Dreiecke oder Kreise helfen, die Linien zu unterscheiden. Logarithmische Skalen sind in wissenschaftlichen Kreisen ebenfalls sehr beliebt. Säulendiagramme eignen sich gut für die Darstellung von Unterschieden. Piktogramme sind im Prinzip Säulendiagramme, in denen die Säulen durch Symbole ersetzt wurden, um dadurch den visuellen Charakter zu verstärken.

Lassen Sie bei der Auswahl der graphischen Darstellung Ihrer Phantasie freien Lauf und experimentieren Sie zunächst mit möglichen Formen. Es sollte immer die bestmögliche Abbildungsform gewählt werden. Fragen Sie aber auch kritisch, ob die Abbildung wirklich sein muss. Die beste Farbabbildung nützt Ihnen nichts, wenn die Zeitschrift 1.500 US$ pro Bild abrechnet und Sie diesen Betrag gerade nicht »übrig« haben. Das ist ein durchaus realistischer Betrag, der viele Autoren zunächst abschrecken und wahrscheinlich doch eine S/W-Form wählen lassen wird.

Komplexe Messeinrichtungen wie Zellsorter oder Massenspektrographen sind nicht jedem Leser sofort verständlich. Oftmals kann eine Illustration zum Messaufbau die gemessenen Werte verständlicher machen.

12.2.13 Anmerkungen zu deutschen Manuskripten

Auf Schreibstil, Grammatik und Orthographie für deutsche Manuskripte wird in Kapitel 11 eingegangen.

12.2.14 Anmerkungen zu englischsprachigen Manuskripten

Englischsprachige Manuskripte sind für Anfänger schwerer als deutsche zu verfassen. Auch wenn ein brauchbares Schulenglisch vorliegt, bereitet die Erstellung einige Schwierigkeiten, denn Stil, Zeitformen und Grammatik sind meist den wissenschaftlichen Gegebenheiten angepasst und müssen bedacht werden. Erfahrungsgemäß ist es mehr als sinnvoll, bereits den Outline, die Ideen zu Abbildungen usw. in Englisch zu schreiben. Am Anfang wird vielleicht besonders das Fachvokabular Schwierigkeiten bereiten. Da hilft nur das Lesen vieler englischer Artikeln und der Griff zum Wörterbuch. Nach einiger Zeit wird die Übung von allein kommen.

Eine mittlerweile sehr wertvolle Referenz für englischsprachige Manuskripte ist das »Manual of Style« der American Medical Association. Dieses aktuell in der 10. Auflage vorliegende Buch gibt erschöpfend Auskunft darüber, wie ein Artikel vorbereitet werden sollte, es informiert über den Stil, die korrekte Terminologie und Angabe von Einheiten. Abschnitte über Grammatik, Statistik, Studiendesign usw. sind im Buch auffindbar. ISBN 987-0-19-517633-9, 52 €. In den meisten Unibibliotheken ist ein Exemplar dieses Buches vorhanden.

In den folgenden Abschnitten werde ich einige Hinweise zu Grammatik, Stil und häufige Fehler beim Verfassen englischsprachiger Manuskripte geben.Zunächst: Kaufen oder leihen Sie sich ein gutes Wörterbuch. Ein brauchbares Buch enthält, neben dem Vokabular, auch Wortwendungen, Eigennamen und geographische Begriffe. Manche Bücher haben einen eigenen Teil mit Ausführungen zu Grammatik und Stil. Großwörterbücher werden häufig preiswert als Restexemplar bei großen Buchhändlern angeboten.

Englischsprachige Manuskripte erfordern besonders zu Beginn erheblich mehr Zeitaufwand als erwartet. Unter Zeitdruck lässt sich meist kein besonders »gutes« erstes Manuskript erstellen, daher mein Rat an alle englischen Schreibanfänger: Nehmt Euch die Zeit zum Schreiben. Viele Autoren fühlen zu Beginn eines Manuskripts eine gewisse Überlastung angesichts der noch zu bearbeitenden Punkte oder Abschnitte. Besonders mühsam fällt immer noch die Erstellung von Abbildungen, Graphiken und Tabellen. Nutzen Sie in solchen Situationen auch die Koautoren und bitten um Mitarbeit. Hier einige Praxistipps (*keeping the writing going*):

- Versuchen sie immer, im Fluss zu bleiben. Kontinuierliches Schreiben, auch in kleineren Portionen, gibt ihnen das Gefühl des Vorwärtskommens und hilft ihnen, sich der Aufgabe zu stellen.

- Write in blocks, but never finish at the end of one. Setzen sie ein realistisches Ziel und schreiben sie so lange, bis diese Ziel erreicht wurde. Beginnen sie sofort mit einigen

Sätzen an einem neuen Abschnitt zu schreiben, denn so finden sie beim Neubeginn einen besseren Einstieg.

- Recognise the signs of bogging down. Erkennen sie rechtzeitig Zeichen des Ermüdens und des Nachlassens der Kreativität. Wenn die Arbeit an einem bestimmten Abschnitt zu schwierig werden sollte, schreiben sie an einem anderen Abschnitt weiter. Ein neuer Abschnitt stimuliert das Gehirn, und es lassen sich noch brauchbare Ideen zu Papier bringen. Alternativ kann man auch in einem separaten Dokument einfach schreiben, aus welchen Gründen man gerade eine Schreibblockade hat. Erstaunlicherweise haben Forscher herausgefunden, dass dieser Schritt die Hemmungen abbaut und neue Gedanken zum eigentlichen Projekt entstehen lässt.

- Watch what you eat. Das Essen spielt eine große Rolle beim Schreiben. Wer intensiv denkt und schreibt, kennt diese Momente des plötzlichen Hungers beim Tippen. Wer keine Essenspausen einhalten möchte, sollte leichte Nahrung, z. B. Obst, bevorzugen. Es macht keinesfalls müde und kann auch mit einer Hand gegessen werden. Achten sie immer auf eine ausreichende Flüssigkeitszufuhr. Nach der fünften Tasse Kaffee wird kein stimulierender Effekt mehr beobachtet werden. Wasser, ungesüßte Säfte oder Saftschorlen haben sich in der Praxis als besonders empfehlenswert erwiesen.

- Write around missing information. Auch wenn das passende Wort auf der Zunge liegt, aber es einem partout nicht einfallen will: Erst mal einen Wortfüller einsetzen. Amerikaner benutzen häufig den Namen des Lieblings-Baseballteams oder Basketballers. Wenn eine Idee oder eine Aussage nicht formuliert werden kann, liegt es daran, dass sie noch nicht genau durchdacht wurde. Überdenken sie den Punkt genauer – danach fällt es leichter, den Gedanken auszudrücken.

- Deal constructively with writer`s block. Irgendwann kommt der Moment, ab dem die Gedanken einfach nicht mehr fließen. Man kaut auf dem Stift herum, schaut in die Landschaft, fängt an, etwas zu trinken usw. Typische Zeichen einer beginnenden Schreibhemmung. Viele verschiedene Strategien wurden entwickelt, um dieser Situation zu begegnen. Einige Experten empfehlen Jazzmusik, andere, einfach die einem dann durch den Kopf gehenden Gedanken aufzuschreiben. Am besten ist es allerdings zu wissen, dass die erste Version eines Manuskripts eben die erste Version ist und durchaus Fehler, Inkonsistenzen usw. enthalten kann. Man sollte daher die ganze Sache von der positiven Seite nehmen. Eine fertige erste Fassung bedeutet, dass der schlimmste Teil überstanden ist und man sich gratulieren sollte.

12.2.14.1 The second draft – wie ein Paper entsteht

Die erste Fassung eines Manuskripts ist eine Rohfassung, ein rough draft, die noch viel Feinarbeit braucht. Rohfassungen enthalten häufig Grammatik- und Schreibfehler, Jargon, Wiederholungen usw. Während der Revision der Rohfassung muss man immer davon ausgehen, auch einmal größere Abschnitte komplett neu zu erstellen. Revision kommt ja von lat. *revidere* – to see again. Während der Erstellung der ersten Fassung kam es in der Regel auf Organisation und Logik des Manuskripts an, in der zweiten stehen vor allem Stil und Wortwahl im Mittelpunkt. Amerikaner nennen das übrigens »Revising by the Process Approach«.

Im Folgenden einige Praxistipps, wie effektiv eine zweite Fassung mit all den notwendigen Änderungen erstellt werden kann.

1. Zunächst fotokopiert man das Manuskript. Computerbildschirme zeigen nur Ausschnitte des Manuskripts. Gedruckte Versionen lassen sich leichter lesen. Schreiben

Sie an den Rand, welche strukturellen Änderungen vorgenommen werden sollen, z. B. Wort löschen, Tabelle 1 und 2 kombinieren oder in den Abschnitt Diskussion verschieben.

2. Beantworten Sie jede der folgenden 9 Fragen in Bezug auf das Manuskript:

   a. Ist der Titel griffig, schlüssig und verständlich?

   b. Sind im Abstract alle relevanten Informationen im Rahmen der erlaubten Wortzahl aufgeführt?

   c. Sind alle wichtigen Informationen im Abschnitt »Introduction« aufgeführt, ohne dass dieser Teil zu lang und zu komplex wird? Ist am Ende dieses Abschnitts die Fragestellung klar hervorgehoben?

   d. Sind die übrigen Abschnitte des Textes korrekt angeordnet? Entsprechen Sie den Autorenrichtlinien?

   e. Können Textabschnitte gelöscht oder verkürzt werden? Werden Informationen an anderer Stelle wiederholt?

   f. Sind wichtige Informationen bisher noch nicht im Manuskript enthalten?

   g. Sind die Daten im Text und in den Tabellen schlüssig aufeinander abgestimmt?

   h. Sind alle Referenzen enthalten oder können einige gelöscht werden?

   i. Können Tabellen oder Abbildungen gelöscht, umstrukturiert oder kombiniert werden?

3. Nutzen sie die vielfältigen Funktionen moderner Textverarbeitungsprogramme, z. B. die Suchen-und Ersetzen-Funktion, Rechtschreibprüfung, usw.

4. Vermeiden Sie in diesem Stadium die formal perfekte Kopie. Es kann sein, dass eine fehlerfreie Kopie in diesem Stadium entsteht, obwohl z. B. die logische Struktur fehlerhaft ist.

5. Speichern sie häufig die Arbeit und fertigen Sie Sicherungskopien an. Ohne Sicherungskopien bewegen sie sich auf sehr dünnem Eis.

6. Drucken sie das Manuskript mehrmals aus und fügen sie Änderungen von Hand ein.

7. Fügen Sie automatisch Datum und Seitenzahlen in die Drafts. So ist immer eine genaue Zuordnung gewährleistet.

8. Falls ein elektronischer Thesaurus zur Verfügung steht, immer einsetzen.

Bedenken Sie auch, dass Revisionen die Regel sind und nicht die Ausnahme. Editoren und Reviewer lassen sich selten überlisten. Ein schlecht revidiertes Manuskript wirkt sich immer negativ auf die Beurteilung der Arbeit aus. In diesem Stadium der Arbeit sollte immer die Mitarbeit der anderen Co-Autoren gesucht werden. Sie geben oft hilfreiche Anregungen und bemerken so manchen Fehler, der initial übersehen wurde.

12.2.14.2 Der Einsatz einer Grammar-checking Software

Mittlerweile gibt es in den Buchläden und auch im Internet einige Software-Pakete zu kaufen, die eine Menge versprechen (und wenig halten). Vor allem die Grammatik-Prüfung zeigt Grenzen auf. Bessere Software ist meist in den angloamerikanischen Ländern zu bekommen. Aber auch diese

Programme können Fehler in der Grammatik oder im Stil nur durch so genannte Pattern-matching auffinden, d. h. ein falsch benutztes Verb oder eine Wortkombination wird nicht aufgefunden. Außerdem müssen bei unbekannten Phrasen diese Programme konfiguriert werden. Wer im Englischen nicht sicher ist, wird diese Aufgabe kaum durchführen können. Grammar-checker sind hilfreich bei der Erkennung möglicher Fehler, doch man sollte sie nicht unkritisch einsetzen oder ihnen gar bedenkenlos vertrauen.

12.2.14.3 Capitalization (Großschreibung)

Dies ist selbst für Muttersprachler ein Problem. Für Ausländer ist ein Blick in ein Wörterbuch der einzige Weg, um eine Lösung zu finden. Empfohlen wird meistens *Webster's New International Dictionary* oder *Webster's New Collegiate Dictionary*. Substantive und Eigennamen werden auch im Englischen gewöhnlich groß geschrieben (z. B. Boston terrier).

Produktnamen (trade names) können manchmal tricky sein. So ist der Begriff Vaseline ein Handelsname, der generic term lautet jedoch im amerikanischen Englisch petroleum jelly. Handelsnamen sollten nicht synonym mit den allgemein bekannten Begriffen verwendet werden.

Kleinschreibung wird im Englischen häufig für Personen, Plätze und Dinge wie Chemikalien, Namen von Generika (Medikamente), Krankheiten oder anatomische Begriffe benutzt. Auch von wissenschaftlichen Namen abgeleitete Bezeichnungen für Pflanzen und Tiere werden klein geschrieben. Beispiele sind tuberculosis, adenovirus, malaria, cranial nerve. Bei German measles dagegen wird das German groß geschrieben, denn es handelt sich um einen so genannten Modifier von einem Eigennamen. Allerdings wird es bei vielen Begriffen immer Unklarheiten geben, wie nun die korrekte Schreibweise aussieht. Beim Lektorieren des Manuskripts im Verlag werden diese Dinge zwar meist verbessert, doch sollte man sich nicht von vornherein darauf verlassen.

Wichtige Worte im Manuskripttitel sollten groß geschrieben werden. Das gilt nicht für Artikel (a, an, the), Konjugationen (and, or) und Präpositionen (with, on, between). Beispiel: *A Solitary Chest Wall Metastasis from a Primary Unknown Hepatocellular Carcinoma.*

Wer sich über die Schreibweise von Bakterien, Viren etc. nicht sicher ist, kann in Büchern nachschlagen. Die Titel lauten meist *International Code of Nomenclature of Bacteria* oder *Classifcation and Nomenclature of Viruses.* Viele Bibliotheken haben diese Bücher vorrätig. Manchmal lohnt auch ein Besuch in der Bibliothek der biologischen Fakultät. Zusätzlich finden sich in einigen Zeitschriften Angaben, wie die Großschreibung anzuwenden ist.

12.2.14.4 Fremdwörter in englischen Manuskripten

Ähnlich der deutschen Sprache wurden auch im Englischen unzählige Fremdwörter integriert. Manchmal kann man die fremdsprachige Herkunft nicht mehr erkennen. Handelt es sich um nicht vollständig assimilierte Worte und Wortwendungen, werden diese Phrasen in üblichen Texten *kursiv* geschrieben (z. B. *sine qua non*). In wissenschaftlichen Manuskripten wird das Befolgen dieser Regel nur noch von wenigen Journals gefordert, die meisten verzichten jedoch vollständig darauf. Bekannte lateinische Abkürzungen wie *i.e.* (id est) und *e.g.* (exempli gratia) sollten durch die englischen Begriffe, auch wenn diese länger sind, ersetzt werden. Beachten Sie auch die Unterschiede in der Kommasetzung zwischen englischer und amerikanischer Schreibweise. Jedes Journal wird Ihnen vorschreiben, ob eher englisch oder »amerikanisch« bevorzugt wird. Bei Zitaten wird häufig noch *et al.* verwendet, um auf weitere Autoren hinzuweisen (*et alii*).

Verwirrung stiften auch die lateinischen Worte *in vivo, de novo* und *in vacuo*. Alle drei müssen hinter dem Substantiv, das sie näher bezeichnen, stehen. Es heißt also korrekt *tests in vivo* und nicht *in vivo tests.* Aber mittlerweile werden auch im Englischen einige Grundregeln aufgeweicht und viele Journals akzeptieren auch die eigentlich inkorrekte Schreibweise inkl. der nicht kursiven Darstellung. Achten Sie besonders auf die Pluralformen lateinischer Worte (z. B. medium ⇨ media).

12.2.14.5 Abkürzungen & Akronyme

Für bestimmte Worte, Institutionen, Titel usw. gibt es offizielle Abkürzungen. Daneben gibt es noch so genannte Akronyme, das sind Abkürzungen bzw. Kunstworte, die aus den Anfangsbuchstaben der jeweiligen Bezeichnung gebildet werden. Beispiel: AIDS. Abkürzungen, die sich von sowieso groß zu schreibenden Wörtern ableiten, werden gewöhnlich auch groß geschrieben. Die korrekten Abkürzungen sollten einem aktuellen Wörterbuch entnommen werden.

Abkürzungen, die sich von Titeln ableiten, werden nie in der Pluralform gebraucht. Beispiele: Two PhDs were consulted. Three MDs examined the patient. Wenn Einheiten wie mg oder ml im Manuskript verwendet werden, sollte für Singular und Plural die gleiche Einheit konsistent benutzt werden. Beispiel: 50 mg, 40 IU. Die Pluralformen von ECG oder IQ werden durch ein Anhängen des Buchstabens s ohne Benutzung des Apostrophs gebildet. Beispiel: ECGs, IQs. Das gleiche Prinzip gilt für Jahreszahlen. Beispiel: In the late 1970s, Smith discovered... Ein Apostroph zeigt gewöhnlich einen Besitz an, an animal's bone. Die Begriffe page und species haben besondere Pluralformen. Eine Seite wird mit p., mehrere mit pp. abgekürzt. Eine Species wird mit sp. abgekürzt, mehrere mit spp.

Abkürzungen und Akronyme sollten nicht allzu häufig in einem Manuskript verwendet werden. Schwierige oder sehr lange Fachbegriffe eignen sich gut für Abkürzungen. Eine Abkürzung sollte bei erstmaliger Verwendung in einem Text definiert werden. Beispiel: The whooping cough (WC)... Besonders häufig benutzte Abkürzungen werden oft international standardisiert benutzt. Auch hier ist ein Blick in ein Wörterbuch anzuraten.

12.2.14.6 Interpunktion (Punctuation)

Je einfacher und klarer Satzkonstruktionen sind, desto einfacher ist auch deren Interpunktion. Schachtelsätze, eingefügte Nebensätze und ein insgesamt überladen wirkender Satzbau ermüden nur den Leser und führen nicht auf direktem Weg zur Hauptbotschaft. Viele wissenschaftliche Autoren meinen, durch einen komplizierten Satzbau besonders kluge Gedanken mitzuteilen. Das stimmt meist nicht, im Gegenteil.

In der englischen Wissenschaftssprache wird das Semikolon immer weniger verwendet. Sätze werden gewöhnlich mit einem Punkt (full stop) beendet. Vermeiden Sie auch die Verknüpfung von mehreren Sätzen via Semikolon, denn das kann manchmal zu einer Fehlinterpretation führen.

Die Kommasetzung in der englischen Sprache hat ebenfalls ihre eigenen Regeln. Da werden manche Erinnerungen an das Schulenglisch wach. Nebensätze, die absolut zum Verständnis des Satzes beitragen, werden nicht mit Komma getrennt. Werden Nebensätze mit that eingeleitet, werden diese ebenfalls nicht mit Komma abgetrennt. Nebensätze dagegen, die mit which eingeleitet werden, benötigen ein Komma. Neben diesen beiden elementaren Regeln gibt es noch viele weitere Regeln zur Kommasetzung, die man in einem Wörterbuch nachsehen kann.

12.2.14.7 Zahlen in englischen wissenschaftlichen Manuskripten

Wer gern konservativ schreibt oder ist, wird Zahlen bis 10 grundsätzlich ausschreiben, außer es handelt sich um Seitenzahlen oder Angaben zu Abbildungen und Tabellen. Im neueren Stil werden auch Zahlen ab 4 als arabische Nummern dargestellt. Allerdings gibt es mittlerweile eine recht große

Anzahl Journals, die für alle Zahlenangaben ein arabisches Format fordern (bei Unklarheiten immer beim Editorial Office nachfragen). Innerhalb eines Manuskripts sollte auf eine konsistente Form der Zahlendarstellung geachtet werden.

Zahlen sollten grundsätzlich bei Angaben zu Dosierungen oder Messwerten verwendet werden, z. B. 32 m oder 70 °C. Soll eine Zahlenangabe am Satzanfang stehen, muss die Zahl ausgeschrieben werden. Stehen zwei Zahlen direkt hintereinander (back to back), muss eine Zahl ausgeschrieben werden (Beispiel: seven 15-ml portions...). Wenn Maßangaben angegeben werden, stellt sich häufig die Frage, ob das zugehörige Verb im Singular oder Plural verwendet werden sollte. Technisch korrekt ist die Angabe im Singular (50 ml was added...). Trotzdem wird dieser Satz bei fast jedem Leser die Frage der Richtigkeit aufwerfen.

Zahlenangaben können manchmal Verwirrung stiften. Messwerte sollten grundsätzlich mit den gültigen SI-Einheiten angegeben werden (z. B. kg, m, s, M, mol, K, A, cd). Zahlenangaben in der Form $1,3 \times 10^3$ lassen sich nicht immer vermeiden (Zellzahlen), sollten aber sparsam im Manuskript auftreten. Da im amerikanischen Sprachraum die Angaben billion, trillion nicht den deutschen bzw. europäischen Maßzahlen entsprechen, wird deren Verwendung nicht empfohlen. Ebenso sollten große Zahlen, z. B. 567345, nicht mit einem Komma getrennt werden.

Bei Prozentangaben sollte vor jedem %-Symbol eine arabische Zahl stehen, z. B. symptoms were found in 15 %, 34 %, and 12 % of the patients in groups 1, 2, and 3, respectively. Prozentangaben in Sätzen können so dargestellt werden: Beispiel: Cardiac disease was found in 50 % (30) of the patients. ODER in 30 (50 %) of the patients ODER in 50 % (30/60) of the patients.

Statistische Angaben sollten immer mit der benutzten Methode angegeben werden. Sie können sich leicht vorstellen, dass z. B. p-Werte ganz unterschiedlich kalkuliert werden können. Bei nur einer statistischen Methode genügt meist eine Angabe im Material & Methoden-Teil. Mittelwerte werden stets mit der Standardabweichung (SD) oder, wenn angezeigt, mit dem Standardfehler des Mittelwertes (SEM) dargestellt. Messwerte, die sich statistisch nicht signifikant unterscheiden, sollten nicht als »insignificant« bezeichnet werden. »Significant« sollte nicht benutzt werden, wenn keine statistischen Tests durchgeführt wurden.

Mathematische Formeln sollten, sofern denn notwendig, in einfacher Form dargestellt werden. Das Wurzelzeichen verursacht meist Druckprobleme, daher erst ausprobieren oder anders ausdrücken.

12.2.14.8 Active or passive voice

Wissenschaftliche Aussagen lassen in der Regel nicht multiple Aussagen zu. Die benutzte Sprache sollte wissenschaftlichen Gepflogenheiten gerecht werden. Das ist selbst für *native speaker* nicht immer einfach, man denke nur mal an die immer so lange und höfliche Terminologie einer Ablehnung. Aus traditionellen Gründen wird in englischsprachigen Wissenschaftszeitschriften immer noch sehr viel Wert auf das Passiv gelegt, obwohl es nicht unbedingt formal notwendig ist und auch nicht modernen Anforderungen gerecht wird. Passiv wird verwendet, wenn derjenige, der eine Handlung vollführt, unwichtig oder irrelevant ist. Beispiel: The first cardiac pacemaker was implanted in 1958. Man kann Passiv auch verwenden, um einer Sache oder einer Person eine Bedeutung zuzuweisen. Beispiel: Senning and his collegue implanted the first cardiac pacemaker (to emphasise Senning). The first pacemaker was implanted by Senning (to emphasise the pacemaker).

Generell wird von den meisten Sprachwissenschaftlern das Aktiv bevorzugt. Es ist klarer in seiner Bedeutung und lässt weniger Raum für Fehlinterpretationen. Es sollte daher stets nach dem wahren Subjekt eines Satzes gesucht werden. Klassische Sätze im Passiv lauten: The following results were obtained ... oder It is recommended by the authors of the present study ... Schreiben Sie anstelle »We obtained these results ... und We recommend«.

12.2.14.9 Zeitformen in englischen Manuskripten

Bei den meisten Manuskripten werden Vergangenheits- und Gegenwartsformen benutzt. Obwohl im Einzelfall immer eine subtile Entscheidung zu treffen ist, geben folgende Punkte eine grobe Richtschnur.

1. *Abstract/Summary.* Past Tense, denn es wird ja auf die eigene, bisher unpublizierte Arbeit eingegangen.

2. *Introduction.* Present tense, denn es wird ja auf bisher bekanntes Wissen eingegangen.

3. *Materials & Methods.* Past tense, denn es wird ja ein Bezug zu den verwendeten Arbeitstechniken des Autors bzw. des Autorenteams hergestellt.

4. *Results.* Past tense, denn es werden die gefundenen Ergebnisse aufgeführt.

5. *Discussion.* Past and Present tense, denn die Ergebnisse müssen in Relation zu anderen Ergebnissen interpretiert werden. Schwierigster Teil eines Manuskripts.

Present tense wird immer benutzt, wenn eine Tatsache schon bekannt war und publiziert wurde (in einem primären wissenschaftlichen Journal). Beispiel: Echocardiography is commonly used to detect cardiac valve abnomalities. Es wird ebenfalls bei Bezug auf Tabellen und Abbildungen benutzt. Allgemeine »Wahrheiten« werden immer in Present Tense geschrieben.

Present Perfect wird bei mehrfach beobachteten oder wiederholten Ergebnissen benutzt. Beispiel: Furosemide has been shown to produce significant elevations in diuresis.

Past tense wird dann benutzt, wenn Ergebnisse oder Fakten beschrieben werden, die nicht einfach verallgemeinert werden können. Beispiel: Simm et al. (1999) reported that Angiotensin action is dependent upon cell density. Past Tense wird auch bei bisher unpublizierten Ergebnissen benutzt. Beispiel: In the present study, substance A inhibited 50 % of the cell proliferation.

In wissenschaftlichen Arbeiten wird gern die Arbeit anderer Autoren zitiert. Wenn eine Arbeit zitiert wird und der Autor dabei in Klammern erwähnt wird (Miller, et al., 2001), sollte der Satz gewöhnlich im Present Tense geschrieben werden. Wird hingegen zitiert und nur die Jahreszahl in Klammern gesetzt, z. B. ... Miller (1983) showed ... , kann entweder Past oder Present Tense benutzt werden.

Bezieht man sich auf Ergebnisse anderer Arbeiten, die nicht ohne weiteres verallgemeinert werden können, z. B. ob ein bestimmtes Zytokin nun anti- oder proinflammatorisch wirkt, schreiben seriöse Autoren im Past Tense. Besonders bei Zahlenangaben in Studien und der Diskussion der Ergebnisse anderer Studien wird diese Zeitform gern benutzt. Bisher nicht-publizierte Ergebnisse werden im Past Tense erwähnt.

Bezieht man sich hingegen auf Tabellen und Abbildungen im eigenen Manuskript, sollte im Present Tense geschrieben werden.

12.2.14.10 Wissenschaftliche Ideen sollten einfach ausgedrückt werden

Im Vordergrund eines wissenschaftlichen Manuskripts steht die Vermittlung neuen Wissens in einer klaren, präzisen und einfach verständlichen Form. Fragen Sie immer beim Schreiben, ob Satzbau, Wortwahl und Stil dieser Anforderung gerecht werden. Sowohl in deutschen als auch englischen Manuskripten wird sehr häufig viel Wortballast mitgeschleppt. Das macht das Lesen sehr ermüdend. Nachfolgend sollen einige Beispiele gegeben werden, wie inhaltlose Bindewörter oder bestimmte Phrasen ersetzt werden können.

Die beliebte Verwendung von *It ... that* Konstruktionen sollte weitgehend vermieden werden. Sie gelten als *pointless fillers* und geben keine neuen Informationen. Beispiele: It is interesting to note that... It seems that there can be little doubt... It is considered that...

Allseits beliebt ist auch die Verwendung von so genannten *hiccups*. Beispiele dafür sind *All of, large in size, Red in color* oder *refer back*. Diese Phrasen sollten nicht benutzt werden, denn auch sie sind aufgebläht und können durch kürzere bzw. passendere Worte ersetzt werden. Die Phrase *in most cases* kann meistens durch *usually* ersetzt werden, *in all cases* durch *always*. *Case* ist hier übrigens als Jargon missbraucht.

In der folgenden Tabelle sind einige Phrasen aus der wissenschaftlichen Literatur und deren Interpretation aufgeführt. Bitte benutzen Sie diese Konstruktionen nie.

Tabelle 12.2 – Phrasen wissenschaftlicher Literatur	
What the scientist said...	*What he meant...*
It has long been known...	I haven't bothered to look up the original reference, but...
Typical results are shown...	The best results are shown...
It is generally believed that...	A couple of other guys think so, too.
It is suggested that, it is believed that, it may be that...	I think...
... of great theoretical and practical importance	Interesting to me...
Correct within an order of magnitude...	Wrong.
Thanks are due to S. Rogers for assistance with the experiments and to K. Miller for valuable discussion.	Rogers did the work and Miller interpreted the data.

Einige Sprachwissenschaftler haben in den 70er und 80er Jahren Artikel veröffentlicht, in denen sie bestimmte Phrasen der wissenschaftlichen Literatur als *overused* und inhaltsleer herausgearbeitet haben. Einige Auszüge:

a majority of, by means of, definitely proved, for the reason that, having regard to, in case, it has been reported by Jones, lacked the ability to, on the basis of, a number of, despite the fact that, in order to, it is worth pointing out, prior in time to, a proportion of, are found to be in, due to the fact, agreement with, give rise to, in connection with, it would appear that

Im Englischen kann man, genau wie im Deutschen, ein Substantiv durch andere Substantive oder Adjektive näher beschreiben. In der Wissenschaftssprache wird diese Möglichkeit allerdings zu häufig missbraucht. Beispiel: single comb white leghorn specific pathogen free chickens. Werden zu viel Modifier vor ein Substantiv gesetzt, spricht man von einem *string of pearls*. Der Leser verliert sich in solchen Phrasen, denn es ist nicht so klar, was das eigentliche Substantiv und was die Modifier sind. Versuchen Sie, Ihre Texte ohne diese Elemente zu schreiben.

12.2.14.11 Making the paper readable

Beim Abfassen eines Manuskripts wird von den meisten Autoren eine durchschnittliche Satzlänge von etwa 20 Wörtern angestrebt. Zu kurze Sätze verärgern die Leser, zu lange ermüden sie. Wie schon mehrfach erwähnt, führen Schachtelsätze, mehrere Nebensätze und komplizierte Satzkonstruktionen nicht zu einem Informationsgewinn, sondern nur zu Verärgerung der Leser. Sie sollten in Ihren Manuskripten mit Satzlängen experimentieren.

Im Englischen werden gerne Verbindungsworte wie *and, but, while* benutzt, um einen Nebensatz oder eine zusätzliche Erklärung anzufügen. Ebenso werden Kommata, Semikola und Konjunktionen benutzt, um Gedanken einzufügen. Sie sollten immer beim Schreiben und bei den Revisionen darauf achten, dass nicht zu viele dieser *weak connectors* im Text erscheinen.

Ein Absatz sollte etwa die Hälfte einer doppelzeilig beschriebenen DIN A4-Seite einnehmen. Das entspricht ungefähr 150 Wörtern. Mehr als zwei Drittel einer Seite darf ein Absatz nie einnehmen. Unbedingt kürzen. Weniger als fünf beschriebene Zeilen sollte allerdings ein Absatz ebenfalls nicht einnehmen. Gegebenenfalls muss man Absätze kombinieren.

Besondere Bedeutung verdienen so genannte *lazy verbs* und *verbal nouns*. Beispiele: *present, observe, demonstrate, show, exhibit*. Sie werden viel zu oft in der Wissenschaftssprache gebraucht und sollten durch stärkere bzw. treffendere Verben ersetzt werden. *Verbal nouns* sind Substantive, die sich von Verben ableiten und meist auf *-ion* enden (collection, protection, degeneration). Bevor man diese Substantive zu häufig gebraucht, sollte man sich überlegen, ob nicht die Verben die bessere Wahl sind. Damit lässt sich viel leichter auf den Punkt kommen. Auch die Verwendung von *lazy verbs* mit unbelebten Subjekten ist stilistisch unpassend. *The results demonstrated* ... kann eigentlich nicht im Manuskript stehen bleiben, denn *results* sind *inanimate*, also leblos. Denken Sie mal über den Satz *The tissue exhibited necrotic foci...* nach.

Die Benutzung von Jargon ist in der englischen Wissenschaftssprache eigentlich unüblich, wird (leider) zunehmend aber immer häufiger beobachtet. Zum Beispiel werden bestimmte Wörter in einem grammatikalisch nicht korrekten Zusammenhang gebraucht (*No pathology was found in the spleen*). Pathologie ist eine eigene Fachdisziplin der Medizin, deren Benutzung als Synonym für pathologische Veränderungen in einem Organ Jargonsprache ist.

Als *Spoken fads* werden im Englischen Verben bezeichnet, die sich durch die Endungen *-ise* oder *-wise* von Substantiven ableiten. Da Sprachwissenschaftler dieses Vorgehen als Modeerscheinung ansehen, wird der Begriff *fad* benutzt. Beispiele: *Inoculise, verbalise, visualise, stepwise, reactionwise*.

Die nachfolgende Tabelle zeigt einige zu häufig benutzte Phrasen und deren bessere Alternative.

Tabelle 12.3 – Making the paper readible	
Instead of	*Use*
Due to the fact that	because
employ, utilise	use
implement	do
method	way
neonate	newborn
postoperatively	after surgery
prior to	before
retard	slow
euthanatise, sacrifice	humanely kill
subsequent to	after

Wenn Sie einmal ein Paper gründlich lesen, werden Ihnen die doch manchmal recht vagen Schlussfolgerungen aus den gewonnenen Ergebnissen bei etwas Reflektion schnell klar. Entweder liegt das am schlechten experimentellen Design, oder die Autoren sind nicht in der Lage, klare Aussagen zu treffen. In den Texten finden Sie dann so genannte *hedging and redundant modifiers*, die eigentlich schlechten Stil und wenig Gedanken zum eigenen Experiment aufzeigen. Beispiele für *hedging*: *possibility, idea, probably, apparently, not unlikely, indicate, suggest, seem, may be*.

Ich möchte an dieser Stelle auch noch an die so genannten *Devil pairs* der englischen Sprache hinweisen. Diese Wortpaare werden häufig missbräuchlich oder in der falschen Bedeutung benutzt. Typische *devil pairs* sind: *as/like, affect/effect, case/patient, continual/continuous, compliment/complement, prevalence/incidence, that/which, varying/various, while/whereas.* Wenn Sie diese Worte benutzen, überlegen Sie genau, was Sie ausdrücken möchten. Im Zweifel schlagen Sie im Wörterbuch nach. Besonders das Paar *which/that* sorgt immer wieder für Überraschungen.

Weitere Aufmerksamkeit sollte folgender biomedizinischen Terminologie gelten:

Tabelle 12.4 – Biomedizinische Begriffe im Context	
Term	*Meaning*
acute/chronic	Description of symptoms, diseases, conditions
Aggravate/irritate	an existing condition is aggravated, when a tissue is caused to be sore or inflamed, it is irritated
Biopsy	Not a verb. The mass was not biopsied, but a biopsy of the mass was performed. Observations are made on a biopsy specimen not on the biopsy itself.
die of/from	Persons and animals die of, not from a specific disease.
dose/dosage	Dose = quantity to be administered at one time or in total. Dosage = quantity per unit of time
examine/evaluate	Patients are examined, conditions and diseases are evaluated.
follow/observe	A case is followed, a patient is observed. Follow up a patient is jargon.
infect/infest	Endoparasites infect, ectoparasites infest.
negative/normal	Cultures and tests may be positive or negative. Results, observations and findings from examinations are normal or abnormal.
-ology	Ending means the study of something. Usage refers to jargon.
Parameter	Reserve for statistical meaning, do not use to mean measurement, value or number. Change to measurement, value, quantitiy, variable or number.
regime/regimen	Regime = system of management of governement. Regimen = system of therapy
significant(ly)	Use only when statistical significance is meant. For other uses, change to important, substantial, meaningful, notable.
symptoms/signs	Symptoms apply to people, signs apply to animals.
use/utilise	usually use is meant, utilise suggests the discovery of a new, profitable or practical use for something.

Colorless verbs. Meist als Past Participle verwendet. Sie sollten sehr sparsam benutzt werden. Am besten durch passendere Worte ersetzen. Beispiele: *carried out, done, implemented, involved, occurred, proceeded, conducted, experienced, given, performed, required, attaianed, facilitated, made, achieved effected.*

Wolly words. Obwohl diese Worte eine sehr genaue Bedeutung haben, werden sie häufig in anderen Bedeutungen benutzt. Beispiele: *level, situation, character, structure, conditions, system, field.*

Vague qualifiers. *Fairly, quite, rather, several, very, much.* Diese Wörter sollten nicht benutzt werden, denn sie bringen keine zusätzlichen Informationen.

12.2.14.12 Das fertige Manuskript – die Details beachten

Hier noch einige Anmerkungen zum fertigen Manuskript. Bedenken Sie, dass auch Editors einer Zeitschrift sehr genau die Unterschiede einzelner Manuskripte beachten. Schlampige Grafiken, fehlende Kopien oder beschmutzte Blätter werden auf jeden Fall die positive Entscheidung für Ihr Manuskript erschweren.

1. Nutzen Sie die Rechtsschreibprüfung (spell-checker), aber vertrauen Sie lieber einem Blick in ein Wörterbuch. Wenn Sie einmal ein falsch geschriebenes Wort in das elektronische Wörterbuch übernehmen, fällt der Fehler zukünftig nicht mehr auf!

2. Lesen Sie die »Instructions for Authors« nochmals gründlich durch und überprüfen Sie alle geforderten Angaben (Zeilenabstand, Schriftgröße, Seitennummerierung …)

3. Beginnt jeder neue Abschnitt (Introduction, Discussion …) auf einer neuen Seite ?

4. Double-check der Referenzen, ob sie den Erfordernissen des Journals entsprechen.

5. Geben Sie die finale Version zu einem *double in house review*. Da fallen oft Kleinigkeiten auf. Es finden sich immer Punkte zur Kritik, lernen Sie das schnell von erfahreneren Kollegen.

6. Schreiben Sie einen *Cover letter* und reichen Sie ihn gemeinsam mit den Kopien des Manuskripts ein. Gehen Sie im *Cover letter* auf die mitgeschickten Dokumente ein. Haben Sie neben den meist drei bis fünf Kopien des Textes einen Datenträger (CD/Diskette) mitgeschickt, ist ein kurzer Kommentar zum Dateiformat der Texte und Abbildungen sinnvoll.

7. Sind alle Dokumente inkl. der Abbildungen korrekt beschriftet? Manche Journals wünschen auf der Rückseite der Abbildungen ein Etikett mit der korrekten Orientierung und dem Namen des Erstautors.

8. Verpacken Sie das Manuskript ordentlich. Legen Sie Disketten in eine spezielle Verpackung, um sie vor Beschädigung zu schützen.

9. Benutzen Sie die korrekte Adresse und achten sie vor allem auch auf den korrekten Titel des Editors. Das kann andernfalls zu ungewollten Peinlichkeiten führen.

12.2.14.13 Der Umgang mit den Kommentaren von Gutachtern (Reviewer)

Gewöhnlich wird kein Manuskript ohne Kommentare der Gutachter zu den Autoren zurückkehren. Steht man am Beginn seiner Karriere und hat vielleicht nicht den mächtigsten Chef als Ko-Autor, kann der eine oder andere Kommentar eines Gutachters ziemlich wehtun. Oft werden nämlich gar nicht die eigentliche Arbeit, sondern Kleinigkeiten im Schreibstil oder der Argumentation herangezogen, um eine Publikation nicht zu akzeptieren. Das Schlimmste, was in einer solchen Situation gedacht werden kann, ist, diese Kommentare als persönlichen Affront zu werten.

Bedenken Sie immer, dass alle Autoren nicht besonders glücklich über die Verfahrensweise im *peer review* sind. Anonyme Reviewer urteilen über bekannte Autoren und deren Manuskripte. Der gesamte Begutachtungsprozess ist zwar nicht perfekt, aber dennoch notwendig. Lesen Sie die Gutachten gründlich durch. Oft finden sich Schwächen in Ihrer Argumentation oder nicht logisch oder nur schwach analysierte Ergebnisse. Manchmal ist es nur ein Wort, das einen Gutachter vielleicht einen anderen Schluss ziehen lässt als Sie. Wenn manche Anmerkungen unkorrekt sind oder im Text definitiv das Gegenteil steht, sollte diplomatisch, aber bestimmt, auf diesen Sachverhalt im Antwortbrief zum Editor hingewiesen werden. Gehen Sie auf jeden Kommentar einzeln ein und führen Sie genau die durchgeführten Änderungen auf. Manche Zeitschriften wünschen sogar eine farbige Markierung im Text.

Es ist nicht sinnvoll, seinem Ärger oder Frust im Anschreiben an den Editor Luft zu machen. Vermeiden Sie jede unsachliche Tendenz, denn häufig werden Ihre Kommentare an die Reviewer zurückgeschickt, und wir alle wissen ja, dass die Welt klein ist.

13 Die fertige Arbeit – was nun?

13.1 Konventionelle Publikation

Die meisten Promotionsordnungen der medizinischen Fakultäten schreiben eine bestimmte Mindestauflage der Promotionsschrift vor. Viele Promovenden geben daher ihr Originalmanuskript in ein Kopiergeschäft oder eine Druckerei und lassen die erforderliche Anzahl herstellen. Dabei ist die Textqualität meist akzeptabel, Abstriche sind allenfalls bei Grafiken und Abbildungen zu machen, denn die meisten Kopiergeschäfte verzichten aus Kostengründen auf das Rastern von Bildern, so dass keine vernünftige Graustufengraduierung mehr wahrnehmbar ist. Als Einband kommt meist ein etwas festerer Karton zum Einsatz, und eine Klebebindung, ggf. mit einem Streifen, hält die Seiten zusammen. Die Druckkosten für z. B. 40 Exemplare einer 100-seitigen Dissertation variieren beträchtlich, liegen aber im Schnitt bei etwa 200 bis 300 €. Firmen, die sich u. a. auf den Druck von Dissertationen spezialisiert haben, z. B. die Dissertationsdruck Darmstadt GmbH, bieten dem Interessenten noch einen zusätzlichen, kostenpflichtigen Service an. So können Abbildungen gerastert werden und auch die Auswahl an Deck- und Rückblättern ist größer. Wer z. B. einen mit Folie überzogenen Einband haben möchte, legt ein paar Euro mehr hin. Mittlerweile sind auch Farbabbildungen bei noch einigermaßen moderaten Kosten integrierbar. Schnell kommen dabei trotzdem 500 € und mehr zusammen. Allerdings dauert die Herstellung der Exemplare meist auch nicht so lange wie in einem normalen Kopiergeschäft. Wer unbedingt eine Dissertation bei einer Druckerei herstellen lassen möchte, sollte aber vorher genau die Preise und Leistungen vergleichen. Viele kleinere, ortsansässige Druckereien lehnen nämlich aus Kostengründen die Herstellung einer Promotionsschrift ab.

13.2 Mikrofiche

Die Publikation auf Mikrofiche ist eine kostengünstige Alternative zur herkömmlichen Publikation in Form gedruckter Exemplare. Die meisten Promotionsordnungen deutscher medizinischer Fakultäten lassen zwar eine Übertragung auf die Filmblätter zu, doch gibt es immer weniger Firmen, die eine Herstellung von Mikrofiches durchführen. Allerdings müssen trotzdem etwa zehn Exemplare der vervielfältigten Arbeit hergestellt werden, d. h. der Weg zum Kopierladen oder zum Drucker bleibt einem meist nicht erspart. Ist die Dissertation nicht sehr umfangreich (< 95 Seiten) kann man die Arbeit auf einem so genannten Masterfiche ablichten lassen, auf den sich etwa 98 Seiten zum Stückpreis von etwa 18 bis 20 € unterbringen lassen. Außerdem müssen noch ungefähr 40 bis 80 kopierte Fiches zum Stückpreis von etwa 50 Cent hergestellt werden.

Informationen zu Mikrofiches können meist die lokalen Universitätsbibliotheken geben, denn viele Bibliotheken nutzen diese Methode teilweise noch, um ihre eigenen Zeitschriften/Bücher aufzulisten. Fragen Sie dort ruhig nach, welche Anbieter empfehlenswert sind, vielleicht hat die Bibliothek sogar ihr eigenes System, das preisgünstig den Promovenden zur Verfügung gestellt werden kann. Eine Umfrage unter einigen Anbietern von Mikrofiches ergab allerdings ein etwas anderes Bild. Die zunehmende Zahl an Online-Publikationen und Verlagspublikationen hat den Vertrieb von Mikrofiches erheblich eingeschränkt. Immer mehr Bibliotheken gehen außerdem dazu über, ihr Material in Computer-Datenbanken einzuspielen, womit Mikrofiches eigentlich überflüssig werden.

13.3 Verlagspublikation

Eine Verlagspublikation ist eine interessante Alternative zur bisherigen Veröffentlichungspraxis. Sie hat sich leider bisher im medizinischen Bereich noch nicht recht etablieren können. Im Prinzip wird dabei eine reproduktionsfähige Vorlage (Papier, PostScript-Dateien, PDF-Datei) an ein Verlagshaus geliefert, welches die Arbeit in einer entsprechenden Auflage druckt und zusätzliche Autorenexemplare je nach Bedarf an den Autor und Prüfer schickt (oftmals sogar frei Haus). Der Autor hat einen Druckkostenzuschuss zu zahlen, bekommt aber einen nicht unerheblichen Teil von der Verwertungsgesellschaft Wort (VG Wort) wieder. Eine Verlagspublikation hat mehrere Vorteile. Es wird eine ISBN für die Arbeit reserviert und eine Katalogaufnahme im Verzeichnis lieferbarer Bücher und dem Katalog der Deutschen Bibliothek initiiert. Der Verlag übernimmt zudem den Vertrieb der Arbeit über den Buchhandel. Bei einer Verlagspublikation sind meist wesentlich weniger Pflichtexemplare im Dekanat und der jeweiligen Unibibliothek abzugeben.

Insgesamt zeichnet sich eine Verlagspublikation im Vergleich zu einer Arbeit aus dem Copyshop durch eine meist höhere Druck- und Einbandqualität aus, denn ein Verlag lässt die Arbeiten auf professionellen Druckmaschinen herstellen. Wer einige Bilder in seine Arbeit eingebettet hat, wird den Vorteil besonders deutlich sehen. Eine Verlagspublikation setzt allerdings auch einen größeren technischen Aufwand hinsichtlich der Computerarbeit voraus. Damit nicht jedes Bild bzw. jede Abbildung erst im Verlag in die Arbeit eingebunden werden muss (Verlage bieten diesen Service immer kostenpflichtig an), sollte eine druckfertige Vorlage einschließlich der Bilder, Diagramme usw. im PostScript-Format oder als PDF-Dokument erstellt werden. Ältere Rechner mit kleinem Arbeitsspeicher und langsamen Prozessoren geraten da schnell an die Belastungsgrenze und können das gesamte Dokument mit Bildern usw. nicht verarbeiten. Wer mit T$_E$X bzw. Scientific Workplace schreibt, wird diese Probleme allerdings nicht kennen. Zum Einbetten der Bilder müssen diese vorher gescannt werden, sind gar Röntgenfilme im Spiel, muss ein Scanner mit ausreichend großer Durchlichteinheit verwendet werden. Nicht jeder Doktorand hat immer Zugang zu solchen Geräten und kennt sich mit der Bildbearbeitung von gescannten Fotos aus.

Was kostet nun eine Verlagspublikation? Je nach Verlag werden ganz unterschiedliche Gebühren fällig. Beispielsweise kostet eine 90-seitige Promotion mit einem Folieneinband und 20 Autorenexemplaren bei einer Gesamtauflage von 150 Stück im Schnitt um die 360 bis 400 €. Ein weiterer Vorteil einer Verlagspublikation ist die einmalige Rückerstattung eines Teils des Druckkostenzuschusses durch die VG Wort, die immerhin etwa 250 bis 275 € beträgt. Insgesamt muss der Autor also bei obiger Konstellation etwa 125 € aus eigener Tasche zahlen. Im Vergleich zu einer Vervielfältigung im Copyshop ist das aber weitaus günstiger – bei deutlich besserer Qualität. Es empfiehlt sich allerdings, vor der Veröffentlichung in einem Verlag das Dekanat aufzusuchen und genaue Informationen bezüglich der Vorschriften einzuholen. Verlage, die Dissertationen preiswert drucken, sind im Internet zu finden. Neben den klassischen Dissertationsdruck-Verlagen wie Logos-Verlag in Berlin (*www.logos-verlag.de*) oder der Shaker-Verlag (*www.shaker.de*) sind mittlerweile auch einige Anbieter am Markt, die auf Basis digitaler Druckverfahren (printing on demand) eine preiswerte und qualitativ hochwertige Produktion gewährleisten können.

An dieser Stelle sei auch auf den Service von Lehmanns Fachbuchhandlungen (*www.lob.de*) hingewiesen. Nur die wenigsten wissen, dass Lehmanns auch Möglichkeiten zur preiswerten Herstellung und Veröffentlichung medizinischer Doktorarbeiten bietet. Neben der exzellenten Druckqualität ist Lehmanns dazu primär auf medizinische Belange ausgerichtet, weiß, wo zumeist Probleme auftreten, und bietet mit seinen zahlreichen, medizinisch ausgerichteten Buchhandlungen einen zusätzlichen Vertriebskanal, sollten sich Käufer finden, die gezielt nach Fragestellungen aus Ihrem Dissertationsthema suchen. Es lohnt sich in jedem Fall, bei Lehmanns anzufragen.

13.4 Online-Publikation

Die Online-Publikation ist die neueste Entwicklung auf dem Drucksektor für Dissertationen, und entsprechend wenig (medizinische) Fakultäten lassen diese Option der Veröffentlichung bisher zu. Dabei ist diese Form sehr kostengünstig und verlangt vom Promovenden kaum Organisationsaufwand. Zusätzlich kann jedermann weltweit Einsicht in die Arbeit nehmen und erspart sich unnötige Wartezeiten während der Bestellung, falls überhaupt eine solche Möglichkeit gegeben ist.

Um eine Dissertation online zu publizieren, sollte man seine Arbeit in ein überall lesbares Format bringen, denn nicht jeder Nutzer arbeitet mit Word oder StarOffice. Dafür hat sich innerhalb der letzten Jahre PDF als internationaler Standard etabliert. Mit Hilfe u. a. des Adobe Acrobat (*www.adobe.com*, ca. 250 €) kann man seine Arbeit im PDF-Format erstellen. Alternativ steht z. B. mit pdfMachine (*www.pdfmachine*.de, ca. 69 €) eine preiswerte Software zur Erzeugung einer pdf-Datei zur Verfügung. Oftmals bieten auch die Universitätsbibliotheken diesen Service zur Datenkonvertierung an oder das Forschungsinstitut, in dem man seine Promotion angefertigt hat. In den USA und Kanada kann man auf der Homepage von Adobe (*www.adobe.com*) eine PDF-Datei erzeugen lassen. Wer selbst allerdings eine umfangreiche Arbeit mit einigen Abbildungen, womöglich Bildern und Grafiken, geschrieben hat, sollte über umfangreiche Hardwarereserven verfügen, damit die Programme ihren Dienst versehen können. Eine Word-Datei kann mit einigen Grafiken schnell etliche MByte groß werden und da sind 64 MByte RAM viel zu wenig. Mindestens 128 MByte, besser 512 MByte sollten schon verfügbar sein.

Ist erst einmal ein PDF-File erzeugt worden, wird es meist auf dem Bibliotheksserver für jedermann zugänglich gemacht. Ob dafür Kosten von der Bibliothek geltend gemacht werden, ist von der jeweiligen Bibliothek abhängig. Meist kostet nur die Erstellung des PDF-Files eine Gebühr, die aber weitaus geringer ausfällt als die Druckkosten für eine konventionelle Arbeit. Leider hat auch die Online-Publikation den Nachteil, dass trotzdem einige gedruckte Exemplare für Bibliotheken hergestellt werden müssen, wodurch sich der Kostenvorteil wieder etwas relativiert.

14 Probleme während der Arbeit

14.1 Überlegen Sie genau, was Sie wollen

Probleme während einer Dissertation wird es immer geben, egal, ob Sie nun an einer klinischen Studie oder an einem experimentellen Thema arbeiten. Unzufriedenheit seitens des Promovenden hat ihre Ursachen zumeist in einer mangelnden Betreuung durch den Doktorvater, gefolgt von den zeitlichen Anforderungen und dem unbefriedigenden Output an Publikationen.

Viele Schwierigkeiten lassen sich im Vorfeld durch ausführliche Gespräche mit dem zukünftigen Betreuer und mit Promovenden der jeweiligen Einrichtung leicht klären. Jede wissenschaftliche Arbeit ist mit gewissen Risiken behaftet. Keiner kann wissen, ob sich die wissenschaftliche Hypothese beweisen lässt oder verworfen wird. Keiner kann im Vorfeld wissen, ob die in anderen Labors etablierte Methode auch bei Ihnen funktionieren wird. Sie können auch nicht wissen, ob eine Krankheit Ihres Betreuers die Arbeit verzögern wird. Trotz aller Skepsis werden die meisten Promotionen recht problemlos abgeschlossen. Man sollte daher nicht immer nur Hürden sehen, sondern positiv eine Promotion angehen.

Einige Gedanken zum Promotionsthema und Promotionsort sollte man sich allerdings schon machen. Es gibt Studenten, die sich einfach nur ihren Titel in möglichst kurzer Zeit erarbeiten wollen und keine Fragen bezüglich der Note stellen. Für diese Studenten ist sicherlich die Etablierung einer neuen Methode in einem experimentellen Umfeld eine schlechte Wahl. Wenn solche Themen bearbeitet werden sollen, ist der Frust meist vorprogrammiert. Andererseits gibt es extrem motivierte Studenten, die eine akademische Laufbahn einschlagen wollen und dementsprechend auch bereit sind, wesentlich mehr Arbeit auf sich zu nehmen. Diese Arbeiten dauern dann eben sehr viel länger und erfordern vom Studenten auch gehörige Disziplin und Motivation.

Diese beiden Extreme verdeutlichen die eigentliche Problematik einer Promotion. Zu welchem Typ gehören Sie? Überschätzen Sie nicht Ihre Fähigkeiten bezüglich Ausdauer, Zeiteinteilung, Disziplin, Teamfähigkeit und Flexibilität. Wenn Sie eher der auf Nummer Sicher gehende Typ sind, ist von experimentellen Themen eher abzuraten. Grundsätzlich erfordern prospektive klinische Studien und experimentelle Arbeiten mehr Zeit als eine retrospektive Studie, für die meist nur ein »rite« drin sein dürfte. Praktisch sollten Sie bei der Suche nach einem geeigneten Thema immer Vor- und Nachteile aufschreiben. Glauben Sie bloß nicht, dass es eine optimale Promotion gibt. In jeder Arbeit werden Sie Höhen und Tiefen erleben.

14.2 Das Leben als Doktorand

Wenn Sie sich für eine Thematik entschieden haben, wird Sie schnell die tägliche Routine einholen. Sie werden den Grad der Betreuung einschätzen lernen (Praxis und Theorie beim Vorstellungsgespräch differieren oft), und Sie merken auch schnell, ob beispielsweise Methoden etabliert sind oder nicht. Haben Sie bereits innerhalb der ersten vier Wochen Grund zur Annahme, dass Sie unzureichend betreut werden oder die Thematik unpassend ist, sollten Sie schnellstens ein Gespräch mit Ihrem Betreuer suchen, um über Ihren Eindruck zu sprechen. Es sei allerdings angemerkt, dass von Ihnen auch ein gewisses Maß an Selbständigkeit erwartet wird. Ihnen wird sicherlich nicht die Hand beim Pipetieren geführt werden. Für jeden Doktorvater bringt ein Abbruch einer Arbeit auch ein gewisses schlechtes Image mit, denn negative Nachrichten sprechen sich eben auch schnell herum. Die meisten Doktorväter versuchen (nicht nur) deshalb, bestehende Probleme aus dem Weg zu räumen.

Bevor Sie sich zum Abbruch einer Promotion entschließen, sollten alle anderen Möglichkeiten ausgeschöpft werden. Falls Sie sich für einen Abbruch entscheiden, lernen Sie aus den Problemen, um einen neuen, erfolgreicheren Versuch zu starten.

Die meisten Universitäten haben es sich zur Gewohnheit gemacht, zwischen Promovenden und Betreuer einen so genannten Doktorandenvertrag abzuschließen. Diese Verträge haben die Zusammenarbeit zwischen Promovenden und Betreuern erheblich verbessert. In ihnen sind der zeitliche Ablauf, die Thematik und die gegenseitigen Pflichten aufgeführt und schriftlich, und damit rechtlich bindend, fixiert. Als Promovend haben Sie nunmehr z. B. die Möglichkeit, den Dekan auf eine mangelnde Betreuung oder eine seit Monaten ausstehende Korrektur aufmerksam zu machen. Das gibt zumindest einen gewissen Rückhalt bei Streitigkeiten. Als Doktorand muss man natürlich versuchen mit dem Betreuer bzw. den Mitarbeitern des Instituts klarzukommen. Überheblichkeit, Besserwisserei oder Arroganz sind fehl am Platz. Andererseits sind Sie Ihrem Betreuer nicht völlig hörig. Es gehört z. B. nicht zu Ihren Aufgaben, die Vorlesung des Chefs vorzubereiten (gegen ein gutes Entgelt oder eine Kongressreise kann man ja mal darüber nachdenken). Sie haben ein Recht auf gute Betreuung, und jeder an Ihren Ergebnissen interessierte Doktorvater wird Sie dabei auch unterstützen. Ein guter Draht zu anderen Promovenden sollte selbstverständlich sein, denn darüber fließen meist wichtige Informationen.

14.3 Stolpersteine während der Promotion

14.3.1 Die Betreuung lässt nach

Die Betreuung während der Promotion sollte eigentlich kontinuierlich erfolgen. Natürlich wird es Phasen geben, in denen Sie sich besser betreut fühlen. Mit zunehmender Selbständigkeit werden Sie auch unabhängiger vom Betreuer arbeiten können und dementsprechend nur bei Problemen zu ihm gehen. Wie bereits erwähnt, ist eine schlechte Betreuung meist schnell erkannt und vor allem in der Anfangsphase kann im schlimmsten Fall über einen Wechsel nachgedacht werden. Was viele Promovenden leider oft vergessen, ist die Tatsache, dass Betreuer neben ihrer Supervisor-Funktion meist noch andere, mindestens genauso wichtige Aufgaben haben. Da müssen klinische Tätigkeiten verrichtet oder ein Kongressbeitrag mal eben schnell geschrieben werden, die Betreuung anderer Promovenden nicht zu vergessen. All das kostet natürlich seine Zeit. Wer einen Habilitanden als Betreuer hat, wird wiederum (und im positiven Sinne) vielleicht mehr Betreuung erfahren als andere. Habilitanden streben recht schnell einen hohen Paperoutput an und üben entsprechend Druck aus. Manchen Promovenden tut das gut, andere fühlen sich schnell überfordert. Betreuung ist also ein relativer Begriff. Erwarten Sie also nicht die »24 x 7-Betreuung rund-um-die-Uhr«, erwarten Sie aber eine ordentliche Einarbeitung in das Thema einschließlich Hinweis auf die wichtigste Literatur.

Im Laufe der Arbeit, vor allem wenn sie einige Jahre dauert, wird sich in den allermeisten Fällen eine gute und konstruktive Atmosphäre zwischen Ihnen und Ihrem Doktorvater aufbauen. Sie wissen, worum es geht, und er wird Ihnen eine Hilfestellung bei der Problembewältigung geben. Es kommt allerdings vor, dass Betreuer nach einiger Zeit die Lust an einer Arbeit verlieren, namentlich bei mangelnden Resultaten. Erinnern Sie dann Ihren Betreuer an seine Pflichten. Er kann Ihnen ein neues Thema anbieten oder eine andere Methodik ausprobieren. Seien Sie aber auch kritisch zu sich selbst und suchen mögliche Gründe für ein abgekühltes Verhältnis auch in der eigenen Person. Sind Ihnen andere Dinge wichtiger? Zeigen Sie Präsenz im Labor? Suchen Sie den Informationsaustausch mit Ihrem Betreuer? Führen Sie ein nachvollziehbares Protokoll Ihrer Experimente? Seien Sie ehrlich zu sich selbst und versuchen Sie gemachte Fehler auszubügeln. Die Schuld liegt nicht immer bei anderen.

Auch in der Endphase einer Arbeit, sprich in der Korrekturphase, kann es zu Spannungen kommen. Besonders dann, wenn ein Ortswechsel stattgefunden hat und die Kommunikation nur noch per Email oder Telefon möglich ist. Wie mit überzogenen Korrekturzeiten verfahren werden sollte, ist bereits oben erwähnt worden. Ärgern Sie sich auch nicht, wenn drei- oder viermal eine Korrektur ansteht. Im Gegenteil, seien Sie froh, dass Fehler usw. bereits im Vorfeld ausgeräumt werden können und ihre Arbeit dadurch an Qualität gewinnt.

14.3.2 Die Kooperation anderer Mitarbeiter ist unbefriedigend

Auch wenn vielleicht ein Ordinarius Ihr Betreuer sein sollte, werden Sie so gut wie nie von ihm selbst betreut oder in Methoden eingearbeitet. Das müssen andere, nicht immer zu deren Freude, übernehmen. In den meisten Instituten werden Ihnen hilfsbereite und entgegenkommende Menschen begegnen, die sich viel Mühe bei der Einarbeitung und Problembewältigung geben werden. In vorwiegend experimentellen Einrichtungen stehen die Chancen für eine gute Einarbeitung nicht schlecht. In klinischen Einrichtungen mag das ein wenig anders aussehen. Sind Sie auf Patientenuntersuchungen angewiesen, kommt es regelmäßig vor, dass Promovenden nicht zu den Untersuchungen gerufen werden. Das ist zwar ärgerlich, aber zumeist nur auf mangelnde Kommunikation zurückzuführen. Forschungsvorhaben spielen gerade bei klinischen Stresssituationen eine eher untergeordnete Rolle. Die Zusammenarbeit mit anderen Mitarbeitern eines Instituts kann durch eine nette, höfliche Art verbessert werden. Tauschen Sie Wissen aus. Auch mal bei der Einrichtung eines Email-Accounts bei gmx behilflich zu sein wird sicherlich gebührend honoriert.

14.3.3 Konkurrenz belebt das Geschäft

In größeren Forschungseinrichtungen ist es normal, dass mehre Promovenden zusammen in einer oder mehreren Gruppen arbeiten. Auch wenn vielleicht nicht an der gleichen Thematik gearbeitet wird, können unschöne Konkurrenzsituationen entstehen. Promovend A denkt, dass B eine bessere Betreuung bekommt oder A und B meinen, dass C unberechtigt eine Autorenschaft auf einem Paper bekommen hat. Es mag schon sein, dass in einigen Gruppen die Betreuung besser als in anderen Gruppen ist, doch es ist damit keineswegs klar, dass dies ein Grund für Neid oder Missgunst sein muss. Angestrebt werden sollte vielmehr ein kooperatives Verhältnis zu den Mitstreitern. Dabei kann Wissen ausgetauscht werden, einer kennt sich vielleicht besser in Bildbearbeitung oder statistischen Analysen aus als ein anderer, während der mit der deutschen Sprache nicht so auf dem Kriegsfuß steht. Und so können im Laufe der Zeit Modelle fruchtbarer Zusammenarbeit entstehen. Wie die Kapitelüberschrift richtig vermittelt, sollten alle Promovenden versuchen, das Beste aus ihrer Arbeit herauszuholen.

Es sei hier allerdings nicht verschwiegen, dass es auch Promovenden gibt, die bewusst Konkurrenzsituationen für sich ausnutzen. Gehen Sie dagegen mit aller Konsequenz vor und stellen Sie die Sachlage richtig dar. Lassen Sie sich niemals ausnutzen. Wenn man Sie um einen Gefallen bittet, kann man dem nachkommen. Lassen Sie das aber nicht zur Gewohnheit werden.

14.3.4 Ortswechsel

Promotionen, deren experimenteller Teil innerhalb eines Jahres bewältigt werden können, sind meist unproblematisch. Wenn Arbeiten länger als ein Jahr dauern (was dem Standardfall entspricht) und Sie einen ehrgeizigen Doktorvater haben, kann es schon vorkommen, dass Ihr Betreuer die Klinik aufgrund einer Berufung usw. verlässt. Ist der praktische Teil geschrieben, sind eigentlich keine Probleme zu erwarten. Entweder der »alte« Doktorvater betreut die Arbeit weiter, oder es kann ein neuer Betreuer gefunden werden. Stehen Sie dagegen noch mitten im praktischen Teil, kann sich der Wegfall der Betreuung negativ auswirken. Manchmal wird dem Doktoranden angeboten, an eine andere Uni mitzugehen. Wägen Sie das sehr genau ab und prüfen Sie, ob sich das für Sie lohnt. Stehen dort beispielsweise noch keine Laborräume zur Verfügung, kann die Arbeit schwierig werden. Dann wird sich alles verzögern, Ihre Arbeit verzögert sich und verliert an Qualität. Ob ein Betreuer die Uni verlassen wird oder nicht, kann bereits in den ersten Gesprächen herausgefunden werden. Fragen Sie ihn direkt danach. Ein guter Betreuer wird immer fair mit Ihnen umgehen und Ihnen frühzeitig einen möglichen Wechsel mitteilen.

14.3.5 Zeitliche Probleme

Ich glaube, es gibt kaum ein Promotionsvorhaben, in dem der vom Betreuer vorgegebene Zeitrahmen immer korrekt eingehalten wurde. Als Faustregel gilt – auf die von einem Betreuer veranschlagte Zeit kann man getrost sechs bis neun Monate drauflegen. Das ist realistisch. Neben dem experimentellen Teil kommen noch Datenanalyse und Schreibarbeit dazu, deren zeitliche Komponente nicht zu unterschätzen ist. Etwa ein Drittel der gesamten Promotionszeit wird für Schreiben und Auswertung benötigt. Wer glaubt, die Schreibarbeit ist mal eben im Urlaub parallel zu den anderen Vergnügungen zu schaffen, der irrt. Auch wenn jeder Anlass willkommen ist, nicht schreiben zu müssen, bereuen Sie die vertrödelte Zeit schnell. Ohne Disziplin werden Sie in den Semesterferien nicht vorankommen. Wer acht Wochen bereits mit Urlaub, Jobben usw. verplant hat, wird auf seinen Doktorhut eben länger warten müssen. Kollegen, die schon dem klinischen Alltag ausgesetzt sind, werden es ebenso schwer haben, denn sie müssen in der sowieso schon knappen Zeit auch noch Freiräume zum Schreiben finden. Insgesamt hat eine selbst verschuldete Verzögerung einige Nachteile:

- Je länger die Arbeit liegen bleibt, desto schwieriger ist der Wiedereinstieg.
- Veröffentlichungen sind schwieriger unterzubringen, weil die Daten älter geworden sind.
- Das Literaturstudium wird aufwendiger.
- Die Kommunikation mit dem Betreuer wird schwieriger, wenn zu lange mit dem Zusammenschreiben gewartet wird.
- Bewerbungen werden kritischer beäugt, wenn der Bewerber eine sehr lange Zeit bis zur Fertigstellung gebraucht hat. Der Eindruck der ineffizienten Arbeitshaltung kommt allzu leicht auf.

Um gar nicht erst in zeitliche Bedrängnis zu kommen, sollten Sie die nachfolgenden Hinweise beherzigen:

- Beginnen Sie so früh wie möglich mit dem Zusammenschreiben. Wann immer Sie eine neue Methode gelernt haben, fertigen Sie ein leicht nachvollziehbares Protokoll an. Beginnen Sie immer mit Material und Methoden.
- Teilen Sie sich Ihre Zeit sinnvoll ein. In den Semesterferien sollte immer an der Promotion gearbeitet werden. Es gibt kaum einen Grund, warum Sie nicht täglich vier bis fünf Stunden an der Arbeit schreiben können.
- Legen Sie sich einen Zeitplan zu. Sie werden merken, dass anfangs die Organisation der Arbeit, des Studiums usw. ganz schön Nerven kosten wird. Nach einiger Zeit werden Sie sich an diese Sachen gewöhnt haben und immer effektiver arbeiten können.

- Wenn Experimente zu ungeahnten Hürden führen, ist es sinnvoll, frühzeitig mit der Problembehebung zu beginnen. Komplexe Methoden erfordern häufig eine sehr genaue Analyse der Methoden. Sprechen Sie sofort mit Ihrem Betreuer darüber und suchen Sie Lösungen.

- Ihr Familien-, Freundes- und Bekanntenkreis sollte Verständnis für die Arbeit aufbringen. Sich von der Familie unter Druck setzen zu lassen ist kontraproduktiv.

- Arbeiten Sie konsequent und kontinuierlich. Kurzfristige zeitliche Planungen führen meist nicht zum Erfolg.

- Suchen Sie einen konsequenten Kontakt zu Ihrem Betreuer. Am besten in definierten Abständen aufsuchen und mit ihm die Ergebnisse besprechen.

Sachwortverzeichnis

O

P

Q

R